中国家庭医生大全

李春深◎编著

U0340464

天津出版传媒集团

天津科学技术出版社

本书具有让你"时间耗费少，养生知识掌握好"的方法

免费获取专属于你的
《中国家庭医生大全》
阅读服务方案

图书在版编目（CIP）数据

中国家庭医生大全 / 李春深编著 . − − 天津：天津科学技术出版社，2017.8（2020.9 重印）

ISBN 978 − 7 − 5576 − 2666 − 2

Ⅰ.①中…　Ⅱ.①李…　Ⅲ.①家庭医学 − 基本知识

Ⅳ.①R499

中国版本图书馆 CIP 数据核字（2017）第 093618 号

中国家庭医生大全
ZHONGGUO JIATING YISHENG DAQUAN

责任编辑：王朝闻

出　　版：　天津出版传媒集团
　　　　　　天津科学技术出版社

地　　址：　天津市西康路 35 号

邮　　编：300051

电　　话：（022）23332390

网　　址：www.tjkjcbs.com.cn

发　　行：新华书店经销

印　　刷：唐山富达印务有限公司

开本 670×960　1/16　印张 16　字数 300 000
2020 年 9 月第 1 版第 2 次印刷
定价：58.00 元

前　言

我想每个人都梦想着拥有自己的家庭医生，这样便可以省去就医的种种繁琐手续和高额的医疗支出，可以放心地在家自我护理和用药，并在家庭医生的指导下获得适合自己的日常保健方案，了解自身的健康状况。

在当前我国的家庭医生制还不能惠及每个家庭的现状下，我们应该充分发挥自身的作用来防病抗病，做好家庭保健工作，成为自己和家人最好的家庭医生。自己当好这位家庭医生，通常还可以更便捷、更高效地来解决自身和家庭成员的健康问题，同时，减少心理上对医生的依赖，增强对于获取健康的主动性，从而在日常生活中更主动、更积极地进行保健，使得疾病的预防、治疗和康复变得更有效、更快速。

为帮助读者获得必需的家庭医学知识，掌握家庭常见疾病的自诊方法和在家可行的中西医自疗法，我们组织专业人士在综合国内外大量的医学资料、多方听取相关专家意见的基础上，编写了这本《中国家庭医生大全》，提供最全面最先进的医疗知识和实用的医疗技能，希望这部集科学性、权威性和实用性于一体的现代家庭诊疗和保健指南能成为普通读者身边的医生，为大家提供贴心的服务和科学的指导，在这位特殊的家庭医生指导下，无病及早预防、有病迅速诊治。同时，也期望这本书能为那些正在进行家庭医生培训的医生们提供参考。

本书是完全立足于中国现代家庭需要所编写，注重的是中国读者的需要，正如一位中国家庭医生所应该做的：解答人们各种关于防病治病的问题，除了会用现代西医的诊疗手段，还得会用我们的中医国粹来为人们治疗疾病。这是本书最大特色，完全有别于从西方引进的医学图书以及那些一味仿效西方家庭医学图书所编写的书籍。其次，为使本书更具实用性，在编写过程中，尽量避免了枯燥和晦涩的专业术语，用通俗的语言介绍医学常识和诊病治病、家庭护理的技能，这样即便是毫无医学基础的普通读者都能一看就懂。书中所介绍的各种自我诊疗技能和家庭护理技能均为日常可用，掌握这些实用技能，每一个普通读者都能成为自己的家庭医生。书中还运用百科全书式的简明体例，将保健、防病、治病、护理、急救等内容层次清晰地呈现出来，方便读者轻松查阅到所需内容。

全书共分为：健康生活篇、护理与急救篇、营养与疾病篇。其中，"健康生活篇"讲解了健康标准、健康测量方法，强调了心理健康的重要性，还介绍了饮食保健等内容。"护理与急救篇"介绍了日常生活中对自身的保健护理，家庭疾病护理常识，各种意外情况下的急救和自救方法。"营养与疾病篇"介绍了被严重误读的营养学、亚健康疾病的早期阶段、身体的修复能力和自愈能力等方面的内容。

拥有一位贴心、医术高明、值得信赖的家庭医生是大多数人的梦想，这本《中国家庭医生大全》也许便是你目前实现这一梦想的最佳途径。治疗大病、小病，预防疾病，日常保健的各种问题和疑惑，你都可以求助于它：为你建议健康的生活方式，监测身体的各项指标，判断身体发出的各种警讯，选取花销小但简便有效的自助自疗妙方……甚至帮助你成为自己和家人的家庭医生。

目　录

健康生活篇

护理与急救篇

营养与疾病篇

健康生活篇

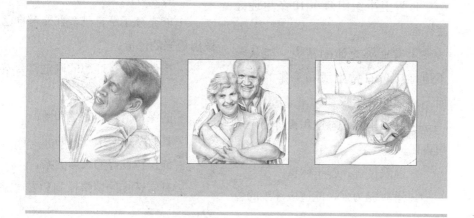

健康涵义诠释

健康标准

□诠释生理健康

世界卫生组织公布 10 条生理健康标准：

·有足够充沛的精力，能从容不迫地应付日常生活和工作的压力而不感到过分紧张。

·处事乐观，态度积极，乐于承担责任。

·睡眠良好，善于休息。

·适应能力强，能适应环境的各种变化。

·能够抵抗一般性感冒和传染病。

·体重正常，身材匀称，站立时头、臂、臀位置协调，走路时，身体感觉轻松。

·眼睛明亮，眼神反应敏锐，眼睑不发炎。

·牙龈正常，无出血现象。

·头发有光泽，无头屑。

·肌肉皮肤富有弹性。

□诠释心理健康

一些心理学家认为，心理健康的标准有下面几个方面：

·有充分的安全感；

·能充分了解自己，并能对自己做出恰当的评价；

·生活目标、理想的确定符合实际；

·能保持个性的完整和谐；

·具有从经验中学习的能力；

·能保持良好的人际关系；

·具有适度的情绪控制和表达能力；

·在不违背集体利益的前提下，有限度地发展个性；

·在不违背道德规范的情况下，适当满足个人的基本需要。

健康测量

□健康测量法

血压测量

血压是指心脏射出的血液对血管

壁的压力。心脏收缩时压力的最高值为收缩压，也叫高压。舒张时压力的最低值为舒张压，也叫低压。测量血压时应请专业人士正规操作，以确保准确。

脉搏测量

安静时的脉搏最好在早晨起床前测量。方法是用食指、中指和无名指指端轻轻按压手腕拇指侧的桡动脉，测量脉搏1分钟的跳动次数，连续测3次，取平均值。运动时的脉搏应在运动结束后马上以10秒钟为单位测量所得值再乘以6，就是1分钟的脉搏跳动次数。

肺活量测量

肺活量用肺活量计来测量。受测者站立，尽量深吸气，接着对肺活量计使劲呼气，直到不能再呼为止。肺活量计所示数值就是肺活量。最好测量3次，取其中最大值。

□人体测量法

身高测量

受测者赤脚，立正站好。背靠身高计的立柱，颈部、躯干、胯部和膝关节要充分伸直，两臂自然下垂。测试者站在侧面，将身高计的水平板轻轻沿着柱下滑直到触到受测者头顶，这时水平板所指的刻度，即为身高。

体重测量

要求受测者脱鞋，尽量穿单薄的衣裤，自然站立在体重计或磅秤的中央，并保持身体平衡。指针所指的刻度即为体重值。

颈围测量

受测者自然站立，保持正常呼吸，两臂下垂，头正直，颈部放松。测试者用软皮尺围绕受测者颈部的中间部位测量，所得数值是颈围。

肩宽测量

受测者自然站立，上体保持正直，两臂自然下垂，不要挺胸或含胸，不耸肩或垂肩，用软皮尺测量两肩峰之间的距离即可得肩宽。

胸围测量

受测者两脚左右分开与肩同宽，上体正直，两臂自然下垂，保持自然呼吸。测试者用软皮尺围背部两肩胛骨下角经腋下至胸前乳头上方第四肋骨处测量，所得数值，即是胸围，称

公民健康标准

身体发育良好，生理器官和系统完整，机能正常，心理状态积极，有良好的心理自控和平衡能力，学习和工作效率高，对生活充满信心和希望，对自然环境和社会环境的变化有较强的适应能力。

之为常态胸围。

当被测试者吸气达到最大程度时，围测同一部位的围度，即可得胸的最大围度；受测者将肺内气体完全排出后，围测同一部位的围度，即可得最小围度。

腰围测量

受测者两脚左右分开与肩同宽，上体保持正直，两臂下垂，自然呼吸。用软皮尺围测受测者肚脐和骨盆上沿即可得腰围。

臀围测量

受测者两腿并拢站立，上体保持正直，两臂自然下垂。用软皮尺沿臀部最粗部位平行围测，即可测得臀围。

大腿围测量

受测者两腿左右分开与肩同宽，两臂自然下垂，上体保持正直，体重均匀地落在两脚上。用软皮尺的上沿与臀折线齐平环绕围测，便可得大腿围。

小腿围测量

受测者两腿分开与肩同宽，自然站立，上体保持正直，两臂下垂，体重均匀地落在两脚上。用软皮尺沿小腿的最粗部位平行围测，便可得小腿围。

上下身的比例测量

受测者赤脚站立，背靠身高计的立柱，颈部、胯部和膝关节充分伸直，脚跟并拢，两臂自然下垂，使身高计水平板轻触受测者头顶。用软皮尺沿身高计分别记录从水平板至肚脐、肚脐至踏板的长度，便可得出上下身的比例。

踝围测量

受测者两腿分开与肩同宽自然站立，身体的重心落在两脚之间，用软皮尺沿足踝的最细部位平行围测，便可得踝围。

大臂围测量

受测者两臂自然下垂。用软皮尺沿肩关节与肘关节之间的最粗部位平行围测，即可得大臂围。

前臂围测量

受测者两臂自然下垂。用软皮尺沿前臂的最粗部位平行围测，即可得前臂围。

手腕围测量

受测者两臂自然下垂。用软皮尺沿手腕的最细部位平行围测，即可得手腕围。

健康自我监测

□ 监测健康标准

健康自我监测很重要，下面介绍10条监测标准。

体重

基本稳定，一个月内体重增减不应超过 4kg，否则为不正常。

体温

基本在 37℃ 左右，每天的体温变化不应超过 1℃，否则为不正常。

脉搏

每分钟在 75 次左右，一般不少于 60 次，不多于 100 次，否则为不正常。

呼吸

正常成年人每分钟呼吸为 16 ～ 20 次，呼吸次数与心脏跳动数的比例为 1：4，每分钟呼吸次数少于 10 次或者多于 24 次为不正常。

大便

基本定时，每日 1 ～ 2 次，若连续 3 天以上不大便或一天 4 次以上为不正常。

进食量

每日进食量在 1 ～ 1.5kg，若连续一周每日进食量超过平常进食量的 3 倍或少于平常进食量的 1/3 为不正常。

尿量

一昼夜的尿量在 1500ml 左右，若连续 3 天 24 小时内尿量多于 2500ml，或一天内尿量少于 500ml 为不正常。

月经周期

成年女性月经周期在 28 天左右，若超前或推后 15 天以上为不正常。

生育

正常成年男女结婚后，夫妻生活在一起未避孕，3 年内不育为不正常。

睡眠

每天能按时起居，睡眠 6 ～ 8 小时，若不足 4 小时或每天超过 15 小时为不正常。

□ 身体检查

健康自我检查

早起睡醒后，洗完脸，照照镜子，可自我进行身体检查。

男性健康检查

医院的统计资料表明，睾丸癌是 15 ～ 40 岁男子最常发生的一种癌症，睾丸未降或部分下降的男子，其发病率更高。这种病的早期症状包括一侧睾丸稍稍肥大，可能无痛感，腹部或腹股沟隐痛。

睾丸癌无法预防，但每月检查一次睾丸，可及早发现任何肿块。这种检查用不了 3 分钟。洗过温水浴或淋浴后，趁阴囊周围皮肤最松弛时，用双手轻轻摸每一侧睾丸。如发现硬块，应立即就医，肿块可能是良性的，也可能是恶性的。但无论肿块是良性还是恶性，治疗通常都很简单，治愈率颇高。

恶性前列腺肿瘤发病率很高。如早期发现，95% ～ 97% 能治愈。即使扩散，85% 也有良好疗效。若须动手术，摘除一侧睾丸，不会影响生育力。

女性健康检查

乳房检查：妇女从 20 岁起，就该注意乳房情况，尤其是在洗澡、穿衣等日常活动中多加留意。要对自己乳房的大小和形状的变化如静脉过分突起、乳头有分泌物或是皮肤起皱等情况保持警惕。如乳房天生较大，则将一个乳房与另一个相比就会得出结论。大多数这类变化完全无害。但如果发现任何不正常，应立即求医。

· 脱光上身衣服，对着一面光线充足的镜子。察看乳房的形状是否有变化，皮肤是否起皱或凹陷，以及乳头有没有变化。将双手放在脑后，再观察一次。向两侧转身，从侧面查看一次。最后身体前倾，再检查一次。

· 身体平躺，左右肩胛骨下垫一个垫子或折叠的毛巾。平伸右手指，检查左侧乳房四周，检查时手指按紧，从外面一直向里打圈，逐渐移向乳头。

· 仔细检查两个乳房下面，再平伸手指触摸皮肤，感觉一下有没有不正常的肿块、增厚或凹凸不平之处。

· 检查整个腋窝部位是否有不寻常的肿块增厚。轮流用手触压另一侧腋窝，然后将手指向下摸至乳房。

子宫颈涂片检查：女性健康检查的一个重要项目就是子宫颈涂片检查。子宫颈涂片检查虽然简单，但效果却非常明显，可以早期发现细胞的轻度异常。子宫颈涂片检查是一种每 3 ～ 5 年进行的快速身体检查。医生把内窥镜插入阴道，以便清楚地看到子宫颈的情况，然后用一把小刮匙在子宫颈刮取一些细胞。对此受检查者可能略感不适，但大多毫无感觉。取出窥镜后检查就告完成。细胞标本要送往病理实验室进行化验分析。一般而言，绝经后的妇女在 65 岁前仍然要定期作检查。做了子宫切除术的妇女如果未患癌症，就不必作这种涂片检查。

□ 健康教育

健康教育大都是由医生、护士或健康顾问提供的，但更多的人可以通过其他渠道来获得健康知识。杂志、报纸和广播电视有越来越多的关于疾病预防的知识介绍。提高大众对疾病认识的全民运动的宣传也是非常有效的。例如在英国，关于艾滋病病毒广泛而复杂的宣传使公众的态度发生了显著的变化。它还被认为是该病扩散下降的原因。在澳大利亚有一种发病率较高的皮肤癌——恶性黑色素瘤，多发于接受强光晒的人。一场新闻媒介的运动，提供有关早期发现和防止黑色素瘤发生的预防措施方面的信息，挽救了许多人的宝贵生命。在美国，小说中的人物"超人"成了电视上支持健康活动的战士，鼓励人们去检查血液中的胆固醇含量。胆固醇过高会增加心脏病的危险，少吃脂肪、吃不饱和脂肪有助于降低胆固醇。在我国，健康教育主要是针对各种传染病预防的宣传，并为减少这类疾病的传播起到积极作用。

□ 影响健康的因素

医疗和保健专家认为，目前影响人类身心健康的主要因素有以下几个方面：

· 环境因素：指环境中存在大量影响人类健康的因素。

· 生活方式：生活方式是指个人和社会的行为模式，这种行为模式明显地影响人们自身的健康。

· 卫生服务：卫生服务是保障人民健康，防病治病的综合措施。它主要指医疗保健制度、卫生资源等。在保证一定的社会、经济和文化条件的前提下，卫生服务会对健康起一定的作用。

· 遗传因素：遗传因素影响机体对某些疾病的敏感度，使之不受影响、受影响或致病。

环境因素

环境分自然环境和社会环境。自然环境为人类提供了赖以生存且丰富多彩的物质条件，如空气、水、食物、紫外线等。但环境中也存在大量危害健康的因素。如致病微生物、有毒的动植物、水和土壤中过量的某些元素或自然放射性物质、异常的气候、地质性破坏等。

此外，在人类生产、生活等各项活动中，由于不注意保护环境，也会带来许多损害健康的不良因素，如废水、废气、废渣等。三废污染大气、水和土壤而造成对人类健康的危害。另外，不健全的社会制度、文化教育及卫生落后、不良社会因素亦造成疾

常见面容观察

眼带血丝可能是熬夜太深；
眼圈发黯可能是疲劳过度；
嘴唇微青可能是心脏衰弱；
皮肤斑点可能是缺乏维生素C、B；
皮肤粗糙可能是劳累过度；
皮肤发黄可能是肝脏病变；
眼皮肿胀可能是肾部衰弱；
舌苔发白可能是胃脏病变；
齿龈出血可能是缺乏维生素C；
眼皮阵跳可能是神经疲劳。

病。环境因素可包括：生物因素、化学因素、物理因素和社会因素。

生物因素　生物因素主要指病原微生物与寄生虫等。在我们的周围，甚至体内，生存着大量的微生物及寄生虫。一些微生物和寄生虫是有害的，一些微生物和寄生虫达到一定数量就有害，包括细菌、病毒、立克次体、真菌、原虫、蠕虫。生物因素是人类传染病的主要祸首。

化学因素　环境中除了许多天然存在的化学物质外，估计还有 200 万种人工合成的化学物质。而且每年平均还要增加 1000 余种。人类活动释放到环境中的化学物质比火山和岩石风化释放的要多 10 ~ 100 倍。大量的化学物质进入人类生产和生活环境中，在为人类利用的同时，也给人类带来了各种影响甚至灾害。

物理因素　日常的活动中人类接触着多种物理因素。物理环境主要组成因素如下：①温度：高温、低温。②气压：高气压、低气压。③声波：可听见的声音、超声波。④振动：全身性振动，局部性振动。⑤高能粒子：中子。⑥电磁辐射：X 射线、γ 射线、紫外线、可见光、红外线、射线、微波、长波射频。

自然条件下，物理因素一般对机体无害，有些还是人体生理活动必需

的外界条件。只有在强度、剂量超过一定程度或接触时间过长时，才可以对人体产生损害，影响不同器官的功能（如眼、耳、皮肤、手指或骨骼等），有的还可能影响全身。

物理性有害因素，多数与能量的大量消耗有关，如核电站发电的同时可产生辐射或高温；从屏蔽不良的电视机中可辐射出来 X 射线等等。

社会因素　来自经济、政治、文化、宗教、职业等多方面因素对人类健康的影响是非常明显的。社会是人类物质生产和共同生活的大集体，而且经常进行着物质和精神的交换。社会生产和建设越发展越会带来更多的健康问题。人类的健康受到各种社会因素的制约。

生活方式

生活方式是指人们为了生存、享受和发展而进行的各种活动。涉及内容广泛，有物质生活和精神生活。物质生活包括劳动时间的物质生活和闲暇时间的物质生活。精神生活内容也很广泛，大体包括政治生活、文化艺术生活、宗教生活等等。社会形态、经济基础、民族传统、风俗习惯、地理环境等因素对生活方式也产生重要影响，是一个被诸多社会与自然环境因素制约和影响的综合范畴，与人们的健康息息相关。引导人们建立科学、

文明、健康的生活方式，是社会发展的需要。

生活方式与健康

生活方式在很大程度上影响着人们的寿命和健康，就是说健康的生命首先取决于自己。世界卫生组织曾公布过一个众多医学专家研究的成果：个人的健康和寿命60%取决于自己，15%取决于遗传，10%取决于社会因素，8%取决于医疗条件，7%取决于气候影响。而取决于个人的因素中，生活方式是主要因素。

人的一生从胚胎开始到死亡的全过程，几乎身体的每个时期的疾病都与生活方式、不良嗜好有关。在胚胎时期，胎儿会因父母吸烟、喝酒、偏食、用药不当等，出现畸形和先天性疾病。孩子出生后，家庭的生活方式直接影响孩子的健康。在婴幼儿时期因为喂养不当、营养不足、户外活动少、饮食不卫生等，造成营养性贫血、佝偻病、肠寄生虫病等。在儿童少年时期，代谢旺盛，生长发育迅速，却可能因饮食指导不科学，起居制度不合理，可形成豆芽形或小胖墩状态。从青少年开始，受同学朋友的间接影响、家庭的生活方式直接影响健康状况。特别是在几个特殊阶段，即青春期、更年期、老年期，因为生活方式不健康出现许多疾病如妇女病、糖尿病、白内障、心脑血管疾病，甚至精神障碍等。

现代生活方式病

当今社会，与生活方式密切相关的疾病已成为威胁人类健康的主要问题。生活方式病是指由于人们衣、食、住、行、娱乐等日常生活中的不良习惯，以及社会的、经济的、精神的、文化的各个方面的不良因素导致躯体或心理的疾病，称之为生活方式病。

在农业型生产为主的国家和社会里，人们的健康主要受传染病、寄生虫病和营养缺乏症等疾病的危害；而在工业型生产为主的国家和社会中，人们的健康则主要受心血管疾病、恶性肿瘤、营养过剩和遗传性疾病等疾病的威胁。这就是"穷有穷病，富有富病"。

疾病的发生，虽然受各种因素的影响，但有一个共同的因素就是与人们缺乏必要的卫生保健知识以及生活方式存在不健康、不科学的因素有很大关系。

根据世界卫生组织的估计，发达国家75%的人既遭遇患一种以上非传染病的威胁，又遭遇"人为疾病"即非传染病的威胁，而发展中国家既有传染病的威胁，又有"人为疾病"即非传染病的蔓延。这是因为疾病源于生活方式的选择，主要是由于食物太咸、脂肪过多、缺乏锻炼及空气污染引起。

一种不良习惯可能给健康带来以下几种危害：饮食不适当有患心脏病、脑卒中、高血压、直肠癌和胃溃疡、糖尿病、骨质疏松、营养疾病的危险。吸烟有患心脏病、骨质疏松和胃溃疡的危险，还有可能再得肺癌、口腔癌、呼吸道疾病并造成胎儿损伤。

现代生活方式病的表现

社会的进步和发展，人们生活水平的普遍提高，伴随而来的生活方式的改变，给人们的健康带来某些不良的影响，产生了一些新的生活方式病，或称"现代文明病"。主要表现在如下几个方面：

·由于心理情绪紧张、外界刺激增加、饮食营养结构不合理、环境的污染、吸烟饮酒的人增多等方面的因素，导致现在人们心血管病、脑血管病、糖尿病、恶性肿瘤、意外伤亡等因果性疾病发病率增高，成为早亡、致残的重要原因。

·由于现代生活节奏加快，时空观念、竞争观念增强，生活中刺激因素增加，心理因素和情绪反应已成为一个重要的致病原因，引起了一些心理情绪反应性疾病，如临考紧张综合征、退休生活不适应、情绪性腹泻等。

·吸烟人数大增，且有向低龄发展的趋势。吸烟已成为肺癌、心脑血管病的重要因素；酒精中毒经常发生。

·在脑力劳动者中，由于久坐、用眼、写字多、用脑等，神经衰弱及脑力疲劳、视力疲乏较常见。

·性乱、同性恋、吸毒、艾滋病的传播。

·现代穿着引起的高跟鞋病、隐形眼镜角膜炎、太阳眼镜病等在男女青年中较常见。

·养鸟、养猫、养狗等宠物导致动物传染的疾病增多，尤其是狂犬病已在许多地区呈散发性流行。

·由于缺乏美容化妆的卫生知识，接触性皮炎、染发剂过敏性皮炎、戴耳环引起的感染等疾病的发病率在女青年中明显增加。因美容引起的毁容、感染也时有发生。

生活方式病的预防

根据国内外大量的研究表明，影响人类健康的主要因素已经发生了根本性的变化，与贫困为伴的传染已退居次要地位，而不良生活方式变成了影响人类健康的主要因素。因此，养成健康文明科学的生活方式，加强自我保健，是应对人类威胁最大的疾病的重要手段。

·加强道德修养，树立健康的伦理观念、道德观念和人生观念。

·加强文化修养，学习科学技术知识，进行知识结构的更新，以适应现代生活方式的要求。

·积极投身到科学、文明和健康的生活方式中去，让良好的生活方式贯彻到整个日常生活中。

·消除生活方式中威胁健康的因素。

□ 健康保健守则

身体有病的征象

早期发现疾病，及时就医，是保证身体健康的重要手段。发现以下症状时应马上看医生。

·不正常的出血或排出物，尤其是直肠出血、大小便带血、吐血或痰中带血。妇女在两次月经中间、妊娠期间或绝经以后阴道出血、乳头出血或有分泌物。

·大、小便习惯明显改变。

·痣发生明显变化或皮肤上的溃疡约三周仍未愈合。

·身体任何部位的疖子、肿块或组织增厚。

·感到异常疲劳。

·嗓子嘶哑或咳嗽，几周不愈。

·慢性消化不良、吞咽困难或反复呕吐。

·体重突然减轻，原因不明。

·突然感到疼痛或剧痛。

·连续几天发热或出汗。

·神志不清或晕眩，原因不明。

·视觉模糊；看见灯光周围有晕圈。

·不明原因的严重喘气。

·嘴唇发紫，眼睑或指甲发青。

·踝关节久肿不退。

·皮肤或眼白发黄。

·男子尿频或尿痛。

眼睛保健须知

有条件的话，最好每两年去检查一次眼睛。儿童和老年人应每年检查一次。具体的保健事项如下：

·要在光线充足的地方看书和工作。

·为避免光线过暗和过强，应取光线从肩部照射下来的位置。

·阅读、缝纫、使用电脑或做类似工作时，每半小时让眼睛休息一下，方法是抬头看远处的景物。

·使用腐蚀性化学制品、做木工活和操作电动工具时，务必戴上护目镜。

·打壁球之类的运动时，要戴上防碎的运动目镜。

·在强光下，要戴太阳眼镜。在加氯消毒的游泳池或任何可能不干净的水中游泳，要戴上护目镜。

·切勿直视太阳。也不要直视强烈或刺眼的灯光。

·异物入眼不要揉眼睛，应用冷水冲洗或由泪水自行冲洗。如不见效，就该去看医生。

隐形眼镜的选择 选用隐形眼镜要考虑三个方面的因素：①本人视力。②准备长期戴而不是偶然为之。③保养镜片是否方便。

近年来，由于隐形眼镜的设计和清洗方法改进了，使更多人能够配镜。但是，即使是最新式的隐形眼镜，仍不能适合一切视觉有问题的人。例如眼睛特别敏感或是视力须特殊纠正的人不宜配戴隐形眼镜。

许多眼科医生劝阻那些手不灵活的人别戴隐形眼镜，以免在把镜片放在眼内或取出时，伤害眼睛。气候干燥，甚至飞机舱内空气干燥时，戴隐形眼镜会感到眼中仿佛有砂子。患感冒时，因眼内多水，或由于眼内滴了减充血剂药水而使眼睛发干，戴隐形眼镜也会感到不舒服。有些妇女由于行经、服避孕药或妊娠时，眼泪的化学成分略有改变，戴隐形眼镜可能感到难受。在多尘及有其他刺激物的环境中工作，戴隐形眼镜可能使眼睛不适，甚至会擦伤角膜，这时，应戴护目镜。

鼻出血的预防

鼻子受伤、猛力擤鼻涕、感冒或其他病毒感染，以及处于海拔较高的地方，都有可能使鼻内毛细血管破裂，引起鼻出血。如果到气候干燥的地方工作或旅行，或者分泌的鼻黏液偏少，鼻腔可能会更容易破裂出血。

儿童鼻出血较常见，一般无大碍。年纪渐长后鼻出血的情况越来越少。但年老后，流鼻血次数会增多，情况会比较严重。鼻子经常出血，若与上述原因无关，应求医。医生可能会用"烙术"把鼻子下部突起的血管封住。

要止住鼻出血，应身体前倾，捏住鼻孔。用冷毛巾或冰袋敷在额头和鼻梁上。捏5～10分钟后轻轻放开。若血未止住，用上述方法再进行一次。当然，如果鼻血流了20分钟仍未止住，应立即就医诊治。

擤鼻涕的正确方法 擤鼻涕虽然是一桩日常生活中的小事，但如果方法不当，也是一种潜在的危险。根据耳鼻喉科专家的意见，擤鼻涕最安全的方法是每次只擤一侧鼻孔。方法是轻轻地按住一侧鼻孔，将另一侧鼻孔中的鼻涕擤出来。擤鼻涕时使劲是危险的，因为有可能弄破鼓膜，或使细菌引入耳内或鼻窦腔内。假如鼻涕堵住鼻孔，应该经常擤鼻涕。

耳垢的清除

经常看见有人用挖耳朵勺或火柴棒掏耳朵，其实这是不可取的。耳垢是耳道产生的保护物质，除非影响听觉，否则不必清除。耳垢通常很少，而且耳朵会藉本身的净化过程经常清除耳垢。

如耳中积累了过多耳垢，可在耳中滴数滴碳酸钠滴耳剂，使耳垢变软，过几天后，耳垢便会自行消失。若自己不能清除耳垢，耳道仍然塞住，就应该去看医生。

别用任何东西掏耳朵，即使棉花棒也不行，否则，有可能把耳垢插进更深的耳道，使问题更严重。

预防龋齿

龋齿是最常见的一种牙病。引起龋齿的主要原因是齿菌斑，这薄薄的一层东西是细菌、食物微粒和唾液在牙齿表面形成的。齿菌斑若与糖结合，会大大损害牙齿，如长期忽视这个问题危害更大。因此，无论是否吃甜食，每天至少要刷牙或用牙线彻底清理牙缝一次。

糖与齿菌斑结合，会使口腔中酸的含量显著增加。酸会腐蚀牙齿的釉质，引致龋齿。形成酸的决定因素不在于吃多少糖，而在于是否经常吃糖。切勿整天吃甜食、喝甜饮料，否则口腔中的酸度会持续偏高，使牙齿不断受损。

唾液能清洗牙齿、稀释及中和齿菌斑中的酸。入睡后，唾液停止分泌，因此睡前吃夜宵，吃后又不刷牙，很容易引起龋齿。

护理牙齿

齿菌斑在牙齿表面形成，肉眼几乎看不见，是引起齿龈疾病的罪魁祸首。要去除齿菌斑，每次刷牙应刷5分钟，每天至少刷一次。应使用尼龙刷毛软硬适中的牙刷和含氟化物的牙膏，并且格外注意清刷齿缝和龈线。具体步骤是：

·将牙刷毛以45°角抵住牙龈旋转牙刷，清刷门齿约30秒钟。即使经常刷牙，也不能除尽齿缝和牙龈间齿菌斑，可每天用牙线清理。

·将牙刷毛以45°角抵住龈线，转动牙刷，刷上、下牙齿的外面。

选购牙刷须知

市场上出售的牙刷五花八门种类繁多，选购合适的牙刷是非常重要的。

■买人造毛牙刷，因为人造毛牙刷干得快，不易滋生细菌，而不要买天然毛牙刷。

■刷毛应细且有弹性，顶端圆形。

■刷毛软硬应适中，刷毛过硬会擦掉牙齿的釉质和损伤齿龈。

■牙刷柄应细长而稍弯曲，以减轻刷牙时牙刷对牙齿及齿龈的压力。

■牙刷头应小而窄，刷毛密集。

·刷下牙齿的里面时，用转小圈的动作刷，每颗牙齿刷大约30秒钟。

·刷上牙齿的咬合面时，要稳定地来回刷。用相同的方法刷下牙齿的咬合面。

·门齿的里面应采用上下刷的方法，不过应将牙刷头竖直，斜着伸进去，比较方便。

头发的护理

吹风　风可以使洗过的头发快速干燥，也易于梳理、固定发型。用吹风筒吹头发，只要喷嘴离开头发15cm，而且不对着一处吹得过久，通常不会对头发造成损伤。合适的吹风筒使空气温升不超过85℃。这个温度不会对头发造成伤害。

洗发　洗头发和洗澡一样，没有严格的时间规定和限制。每月洗发的次数，取决于头皮油腻的程度、生活和工作的环境以及进行的活动。假如在重工业工厂工作，或者每天晚上在体育馆运动得大汗淋漓，每天洗头发未尝不可。如果头皮干燥，而且在办公室工作，三四天洗一次头发可能已经足够。不过若头发干燥，每周用洗发剂洗发不应超过2次。使用洗发剂次数过多，会洗掉头发的保护油脂。洗发时，应根据头发的疏密和长短决定洗发剂的用量。应尽量使用少量洗发剂。洗发后头发过于干燥，说明洗发次数太频繁，或是每次使用的洗发剂过多。

头皮屑　有些专家认为头皮屑是头皮对它上面的酵母菌的一种反应，不过多数人不同意这种观点，认为头皮屑产生的原因仍没有查明。假如头皮屑不多，最好不要抓搔及刺激头皮，并用除头皮屑洗发剂，每周洗发一两次。数周后，情况如未好转，应去看医生。有时候看上去似头皮屑，其实是牛皮癣、癣或过敏，所以应就医诊治。商店里可买到不同的除头皮屑洗发剂，有些含有温和的洗净剂，可治疗皮屑脱落；有些含煤焦油等抗菌剂，可抑制酵母菌的生长。每周用含硫化的洗发剂洗两次头发也有效。但在染发或烫发之后48小时内，不要用这些洗发剂。

洗发剂和护发素　市面上销售的洗发剂护发素多不胜数，所含的添加剂也种类繁多，从煤焦油提炼物到鸡蛋、啤酒、草药、黄瓜、香料、化学药品和染料，不胜枚举。由于发干并非活组织，所以这些洗发品及添加剂大多起不了什么作用。宜使用不会使头皮过分干燥的温和洗发剂。婴儿洗发剂是理想的洗发剂，或者选购pH值为5(接近头皮的自然酸度)的洗发剂。护发素通常由不溶于水的油和蜡制成。用洗发剂洗发后再用护发素，会使头发富有光泽、丰满和酸度适中。

此外，护发素可抚平头发的外层（角质层），保持头发温度，滤去紫外线，故能保护头发不受损害。"二合一"产品同时含有洗发剂和护发素，用来洗发很省事。

染发安全 化学染发剂与病痛特别是与癌症的关系一直是科学家研究的对象。最近有证据显示，用化学染发剂有致癌的危险，不过危险很小。多年来经常使用深色染发剂的人，患罕见癌症的危险性略多一些。苯二胺被疑为可能致癌的物质，半永久性和永久性的染发剂中均含有这种成分。不含苯二胺的染发剂只有散沫花和鼠尾草等全天然产品。必须注意，只有这种化学成分吸收进血液，才会有致癌的危险。所以在洗理和染发的时候，动作要软柔，勿伤头发，理发师也要预防手部伤口接触到这种化学物质。为了防止化学成分经头皮吸收，可以使用箔纸或戴上橡皮手套，把头发从中拉出来染色。应在通风的房间染发，以免吸入烟雾。

指甲的护理

指甲可以说明健康情况。在做外科手术之前，医生往往要求妇女去掉涂在指甲上的指甲油，如病人的嘴唇被麻醉罩遮住，麻醉师可通过观察指甲（尤其是甲床）的颜色来判断病人是否得到足够氧气。一个高明的诊断医生可以通过观察指甲的情况，知道病人的健康状况。

戒除咬指甲的习惯 咬指甲不仅不卫生，而且被视为焦虑不安的反应。根据咬指甲者的年龄运用心理疗法或许有所帮助。但如咬指甲者年龄小，这些方法就不适合。最好暂时不理，因为儿童往往会逐渐戒除坏习惯。戒除的办法还有在指甲上涂上苦味药品，或设法使其双手不闲着。但除非咬指甲者想戒除这个习惯，否则任何办法都不会见效。

防止指甲开裂 研究试验表明，水和洗涤剂会令指甲变脆变软。指甲浸泡在水中会吸水，水稍后会蒸发掉，这个过程重复数次，就会对指甲造成损害。肥皂、洗涤剂及去污剂等会使问题更加严重。因此洗衣物时应戴上橡胶手套。涂上指甲油和指甲油清除剂也会引起指甲断裂。涂了指甲油，应用油性指甲油清除，要常给双手和指甲（未上指甲油）搽润肤霜。

皮肤保健须知

皮肤保健专家提醒人们，在皮肤保健方面要注意以下几个问题：

·经常在裸露的皮肤上搽上足够的润肤霜。好的润肤霜能延缓皮肤水分损失。

· 应使用 pH 值为 5 或低于 5 的性质温和的肥皂，尤其用于脸部的肥皂更应慎重。劣质清洁剂会除掉皮脂使水分较快丧失。

· 洗澡后宜用润肤霜涂抹全身，洗澡时间越长，水温越高，皮肤失去的水分就越多。

· 要穿用亚麻、棉花和丝等天然纤维做的衣服，使皮肤得以"透气"。

· 多吃新鲜蔬果、豆类、谷物及高纤维食物，能营养皮肤并改善皮肤状况。外出到阳光下时，要在身体裸露部位涂上防晒系数为 15 或 15 以上的防晒剂。

· 每天至少要喝 6～8 杯水，以保持皮肤的水分。

· 洗澡时不要用起泡沫的洗涤剂，因为皮肤上的皮脂会被洗掉。宜用浴油。

预防晒伤 喜欢日光浴的人现在逐渐多了起来。经常晒太阳，紫外线会对身体造成伤害，例如容颜早衰、患皮肤癌的危险增加。使用各种防晒护肤品可减轻这方面的危害。①遮阳霜。这类反射性霜剂保护皮肤很有效。内含氧化锌或二氧化钛，能挡住几乎所有紫外线。最好涂搽在鼻子、嘴唇等敏感部位。②防晒剂。防晒剂或防晒霜含有能阻挡部分紫外线的化学成分，搽用后可在阳光下逗留较长时间不晒伤。防晒剂按其防护效力，分为不同的防晒系数，系数最高可达 20 或以上，表示其保护作用维持多久。例如系数为 8 的防晒剂表示涂搽后，在阳光下逗留时间可为不搽时的 8 倍。防晒剂必须每小时涂搽一次，游泳之后也要涂搽。无论肤色白皙或黝黑，冬夏外出置身于太阳下，不管逗留多久务必在身体裸露部位涂搽防晒系数为 15 或更大的防晒剂。外出之前半小时要搽上，每两小时或游泳后重新再搽。婴幼儿不能直接暴露在强烈的阳光下面。

腰背的健康保健

腰与背由脊柱支撑而体现出其强有力的作用，所以，腰背痛和腰背疾患对人的活动及健康影响极大。最常见的腰背疾患是由姿势不良、负重过度、腹肌或背肌无力，甚至举重或弯腰不当而致扭伤等原因引起的。纠正不良姿势，活动适度，避免超限负重等可以最大限度地减少腰背疾患的发生。

如患有腰背痛，最好征询医生意见。尤其是严重顽固的腰背痛很可能是更严重的损伤或疾病的症状，需要医生治疗。如果休息或在家护理几天后，仍未能止痛，或是疼痛向下放射至一条腿的后侧，或伴有发热、头晕或腹痛等症状，应就医诊治。若腰痛不能动弹超过两天，应请医生出诊。但预防胜于治疗，应先注意自己的姿势，并找出必须改进的地方。

姿势的重要性 想知道姿势的重要性，首先应该了解人类脊柱骨的形状和结构，了解它们的功能、作用。事实上，脊柱是一个很复杂的结构，由24块略呈圆形的椎骨一块一块地连接在一起构成。在两块椎骨之间有圆盘状的软骨。用24块儿童积木堆一条类似的柱子，就会知道这种柱子可能不稳。但是，健康的背部不但稳定，而且柔软，靠着强壮的肌肉和韧带，保持直立状态。

为了减轻背部的受力负荷，应该使背的上部和下部自然地呈凹形曲线。挺胸垂肩，腰背尽量挺直，头部不要歪斜；头颈部挺直，重心在脊柱顶端，不要绷紧颈部肌（有人往往不自觉地倾侧头部，结果使颈部绷紧）。站立时，双腿站直，膝盖放松，应将身体重量平均分布在双脚上。如果不绷紧肌肉很难做到姿势正确。不妨试试舞蹈演员的方法，想象头顶上有一根橡皮绳把自己悬起来，自然会姿势正确。

伏案工作的正确姿势 长年累月坐在办公室或写字楼里，长时间伏案工作或按键盘，必须保持正确坐姿，不让背部承受不必要的压力，也不要使头和双腿双脚困乏，使用的椅子也很重要，其座垫的高度、靠背的角度及高度应可调节，椅子要能旋转，以使转身向两侧或向后时，不必扭动脊柱。

腰背锻炼 专家告诉我们：无论你是不是腰背疾病患者，令腰强健的一个最好的方法是让它多活动。关节必须运动才能保持润滑灵活。韧带和肌肉也必须经常伸展才能保持灵活柔软。只要每天做运动10分钟，就能预防多种腰背疾病，亦可舒缓现有的背痛。这些运动简单易行，男女老少咸宜，如运动时感到不适或疼痛，应立即停止。

足部护理

如何修剪趾甲 虽然修剪趾甲不是什么重要的事情，但正确的方法还是应该掌握的，不该敷衍了事。修剪趾甲的正确方法是笔直地从一边剪到另一边，这不仅不会损伤趾甲角的皮肤，还可预防嵌甲。最好3～4周剪一次趾甲。

尽量不穿高跟鞋 穿高跟鞋可使女性苗条、挺拔、性感和自信。可是整天穿高跟鞋，会产生以下不良后果。

·小腿肌肉会变短，如果改穿低跟鞋，可能会将小腿肌肉或将其固定

日常活动中的腰背保护

正确地弯腰和提重物，就可防止腰背扭伤及疼痛。这里介绍的方法经专家推荐，能预防腰背扭伤。开始时也许不习惯，但是值得学习。只有经常当心腰背并正确运用背肌，才能确保腰背健康，因为即使一个不当的背部动作也足以造成扭伤。

■搬重物。搬重物时，千万不要弯腰曲背。应尽量靠近物品蹲下，双脚分开约30cm，靠膝部及腿部力量站起来。尽量保持腰背挺直。搬物品时，应让物品靠近身体。尽可能不要穿紧身衣服，尤其不可束紧腰部。

■挖土。使用铁锹挖土是最费力气的活。开始之前，先做数分钟准备活动，然后用较轻的铁锹铲土，铲土时应屈膝，以便挺直背部。把一条前臂搁在大腿上，利用它作杠杆。每10～20分钟休息一次。

■抱起孩子。从儿童床抱婴儿时，不要弓背，应屈膝，下蹲到婴儿位置的高度。如婴儿床栅可以放下，抱婴儿时就方便多了。抱起婴儿时，一手托其头部，腿部用力站起来。同样，抱幼儿时，先蹲在他身边，抱起时，腰背挺直，腿部用力站起来。

■提重物。外出购物，若要提很多东西，不要把所有物品放在一个购物袋中。只用一只手提全部重量，会使肩腰及颈部过度疲劳。应该将所购物品平均装在两个袋内，一手提一个。肩部不要耸起。感到累时，就把东西放下来休息一会儿。

在脚骨上的跟腱撕裂。

·假如拇趾根部关节脆弱，可能会患拇囊炎。

·穿高跟鞋会加重病情，因为脚尖挤塞进鞋子尖窄部位，令趾关节承受的压力增加。

·由于脚经常受到震动，可能会引起腰背痛。假如白天必须穿高跟鞋，尽量争取时间换穿低跟鞋，例如午餐时，回家后，应马上换掉高跟鞋。

鞋的选择 无论人体重量是多少，都是由双脚来承受的，所以一定要给脚安排一个舒适的环境，即买一双合脚的鞋子。双脚承受全身重量的现实，决定了脚部结构的复杂。脚由骨头、肌肉、腱及神经组成。人脚都有26块复杂的精巧的骨头，所以脚是全身骨头密度最高的部位。为使骨头保持正确位置并具弹性，脚部有很多韧带及肌肉，数量超过骨头的4倍之多。足底弓加强了脚的弹跳能力。平均每人一生走过的路相当于绕地球四圈，所以，脚部护理十分重要。鞋子合脚是防止脚病的主要方法。鞋子太紧太窄，会引起拇囊炎、鸡眼或胼胝。鞋子过松过大，就不能支撑脚部，使脚长出水疱。

防止嵌甲 嵌甲的产生原因不是很复杂，通常由剪趾甲方法不当、穿太紧的鞋或不讲究个人卫生引起。由于趾甲的一边或两边开始往周围皮肤里长，往往使人行走不便，最终引致感染及炎症，令人痛楚。为了暂时缓解疼痛，可用温暖的浓盐水每天洗脚一两次，洗后用干纱布包裹趾甲。如不能舒缓疼痛，应就医，在医生的指导下服用抗生素可控制感染。在某些情况下，可以局部麻醉，将患处趾甲的边缘去掉。

减少吸烟

香烟中的有害化学物质非常多，但主要有烟焦油、尼古丁和一氧化碳等成分。它们有致癌、动脉血管硬化及减少血液中氧含量的危险，所以说吸烟对身体健康的危害是显而易见的。大大减少每天吸烟的数量当然会增进健康，但不等于已排除所有危险。每天吸 1 ～ 14 支烟的人，患肺癌的危险是不抽烟者的 8 倍。每天吸 15 ～ 24 支烟的人为 13 倍，每天吸 25 支以上的人，则为 25 倍。光减少吸烟的数量不一定能减少危险。每天吸 10 支烟，每支吸 20 口与每天吸 20 支烟，每支吸 10 口对肺部造成的不良影响都是一样的。

如何戒烟 有资料表明，无论有多长的吸烟历史，一旦戒烟，得心脏病和慢性支气管炎的危险就会降低。戒烟动机是戒烟成功的关键因素。决定戒烟之前，先扪心自问，是否真想戒烟。如果不能肯定，遇到困难时，就会感到难以坚持下去。其实戒烟非常容易，不吸就行了。当然如果能按部就班，一步一步地来就没有什么痛苦了。

· 认真分析自己吸烟的习惯。把 24 小时内吸每支烟的情况列表。用两三个星期研究自己在什么时候或什么情况下需要吸烟。这是准备戒烟首先要做的。

· 列出戒烟的一切理由，包括戒烟后的得益。例如，可品尝食物滋味，可多喝点酒；早晨是否不再咳嗽，是否减少了呼吸系统受感染的机会以及是否减少了开支等。

· 确定戒烟日期，在日记本上做个记号。尽量规劝家人和好友也戒烟，以便在戒烟最初几天遇到困难时，可以相互支持。最好选个特殊日子，例如，正好在度假之前进行戒烟，也许会感到容易些。

· 最初几天可以用信手拈来的东西代替香烟，如嚼口香糖或以手指夹一支笔。如需克服脱瘾症状，可用尼古丁代用品，或尝试以放松方法，减轻从前靠吸烟解除紧张情绪的习惯。别到引人吸烟的场合。上餐馆或乘车时选择禁烟区。

·别忘记戒烟可省不少钱。可用省下来的钱买些东西奖励自己。

·在最初几周，只要有益于健康的食物，想吃多少就吃多少。每逢紧张不安时，可能经常想吃东西，因此体重很可能增加。戒烟的最初四周最难过，届时吃东西应较有节制。

适量喝酒

适量饮酒确实大有好处，虽然没有人提供能令人信服的比较全面的根据。科学研究和统计调查表明，适度喝酒的人，早逝的比例可能比滴酒不沾或严重酗酒者低。已证明每天喝酒的人，患心脏病的危险会降低 20%。针对这种现象，有些研究人员提出解释，认为酒可能促进身体产生一种称为高密度脂蛋白的化合物，这种化合物具有防止胆固醇在动脉中沉积的作用。另一种观点指出，在红葡萄酒中发现的抗氧化剂可能有保护心脏的作用。众所周知，酒还能使人放松，有助于舒缓精神压力。这些调查结果并非鼓励人喝酒或喝得比以前多。喝酒过量会损害大脑、肝、胃及消化道。肝硬化及胰腺癌是长期酗酒者常见的疾病。少量喝酒会引起血压上升，增加患心脏病及中风的危险。

防治宿醉 对任何疾病或症状来说，事先预防当然比过后治疗要好，防治宿醉也是这样。避免宿醉最有效的方法之一是不要空腹喝酒。有人建议喝酒前喝一杯牛奶，因为牛奶可减缓身体对酒精的吸收。其实如果能同进食一起完成饮酒的需要，作用就更好了。假如遵行无误，喝酒有节制，而且交替喝含酒精的饮料和不含酒精的饮料，就能避免产生大多数宿醉症状。

宿醉症状主要是由脱水引起的。如果未能采取适当的预防措施，应尽快喝水，约需喝 570ml 或更多的水。还可吃些点心，例如一两片全麦面包，以缓解胃部反应和提高血糖，减轻虚弱、晕眩及发抖等反应。最好到新鲜空气中散散步。还可在就寝前按说明服用几片活性炭片。

心理健康

□ 心理健康的涵义

它是指个体在各种环境中都能保持一种良好的心理状态。也就是说，遇到任何障碍和困难时，心理均不会失衡，都能以社会上认可的行为去克服。凡是具有这种耐性就可以说是心理健康。心理健康的人应能保持平静的情绪，有敏锐的智能，适合于社会的行为和乐观的气质。

□ 心理健康的内容

智力

智力发育正常，思维敏捷，精力充沛，记忆力强，注意力集中，能够保持较高的工作、学习效率。

适应力

对变动的环境能够做到良好的适应，能与社会协调一致。若发现自己的需求愿望和社会需要发生矛盾，能够及时自我调节，努力适应环境。

意志

意志坚强、有一定的耐受力，对生活中出现的刺激和打击，能够正确对待，能把困难变成进取的动力，在逆境中奋发图强，做出优异成绩。

情绪

对自己的情绪、情感、思维等心理活动可以自觉地加以控制和调节。情感表达恰如其分，举止得体。经常保持情绪稳定，心情愉快，并有一定的自控能力。

行为

行为协调，言行表里一致，有完整的人格，所想、所说、所做须是统一的。

社交

有一定的社交能力，与人交往适度；择友得当，能与知心朋友交流思想感情；能正确处理社会生活中的人际关系。

心理特点与年龄相符

无论在生命的任何时期，其认识、情感、言谈举止都必须符合自己的年龄特点。

□ 心理保健原则

每个人的自身条件和所面临的问题有很大的差别，故没有万能的心理保健原则，有的只是适用于大多数人的一般性原则。

有自知之明

自知是自我意识良好的体现，也是心理保健的重要原则。指对自己有一个完整、全面、客观的认识，不仅要正确认识自己的优点和长处，还应当清楚地了解自己的弱点和短处。

缺乏自知会导致盲目自信。其结果不仅会因达不到目标而产生挫折感，而且还会由于过度疲劳和心理压力过大而患上某种疾病。缺乏自知还会导致自卑，严重的还会发展到自疚、自责、自暴自弃，持续下去会影响健康。

接纳自己

接纳自己，包含几层意思：

·不讨厌自己，不和自己过不去；

·客观、理智地对待自己的优缺点、长短处；不对自己提出苛刻、过分的要求；

·原谅自己的失误、过失等等。

一个人的心理烦恼、焦虑不安，往往出于对自己不满意、不接受的缘故。

接纳自己是以自知为基础的，但它比自知更难做到，决非一朝一夕之功，需要长期磨炼和自觉修养。

参加劳动实践

积极参加劳动实践不仅有经济和道德上的意义，而且还有心理保健方面的意义。没有适当劳动的人，是难以保持心身健康的。

适应和改造现实 心理健康的人并不是没有幻想，但那不是空想，而是通过劳动与现实发生联系，把幻想转化为理想和行动计划，从而更能适应和改造现实。

摆脱自我意识 专心致志地劳动可以使生活丰富而充实，不致于因过分地关注自己而发展为以自我为中心。

培养自尊自信 人只有认识到自己存在的社会价值，才会觉得生活更有意义，才会感到幸福。劳动可以开发人的潜能，使人获得成就感，从而增强自尊与自信，更加体验到生活的意义。

咨询心理医生

个人的自我了解和自助能力总是有限的，不要祈求单枪匹马地解决一切心理问题。当自己发觉情绪难以平静下来、自己的行为难以控制、难以客观地认识问题、不知道怎样解决问题或虽经多方努力但仍无法改善的时候，正是寻求心理卫生专业人员帮助的时候。不要等到窘迫不安，心身不能承受的时候才寻求帮助。要摒弃这样的认识：寻求心理医生帮助是软弱的表现，是不光彩的事情。恰恰相反，主动寻找心理医生帮助，才是情绪成熟、追求生活质量的表现。

品尝幸福甘露

幸福感是人生活在世界上最有价值的情感体验，能在习以为常的生活中品尝到激动、欢悦快乐等情绪，它需要积极的人生观、对生活的敏锐洞察和对幸福涵义的透彻理解。反之，会因为对自己的现实处境不满，从而陷入心理烦恼、苦闷、焦虑和不安的恶性心理循环之中。

心理卫生

又称精神卫生。针对个人而言，指一种心理健康状态。个体处于此状态时能正视现实，适应并改造环境；积极向上，精力充沛，能充分发挥自身能力；能正确评价自己，自信，自尊，自制；乐于交往，能保持和发展融洽的人际关系；情绪稳定，能不断学习有效的技巧以应付紧张状态。

构筑人际关系

建立良好的人际关系可以消除孤独感和隔离感，而孤独、隔离感正是许多情感障碍的核心。建立良好的人际关系，有助于自己改变对事物的消极认识，克服或改善自己不良的心境，进而确立良好的人际关系，关心和帮助别人，以提高个人的自我价值感，同时可以换来别人对自己的关心和帮助，而相互关心和帮助对于促进心理健康大有裨益。

心理咨询

通过各种交流，运用心理学方法，帮助来访者自强自立的过程。

□门诊心理咨询

门诊心理咨询是心理咨询最重要的方式。其方法和步骤大致如下：

·心理医生与来访者建立友善关系。这是心理咨询区别于医院其他科室看病的主要方面。这是心理诊断、心理治疗的基础。

·详细了解病史，认真作体检，以便排除器质性病变。

·对咨询对象进行心理诊断，包括智力检验、人格测验及精神疾病的一些诊断量表测查等，并从社会的、心理的和生物的方面去寻找致病的原因。

·在明确诊断及主次病因的基础上，心理医生为咨询对象制定一个较好的、切实可行的具体治疗计划，动员咨询者与心理医生合作，共同战胜疾病。

·对咨询效果作必要的追踪观察和提供预防措施。

□心理咨询的范畴

·在学习、工作、家庭生活以及在升学、择业、恋爱、交友等方面所遇到的心理问题。

·各种神经－精神症的诊断及防治，如癔症、抑郁症、恐怖症、强迫症、焦虑症、疑病症、神经衰弱等。

·性心理障碍，如男性阳痿、早泄，女性性冷淡、性交障碍等的诊治；性心理变态，如同性恋、异装癖、恋物癖、窥淫癖、露阴癖、施虐淫和受虐淫等的诊治。

·某些早期精神病的诊断、治疗或康复期对精神病人的心理指导，促使其更好地适应社会生活，预防复发。

·给长期患有慢性躯体疾病、久治不愈的患者，提供心理支持与指导。

·提供各种心理卫生知识以及各种心理测查（如智力测验、人格测验和临床评定）。

心理治疗

通过言语的沟通、情绪的抒发、观念的转变、行为的改造等心理途径达到治疗目的的一类治疗方法的总称。

心理治疗的根本目标，是促进来访者成长，自强自立，使之能够自己面对和处理个人生活中的各种问题。对于某些问题严重的来访者，可能同时需要心理治疗与药物治疗。

□ 常见心理疗法

心理治疗从广义上看，就是使用各种方法，语言的和非语言的交流方式，影响对方的心理状态，通过解释、说服、支持、同情、相互之间的理解来改变对方的认识、信念、情感、态度、行为等，达到排忧解难、降低痛苦水平的目的。

当前，心理治疗方法有 300 余种，其中 60 余种是行为治疗。

行为疗法

系统脱敏疗法 其基本思想是，将一个原可引起微弱焦虑的刺激，在处于全身松弛状态的病人面前重复暴露，可以使它逐渐失去引起焦虑的作用。

冲击疗法（亦称满灌法） 其基本思想是，将原引起病人焦虑反应的那种刺激反复重现，或让病人反复想象、回忆，连续充分地重温那种极不愉快的情绪体验。没有任何强化措施，不用任何对抗办法，只是反复呈现这种恶性刺激，使原来引起症状的内部动因逐渐减弱，导致症状减弱或消失。但使用该疗法一定要考虑病人的承受能力，并征得病人本人同意。

厌恶疗法 其基本思想是，将一种令人厌恶的、惩罚性的刺激与病人的某种适应不良行为联系起来，建立一种新的条件反射，一旦出现这种适应不良行为，病人就会重现被惩罚的体验。为了避免痛苦的、令人厌恶的体验，病人就会减少或消除原有的适应不良行为。治疗方法是先确定目标症状，与病人共同设计惩罚性刺激疼痛、恐惧和恶心等。然后当病人

心理疾病的致病因素

心理疾病是指在一定有害因素作用下，使人的思维、情感和行为等一系列的心理活动发生了弱化、削弱、失调或紊乱的一类疾病。

◇器质性因素

外伤、传染病、中毒、代谢障碍、营养缺乏、疲劳和衰竭、细胞或细胞间质的性质改变、肿瘤、脑血管病及其他躯体疾病等，这些常是脑器质性精神障碍与躯体疾病所致精神障碍的主要致病因素。

◇遗传因素

人的躯体和心理状态是由遗传素质与环境影响互相作用的产物，有些疾病虽然基本上由遗传因素决定，但环境的作用也还有一定的影响。所有心理疾病并不能作为一种病而遗传给下代，所能遗传的只是一种倾向性。

◇素质因素

人的个体素质及体型与心理疾病的关系很早就受到人们的注意。据研究认为，精神分裂症患者病前多属内向性格，情感性精神障碍患者多为外向性格；精神分裂症患者多属瘦长型，情感性精神障碍患者多属矮胖型，癫痫患者多属力士型。

◇心理因素

心理因素包括社会、政治、经济、婚姻、家庭、工作等各方面的问题。一般不论什么事件，都必须能引起强烈而深刻的情感变化才可以引起心理病态。常是神经症与心理因素有关的精神障碍的致病因素，也是部分精神分裂症的诱发因素。

即将出现目标症状时便施加厌恶刺激，直到症状完全消失。

心理分析疗法

心理分析疗法，也叫精神分析疗法，是奥地利心理学家、精神病学家弗洛伊德创立的。

无意识理论　无意识是精神分析理论最重要的概念。弗洛伊德认为，人除了意识之外，还有无意识的存在，无意识也叫潜意识，是指人在清醒的意识下面，还有潜在的心理活动。它的特点是人们意识不到，但却强有力地影响着人们的行为，常人可通过日常生活的笔误、口误、记错一件事等诸多方面表现出来，而在存有心理障碍的人身上，无意识却主宰着他们的心理活动。

弗洛伊德认为，无意识是人格中最活跃的因素，因为它代表的是非道德的生物性冲动，因而受到意识方面的压抑。无意识总是以相当隐晦的方式表现其真正的目的，它可通过象征、转换等机制加工、掩饰，使无意识的真正目的、真正动机变得面目全非。因此，揭示表面现象背后的真意，对于消除患者的心理障碍是至关重要的。

人格结构理论 弗洛伊德把人格结构分为本我、自我、超我三部分。

本我——由一切与生俱来的本能冲动所组成，是人格中最不易把握、最难接近的部分。只遵循"快乐原则"，追求最大限度的满足，不顾现实的情况和道德的约束。

自我——人格中与外界现实接触的部分。它具备知觉、记忆、思维和动作等机能，对内调节本我的欲望冲动，对外感受现实，处理个体与现实之间的关系，为本我的欲求在现实中取得合理的满足，自我遵循着"现实原则"。

超我——道德化了的自我，它是社会道德、社会伦理及社会价值标准内化的结果。超我遵循"道德原则"，鉴别善恶是非，指导自我行动。并对个体的动机、欲望和行为进行裁决。

本我、自我、超我三者的斗争——在人的精神内部，本我、自我、超我之间总是不停地进行斗争。若超我指导自我对本我压制，本我的种种欲望就潜入到无意识中去，但并未因此而消失，而是通过各种玄妙的无意识精神过程，进行乔装打扮，以求蒙混过关。比如，症状就是作为某种一直被压制本我的外在表现。也就是说，神经－精神症的症状表面上虽然荒谬不

可理解，但都有其意义的。

精神分析

精神分析的任务就是把无意识的心理冲突提升到意识当中，揭露防御机制的伪装，使病人理解到症状的真正原因和真实意义，从而使症状失去存在的意义，达到治愈的目的，并使人格变得成熟健康起来。精神分析治疗使用自由联想、阻碍分析、移情分析、梦的分析等方法。

自由联想 这是精神分析治疗中最基本的技术。具体方法是医生要求病人把陆续浮上心头的一切想法、念头都说出来，愿意讲的、不愿讲的、重要的、不重要的等等都说出来。也就是想到什么说什么，不要加以批判，不要有任何顾虑。

弗洛伊德认为，自由浮现心头的任何东西——无论是一个词、一个数字、一个人名或一件事情，都不是无缘无故的，都和前后浮现的东西具有一定的因果关系。分析者将病人的材料加以分析和解释，找出患者无意识深处的症结或病源。

阻碍分析 在自由联想时，病人有时会表现出说话中断，叙述缓慢或局促不安，或不积极合作。自称没什么可说的，故意回避一些问题或是迟到、记错治疗的时间等。弗洛伊德把这种现象叫做病人对治

疗的阻碍。他还发现，这些阻碍有些是有意识的，有些是无意识的。

有意识的阻碍，经医生的说服是可以消除的。而无意识的阻抗则更有意义且更难解决。病人未意识到这种阻碍，甚至当医生指出其阻碍时，病人感到委屈和不理解。有时阻抗也向医生提示，分析已接近患者高度敏感的东西，而这可能正是患者问题的症结所在。消除阻碍是精神分析治疗的关键。

阻碍分析技术，就是为了消除患者不愿触及早年创伤经验或无意识冲突的抵抗心理。

移情分析　在治疗的过程中，病人有时会渐渐不再注意自己的症状，也不关心自己心理冲突的解决，而是开始对医生本人发生特殊的兴趣，关心医生，态度和善，顺从医生的意见。弗洛伊德的女病人对他表现出情人之爱或父女之爱，男病人也同样表示敬慕，夸赞他的能力。弗洛伊德把病人的这种表现叫做"移情"。表现为友好、爱慕并带有性爱成分的叫正性移情；表现为拒绝、不满甚至敌意的叫负性移情。

移情是再现病人儿童期的情感态度，把医生当做早年生活环境里和他有着重要关系的人（通常是父母），把曾经给予这些人的感情置换给医生。

在精神分析治疗中，移情至少有以下积极作用：移情因为可以提供患者早年感情经验及人际关系的线索，以揭示患者的潜意识内容。所以通常是精神分析的一个重要转机，没有移情，治疗很难成功。

梦的分析　精神分析学说非常注重对梦的研究，认为梦是有价值、有意义的精神现象，通过对梦的解析，可认识人的潜意识。

人在睡眠的时候，由于超我监察作用的减弱，放松了对本我的控制和防卫，原来深藏在潜意识里的愿望、冲动，便以梦的形式浮现出来。

在梦境中出现并能被梦者回忆出来的情节，称为"显梦"。而在"显梦"背后，被加工隐藏了梦的真实含义的内容，叫"隐梦"。隐梦的含义是梦者自己所不知道的，分析者的目的就是由梦者的表面内容深入到隐含内容，去解释梦中的符号，把经过化装变型的梦复原，揭示其象征意义。

梦为了躲过超我的检查，将其隐含的内容经过加工转化为显梦。

不管是什么样的梦，只要细加分析，都可证实是愿望的满足。弗洛伊德认为每个梦显示的意思都和最近的经验有关，而其隐含的意思都和早期的经验有关，也就是梦的隐意总是表达了潜意识中的愿望。梦就像一副带有双重意义的面具，它的真正意义都藏在表面内容底下，梦的显意相当于神经症的症状，其隐意相当于形成症状的无意识动机。当治疗者与患者共同揭开某个梦的秘密时，其真正意义便引导患者更进一步地自我了解，了解症状的真意，达到治愈心理疾病的目的。

音乐疗法

音乐疗法是通过音乐和音乐活动的帮助来达到心理和躯体健康的一种古老疗法。音乐疗法分感应式、参与式和音乐电疗三种，系统地应用各种音乐来达到预期的行为改变。

感应式音乐治疗 感应式音乐治疗以音乐赏析为主。通过对患者进行乐曲背景、音乐分析和提示诱导，引发患者正确理解音乐中所表达的情感。赏析乐曲尽量选择优美、抒情，表达情感较为鲜明又有展开联想余地的曲目。让病人展开丰富的联想，最大可能地配合音乐进行思维联想。在治疗过程中，治疗师还可以有意识地安排患者点播乐曲，由此促发患者对往日美好生活的回忆。

参与式音乐治疗 参与音乐治疗以"动"为主。患者通过直接参与简单的唱奏练习，亲自感受到音乐的律动，把自己融汇到音乐当中去，达到激发情感的作用。同时在治疗师的引导下，要求患者参加某些乐器合奏，对患者的情感和人际交往有一定帮助。另外通过音乐来训练患者建立健康的心理节奏也是音乐治疗的重要方面之一，因为一个人如果行动节奏有条不紊，身心节奏有序，必定是心身健康的象征。利用富于情感表现力的旋律练习来矫正患者的情感障碍，学会以即兴编创旋律来表达自己的情感也是治疗的重要手段。

音乐电疗 音乐电疗是在听音乐的同时将音乐信号转换成与音乐同步的低中频电流作用于人体，并根据病情选用不同的电流强度。病人在有电感的同时，肌肉有明显的抽动。治疗时病人听音乐，每次治疗时间25～30分钟，每天治疗一次，一般15次为一疗程。对各种神经症都有疗效。

情绪

情绪可以被描述为个人表现于行为及意识经验的急性或短暂反应。精神会伴随着各种生理功能而改变，例如脉搏与呼吸速度加快。情绪通常是个人对所处环境状况的初步反应。

心身疾病的疗法

联合国卫生组织给健康所下的定义是："健康不但是没有身体缺陷和疾病，还要有完整的生理、心理状态和社会适应能力。"

饮食营养处方

营养素

人与其他生命体一样，都需要营养素，来满足身体组织活动的需要。

□营养素类别

一是大量营养素，需要量大，占膳食中的大部分，包括蛋白质、碳水化合物及脂肪，主要用来供应热量和组织物质；一是微量营养素，需要量极少，包括维生素及矿物质，虽不能供应热量，但在体内的生化作用上却扮演着重要的角色。另外某些食物中的成分（如纤维）虽非营养素，但却有助于膳食的消化，所以仍具有其营养价值。

□营养素功能

营养素的功能包括供给热量；维持身体的生长发育，维持正常的生理功能；保持与增强抵抗力、免疫力等，从而增进健康，提高劳动效率，延长寿命。

□营养标准

见下表。

成年人能量、蛋白质及脂肪摄入标准

18～44岁	能量(kcal)		蛋白质(g)		脂肪
	男	女	男	女	占总能量%
极轻劳动	2400	2400	70	65	25～30
轻劳动	2600	2400	80	70	25～30
中劳动	3000	2400	90	80	25～30
重劳动	3400	2400	100	90	25～30
极重劳动	4000	—	—	—	25～30

□蛋白质

蛋白质是一切细胞和组织结构的重要组成部分，它是生命活动的基础。人体每一个细胞都需要蛋白质：从肌肉、骨骼到毛发、指甲，每一部分的生长和修复都离不开蛋白质。蛋白质还构成消化食物的各种酸，抵抗感染的抗体和各种激素。

营养学家建议，每天的饮食中，蛋白质应占总热量的10%～15%，脂肪占25%～30%，碳水化合物占50%～60%。若摄入脂肪和碳水化合物不能满足身体的能量需求，身体就会分解体内的蛋白质以提供能量。1g蛋白质可提供 4 千卡热量。

蛋白质质量的高低

食物中蛋白质的含量和该蛋白质的氨基酸组成状况决定了该蛋白质质量的高低。食物中的蛋白质，经过消化，分解为氨基酸，身体将这些氨基酸合成为人体所需的其他蛋白质。自然界一共有 20 种氨基酸，大部分人体本身都能合成，只有 8 种人体不能合成，只能从食物中获得。分别是异亮氨酸、亮氨酸、苯基丙氨酸、缬氨酸、苏氨酸、蛋氨酸、色氨酸和赖氨酸。医学上称它们为必需氨基酸。

蛋白质所含必需氨基酸的种类和数量，决定了各种食物中蛋白质的生理价值。这里要着重提一下精氨酸、组氨酸。这两种氨基酸对儿童来说，也是必需氨基酸，因为儿童暂时不能合成足够多的它们，来满足身体的需要。动物性食物的蛋白质含有人体所需的全部必需氨基酸。

有时候，也将蛋白质分为高质量蛋白质和低质量蛋白质。高质量蛋白质食物包括肉类、家禽、鱼类、蛋和大豆，而坚果、其他豆类、面包、米饭、面食和马铃薯所含的是低质量蛋白质。

□脂肪

食物中的脂肪有两部分，一部分是烹调时或佐餐时加入的，如炒菜的食油；另一部分是食物本身含有的，如肉禽、谷类等所含的油脂。脂肪含大量热量，是碳水化合物和蛋白质的 2 倍。1g 脂肪可提供 9 千卡的热量。

脂肪的含量

脂肪在体内的含量，一般为 13.2%。可分为两类：存在于细胞质和细胞膜中的组织脂肪，含量稳定，不易受膳食脂肪的影响；存在于皮下，腹腔、肌肉间隙和脏器周围的贮存脂肪，有维持体温、固定组织和保护脏器等作用，其含量常随膳食脂肪量而变动。

除食物中本身含有的脂肪外，正常人每日还需要再摄入 50g 食油或动物油脂。需要明确的是适量脂肪不会使人发胖，不运动才是人肥胖的原因。

脂肪的构成

脂肪由脂肪酸和甘油构成，都是人体必需的物质。脂肪酸分为饱和脂肪酸与不饱和脂肪酸。有两种不饱和脂肪酸——亚油酸、亚麻油酸人体不能合成，必须从食物中摄取，在营养上称为必需脂肪酸。

富含饱和脂肪酸的脂肪多为动物性脂肪，如猪油、黄油、奶油等，以及少数植物油（如棕榈油和椰子油）。富含不饱和脂肪酸的脂肪在室温下为液态，多为植物油，如豆油、花生油、菜籽油、橄榄油、玉米油、葵花子油等，以及少数动物油（如鱼油）。

脂肪的益处

人体的生长和修复需要脂肪，储存于人体中的脂肪能起隔热作用，有助于保持恒定体温。软垫似的脂肪还能使重要的器官免受震动损伤。尤其重要的是，脂肪还能溶解和输送脂溶性维生素 A、D、E、K；不进食脂肪，人体根本无法摄取这些维生素，也就无法生存。

不饱和脂肪酸有助于降低胆固醇，预防冠心病。天然的不饱和脂肪含有维生素 E，有预防心脏病和动脉粥样硬化的作用。地中海国家的居民吃动物脂肪少，吃富含不饱和脂肪酸的橄榄油多，故心脏病的发病率低。

尤其需要提及饱和脂肪酸中的 $\omega-6$、$\omega-3$ 脂肪酸。$\omega-6$ 脂肪酸是构成人体细胞的必要物质。缺乏 $\omega-6$ 脂肪酸，会导致发育不良、皮肤病、血液凝块和损害免疫系统。

$\omega-3$ 脂肪酸在发育初期用于构成大脑和视网膜，并具有减轻红肿、抗血液凝结的作用，此外还能预防心血管疾病、肿瘤、牛皮癣和关节炎。成人每天只需 1～2g（相当于吃两匙菜子油或一把核桃仁）。

控制脂肪摄入

饱和脂肪 适当减少饱和脂肪的摄入，尤其是动物脂肪。吃肉应该选精肉，尽量去掉可见的脂肪，吃家禽要去皮，烹调用的油宜用植物油。采用适当的烹调方法对减少脂肪很重要，尽量用炖、烤、蒸等方法或用微波炉，少用油炸。

胆固醇 胆固醇属类脂物质，可以从食物中摄取或在体内利用其他物质合成，是人体不可缺少的重要物质，人体含有 140～145g 的胆固醇。但胆固醇过高对人体有害，应适当控制膳食中的胆固醇含量，特别是血胆固醇较高者。但过分严格控制其摄入量，甚至偏食，对身体也并不利。

☐ 碳水化合物

碳水化合物主要有 3 种：即糖、淀粉和纤维。糖和淀粉是身体主要的能量来源，而纤维则对内脏有益，可帮助调节消化。

较纯和较浓缩的糖如食糖和蜂蜜，营养价值较低，而且容易吃得太多。淀粉和纤维（复合碳水合物）由结合在一起的糖分子长链组成，存在于许多植物性食物中，特别是诸如大米、小麦、燕麦和马铃薯之类的主食之中。淀粉在肠道内被分解、吸收。纤维则被细菌分解，在保持消化道健康方面，起着非常重要的生理作用。

糖与淀粉

糖能使人产生快速爆发性的能量，而淀粉类食品则使人维持较长的能量。消化后，淀粉和糖都以单糖的形式进入血液，并随血液输送全身，作为能量供给肌肉、器官和细胞活动。过多的葡萄糖会以糖原形式储存于肌肉或肝脏内，或转化为脂肪。随着葡萄糖的消耗，血糖便会下降，在得到补充之前，血糖会低于正常含量。

精制糖和淀粉单独食用后，远较其他碳水化合物能使血糖含量升得高，从而产生快速的爆发力。遗憾的是，食用这类碳水化合物后血糖上升得越高，随后血糖会下降得越低。相反，如定时用餐，或吃点心、水果以摄取碳水化合物，则血糖不会上升得太高，也不会下降得太低。

□维生素

维生素是一类低分子有机化合物，主要是调节体内物质代谢的正常进行。在体内的含量很少，但却是正常生命活动所必需的营养素，不同的维生素各具多种特殊作用。大多数维生素都不能由人体自行制造，必须通过食物摄取。

营养师通常根据维生素能否溶于脂肪或水将其分类。脂溶性维生素包括维生素 A、D、E 和 K。这些维生素不能通过尿液排出体外，过量摄取可能会危害健康。维生素 B 族的 8 种维生素和维生素 C 属水溶性维生素。除维生素 B_{12} 外，不能储存于体内。

维生素 A（视黄醇）

维生素 A 是脂溶性维生素，在食物中常和脂类混在一起。维生素 A 耐热，短时间烹调时破坏极少，但在空气中易被氧化而失去生理作用，也能被紫外线破坏。

维生素 A 对人体的作用　可以保持细胞的正常分裂和生长；保持呼吸道、消化道和尿道黏膜的功能；保持正常的视力；保证胚胎正常发育。

缺乏维生素 A 的危害　导致干眼病和夜盲症。

维生素 A 的合理摄入量　由于维生素 A 对眼睛的视网膜有特殊作用，所以又称为视黄醇。成人每天约需 700μg 维生素 A，孕妇和以母乳哺养婴儿的妇女的需要量略高，而幼儿则略低。

维生素 A 的来源　维生素 A 主要来源于动物性食物中，如全脂乳制品、蛋和肝脏；也可间接从植物性食物中摄取。植物中含有的一种 β－胡萝卜素被人体吸收后，能够转化为维生素 A。含视黄醇最多的食物是家畜肝脏，仅仅 3g 小牛

维生素的功效

维生素和类维生素物质	主要来源	缺乏的后果	最初影响的部位
A 和它的前驱物	鱼肝油、绿色植物、黄色蔬菜	夜盲症、干眼病	眼睛、皮肤、嘴、呼吸
B 族 硫胺素 B_1	酵母、猪肉、肝脏、全谷类	脚气病	脑、神经、心脏
核黄素 B_2	酵母、奶、蛋白、肝脏、叶菜类		皮肤、口腔、眼睛、肝脏、神经
烟酸	酵母、麦芽、肉	癞皮病	胃肠道、皮肤、脑
B_6	全谷类、酵母、蛋黄、肝脏		皮肤、红细胞、脑、肾脏、肾上腺
泛酸	肝脏、肾脏、绿色蔬菜、蛋黄		肾上腺、肾脏、皮肤、脑、脊髓
叶酸	肝脏、深绿色叶蔬菜		红细胞
B_{12}	肝脏、肉	巨红细胞性贫血	红细胞
C	柑橘水果、新鲜蔬菜、马铃薯	恶性贫血	骨骼、关节、口腔、微血管
D	鱼油	坏血病	骨骼、牙齿
E	谷物和植物油	佝偻病	生殖器官、肌肉、红细胞、肝脏
K	绿色蔬菜		血液凝血酶原

肝脏就能满足成人一天所需的视黄醇。也可从约 50g 生胡萝卜所摄取的 β－胡萝卜素转化而来。

维生素 A 的吸收 由于这种维生素是脂溶性的，不易被人体吸收，所以每餐摄入一定量的脂肪，能促进维生素 A 和胡萝卜素的吸收。过量摄取可能引起中毒，并可能在妊娠早期危害胎儿。因此营养师建议孕妇或准备妊娠的妇女不要吃家畜肝脏。

β－胡萝卜素 胡萝卜、红辣椒、芒果、甜瓜、西瓜以及绿色多叶蔬菜（如菠菜）都含有丰富的 β－胡萝卜素。通常，水果或蔬菜的颜色越鲜亮，所含的 β－胡萝卜素越多。

β－胡萝卜素的作用 β－胡萝卜素除了给身体提供维生素 A 外，也是一种抗氧化剂。科学家发现，多吃富含类胡萝卜素的食物可减少患某些癌。

维生素 C(抗坏血酸)

维生素 C 呈酸性，能防治坏血病，故又称抗坏血酸。它在酸性溶液中比较稳定，易溶于水，遇热和遇碱，遇某些金属元素会被破坏。是活性很强的还原性物质，参与体内重要的生理氧化还原过程，是机体新陈代谢不可缺少的物质。

维生素C对人体的作用 维生素C能改善素食者及吃肉不多的人对铁的吸收，因为含维生素C的食物或果汁可帮助人体更有效地吸收植物性食物中的铁。它能促使抗体的形成，提高细胞的吞噬作用，增强人体的抵抗力。

如果苯、砷化物等有毒物质进入人体内，服用大量维生素C，能起解毒作用，并能阻断致癌物亚硝胺的形成，减低患某些癌症和心脏病的危险。对血管结构强度的维持，对胶原的合成，维生素C都是必不可少的。

维生素C还可以美容，如皮肤内含有充足的维生素C，能保持皮肤的张力与弹性，从而青春永驻。

但物极必反，大量服用维生素C可能使敏感者出现肾结石、睡眠不稳和肠胃不适等症状。

维生素C的摄取 必须从食物中摄取维生素C，其最佳来源是新鲜而未经烹煮的水果和蔬菜。猕猴桃、柑橘类水果、草莓和甜椒都含有丰富的维生素C。

成人每天约需40mg维生素C，只需吃一个橙，或一个大桃便已足够。需强调，吸烟者对维生素C的需要量至少是非吸烟者的两倍，即每天需要

鱼肝油中维生素A的含量

鱼	维生素A[①]
黑海鲈鱼	300000
箭鱼	250000
长身鳕鱼	172000
强鳍鲨（雄性）	120000
黑鱼	90000
大比目鱼	87000
东方狐鲣	35000
白蕊金枪鱼	25000
鳕鱼	2000
①每克鱼肝油所含国际单位量	

常见食物中维生素C的含量

食物	维生素C[①]（mg）
中华猕猴桃	800～2000
胡萝卜	100～500
草莓	40～80
橘子汁（新鲜）	40～70
大白菜（新鲜）	40～70
柠檬汁	40～60
番茄（新鲜）	20～30
马铃薯（白色）	20～30
菠萝（新鲜）	20～30
大白菜（烹调过）	15～20
番茄汁	10～20
马铃薯（冬储）	5～10
莴苣（头）	5～10
西瓜	5～8
苹果	3～10
菠萝（罐装）	2～10
青豆（罐装）	2～5
①每100克食物中维生素	

80mg 或以上。

维生素 B 族

维生素 B 族包含 8 种不同的维生素。由于它们的作用很相近，初时被误认为是单一种维生素。维生素 B（除了维生素 B_{12} 外）或多或少可溶于水，因此无法储存于体内，即使过量摄取也可通过尿液排出体外。

硫胺素（维生素 B_1）对人体的作用 维生素 B_1 是机体充分利用糖类所必需的物质。其作用是将碳水化合物、脂肪等转化为能量，也可预防由于有毒物质的积聚对心脏和神经系统造成的损害。

维生素 B_1 的摄入 猪肉、肝、心、肾、坚果、种子、糙米（精米中不含维生素 B_1）、马铃薯等都富含维生素 B_1。成人每天所需的硫胺素约为 1mg，普通的膳食便可提供足够的维生素 B_1。

缺乏维生素 B_1 的危害 以精白米为主食，以沸水煮蔬菜会引起维生素 B_1 的缺乏，主要症状有食欲不振、精神错乱、肢体肿胀、麻木和肌肉无力，以后逐渐出现对称性周围神经炎。

人体对维生素 B_1 的需要量 人体对维生素 B_1 的需要量与糖代谢和热能代谢有关。每日热量需要越多，膳食中含糖量越高，则维生素 B_1 的需要量也越多。

核黄素（维生素 B_2）对人体的作用 维生素 B_2 是人体内许多重要辅酶的组成成分，参与生物氧化酶体系，促进机体生长发育。维生素 B_2 参与糖、蛋白质及脂肪的代谢，还可以促进维生素 B_6 和烟酸发挥正常作用。人体不易储存核黄素，故必须每天摄取。成人每天约需 1.3mg；孕妇、以母乳哺养婴儿的妇女，以及处于快速生长期的幼儿和青少年需要更多核黄素。

缺乏维生素 B_2 的危害 核黄素不足会发生代谢紊乱，症状包括嘴唇破裂、溃疡、眼睛充血、视觉不清、白内障、皮肤炎和贫血。

维生素 B_2 的摄入 牛奶是核黄素的极好来源，750ml 牛奶便能满足成人一天所需。但若将牛奶置于阳光之下，核黄素就会迅速流失。核黄素也存在于乳制品、蛋、肉、家禽、酵母提取物中。

烟酸（维生素 B_3）对人体的作用 它是各种维生素中性质最稳定的一种维生素，溶于水和酒精，耐热、酸和碱，且不易被氧化破坏，有促进细胞代谢的作用。同时它也是构成神经介质所必需的，并可维持皮肤和消化系统的正常功能。

维生素 B_3 的来源 维生素 B_3

广泛存在于各种食物中，而含量较多的食物有肝、瘦肉、家禽、豆类、坚果和添加营养素的早餐谷类食物。人体自身也可以合成一部分维生素 B_3。

缺乏维生素 B_3 的危害 一般不易产生缺乏症，只有在以玉米为主食的地区和某些山区会产生缺乏症。症状有：疲劳和抑郁；皮肤经日晒后易起皮疹。

维生素 B_3 的摄入 除饮食外，额外补充维生素 B_3 需要得到医生的指导，因为过量烟酸对人体有害。

泛酸 泛酸是水溶性维生素，在碱性或酸性环境中加热易被破坏。它存在于各种动物性和植物性食物之中，常见的来源包括全麦面包、坚果（特别是栗子）和干果（如李脯和杏脯）。

泛酸对人体的作用 泛酸是某种辅酶的一部分，参与糖类、脂类和蛋白质代谢，使人体从食物中获得能量。

缺乏泛酸的危害 由于动植物食品中均含有泛酸，肠道细菌也能合成泛酸，一般人体内不易缺乏。通常只有严重营养不良的人才会缺乏泛酸。人体若缺乏泛酸，即会停止生长生育。

泛酸的摄入 虽然专家认为每天至少要摄取 $3 \sim 7mg$ 泛酸才能保持健康，但实际上，我们所吃的各种食物都含有泛酸，并无必要制定摄取参考值。只有无法维持正常饮食的人，和要借助人工方法进食的病人，才需服用泛酸补充剂。

维生素 B_6（吡多醇） 维生素 B_6 实际上是指三种可以相互转化又互有关联的化合物。

维生素 B_6 对人体的作用 能参与人体中蛋白质和脂肪的代谢过程，并且对保持神经系统和免疫系统的正常功能也有作用。

维生素 B_6 的含量及来源 维生素 B_6 存在于多种食物中，尤其是家畜内脏、家禽、鱼和蛋等富含蛋白质的食物。其他的重要来源还包括马铃薯、蔬菜、糙米、坚果、大豆、禾谷类食物。

维生素 B_6 的摄入 食物中蛋白质越多，需要摄取的维生素 B_6 也越多。维生素 B_6 也能在肠道中合成。所以，一般缺乏维生素 B_6 的情况十分罕见。

缺乏维生素 B_6 的危害 缺乏维生素 B_6 的情况甚为罕见。成人可能因长期服用药物而缺乏维生素 B_6，主要症状为抑郁、精神混乱和贫血、皮肤呈鳞状（即脂溢性皮炎）和舌头光滑发红等。

叶酸 叶酸是一组化合物，在酸性环境中不耐热，在中性或碱性环境中耐热，易被日光破坏。对于人体中细胞分裂、脱氧核糖核酸（DNA）和血红蛋白的合成起重要作用，并且对维持生殖系统功能有作用。

叶酸的作用及摄入 人体必须每天摄取 $200\mu g$ 叶酸，但准备妊娠的妇女在最初数周，应服用补充剂以摄取更多叶酸，以减少胎儿患先天性神经管缺陷的可能性。

有些营养学家建议所有性生活频繁而有可能（不管有意还是无意）妊娠的妇女，每天应摄取 $400\mu g$ 叶酸——比男性的需要量高一倍。英国的卫生部门建议孕妇或准备妊娠的妇女每天服用叶酸补充剂（最多 $200\mu g$）至少至妊娠第 12 周。

叶酸的来源 虽然大多数食物都含有叶酸，家畜肝脏、酵母、绿色蔬菜（如小油菜）、坚果和豆类都是叶酸的主要来源，人体肠道细菌也能合成，但孕妇应避免吃家畜肝脏，以防摄取过量维生素 A 而危害胎儿。

叶酸缺乏症 叶酸不足可能由于饮食中缺乏新鲜食物及长时间服药干扰细菌合成叶酸，或者是因小肠受病菌感染而影响对叶酸的吸收。缺乏叶酸可引起胎儿畸形和巨幼红细胞性贫血、白细胞减少症及舌炎、腹泻、食欲不振等。

维生素 B_{12}（钴胺素）对人体的作用 维生素 B_{12} 是水溶性维生素，分子中含有金属钴，能耐热，在中性和弱酸性溶液中比较稳定，易被碱和日光破坏。维生素 B_{12} 主要存在于动物性食物中，它是细胞生长和分裂，以及制造红细胞所必需的物质；也是合成脱氧核糖核酸、核糖核酸和髓磷脂的必需成分。

维生素 B_{12} 的摄入 人体对维生素 B_{12} 的需要量很小，$1.5\mu g$ 便能满足成人一天所需。但维生素 B_{12} 必须与在胃内产生的内因子（一种糖蛋白）结合才能被人体吸收。

维生素 B_{12} 的含量 任何含有动物性蛋白质的饮食都能提供足够的维生素 B_{12}。若维生素 B_{12} 摄取量过低，人体也可从胆汁中收回再加以利用。素食者可从蛋和乳制品中获得充足的维生素 B_{12}，但严格素食者就应服用补充剂或吃添加维生素 B_{12} 的食物。

缺乏维生素 B_{12} 所致危害 缺乏维生素 B_{12} 使人感到疲劳。对严格素食者和体内不能产生内因子的人来说，维生素 B_{12} 的缺乏，会导致巨幼红细胞性贫血，并损害神经系统。

维生素D

维生素D对人体的作用 皮肤被阳光（以及人造光线）中的紫外线照射后便会产生维生素D。它的主要生理功能是促进钙、磷在肠道的吸收和骨骼正常钙化，因此对保持骨骼和牙齿健康非常重要。

维生素D的摄入 即使在日照较少的国家，由于夏季皮肤合成的维生素D也足够人体全年所需，故大多数成人无须从饮食中摄取。只有整天待在室内的婴儿、老人、病人以及经常穿着差不多遮蔽全身的衣服的妇女，才可能缺乏维生素D。

维生素D的来源 食物中的维生素D，主要来自人造黄油之类添加营养素的食物和早餐谷类食物。其他来源包括蛋和多油鱼。需要强调的是孕妇和老人每天须摄取 $10\mu g$ 维生素D。

缺乏或过量所致危害 缺乏维生素D使儿童患佝偻病，老人较易患软骨病使骨质软化，导致疼痛和容易骨折。但是，摄取过量的维生素D可能损害肾脏，出现恶心、厌食、腹泻、多尿及烦躁等症状，并引起血中钙、磷含量增高，肾及其他组织的钙化。

维生素E

对人体的作用 维生素E是一组具有生物活性的抗氧化剂化合物的通称。是脂溶性维生素，耐热、碱、酸，但极易被氧化，受日光紫外线照射后也易被破坏。其主要生理功能是维持机体正常的生殖机能和胚胎发育，能防止因细胞膜上多不饱和脂肪酸的氧化而引起的损害。

维生素E的来源 富含于一些植物性油脂中，某些人造黄油、坚果、种子和麦芽都是维生素E的主要来源。

维生素E的功能 有些研究发现，大量摄取维生素E能减低包括某些癌症、中风、心脏病和动脉粥样硬化等疾病的患病风险。临床上主要用于防治习惯性流产，故又称"生育酚"。

维生素E的补充 通过均衡饮食不可能获得高水平的维生素E，唯一的方法就是服用补充剂。

缺乏维生素E所致危害 缺乏维生素E的情况比较少见，一般仅见于早产儿和不能吸收脂肪的人。若缺乏维生素E，会引起溶血性贫血和损害神经。摄取高剂量的维生素E不会产生毒性，但可能导致维生素K不足。

维生素 K

对人体作用　维生素 K 也属于脂溶性维生素，耐酸、热，易被碱和日光破坏。维生素 K 不仅对构成正常凝血所需的糖蛋白起重要作用，还用于制造保持骨骼和人体组织健康所需的其他蛋白质，并与肝中其他凝血因子的合成有关。

维生素 K 的来源　维生素 K 含量较丰富的食物主要为绿色蔬菜，包括菠菜、花茎甘蓝和卷心菜。体内肠道细菌也能合成维生素 K。

维生素 K 的功能对婴儿的影响由于在妊娠时母体通过胎盘输送给胎儿的维生素 K 极少，胎儿自身不能合成，所以新生儿一般都要服用或注射维生素 K，以帮助新生儿正常凝血，并可防止日后出现致命的出血病。

维生素 K 缺乏所致危害　因饮食而导致维生素 K 不足的情况比较少见，因胆囊疾病而使人体无法正常吸收脂肪，严重时可能会影响血液凝结障碍，凝血时间延长和容易出血。

□ 食用纤维

对人体的作用

食用纤维是植物性食物（如谷物、水果、蔬菜和豆类）中可食用，但又很难消化的部分，又称"非淀粉多糖"。纤维在肠道中几乎不分解，即使分解，也几乎没什么营养价值，即不能提供热量、蛋白质、脂肪、维生素等其他物质。正因为如此，纤维素才有了保持消化道健康，预防某些严重疾病，增加食物的体积，使人不会摄入过多热量，有助于控制体重等特殊作用。

可溶性纤维（存在于燕麦麦麸、叶菜和水果中）能降低血液中的胆固醇，而不溶性纤维（存在于豆类和诸如全麦面粉、糙米等全谷类食物中）则能促进消化道健康，防止便秘和其他肠道疾患。这两种纤维，都不能完全消化，只能在肠道中部分分解。

□ 酶

酶的性质和功能

酶的化学功能　酶是一类重要的蛋白质，它可加速正常情况下甚为缓慢的化学反应速率，甚至可把速度提高到十亿倍。但酶并不会改变化学反应的平衡点，它仅影响达成反应平衡时之速率。

酶对人体的特殊作用　人体的每一个活细胞，均含有许多种甚或上百种的酶，酶的作用对于生命体的延续及繁殖均极为重要。有些酶属于次细胞的构造如线粒体及核糖体，为完整的多酶系统。至于其他的酶则可由细胞分泌，进入体内血液或消化道的循环中去催化反应。

酶的催化作用　每一种酶在进行催化反应时都有其高度专一的化学反应，有针对性地进行催化。

辅酶

有些酶类还包含一些非蛋白质成分，这些成分对其催化性亦极重要，这些酶类称全酶。酶的蛋白质部分称作主酶，而非蛋白质的部分称作辅酶。辅酶有时为金属离子，如铁、铜、镁或锌，有时为非蛋白质有机化合物。大部分的有机辅酶在其结构内均含有一种动物所需的维生素或微生物赖以生存的成长因子。

酶的医疗用途

在医学上，检测血液中某种酶的含量对于诊断疾病有极大帮助，例如淀粉酶可作为胰脏功能指数，通过氨基移转酶的活性可测知心肌是否梗死。磷酸酶的作用与多种疾病相关，包括乳腺癌及骨科疾病。还可以直接由酶来治疗疾病，如在血管内注射链球菌激酶（一种分裂蛋白质的细菌酶），可活化血浆中清除血块的酶系统。

□ 无机盐

无机盐是人体组织的重要成分。它调节体内的渗透压和酸碱平衡，维持正常的生理活动，是体内多种酶、激素和维生素的成分。肌肉的收缩、舒张、心脏的规律性跳动，都需要无机盐。已知人体内有 60 多种元素，含量较多的为钙、镁、钾、钠、磷、硫、氯等 7 种，称为大量元素。其他的如铁、铜、锌、碘、锰、钴、钼、硒、氟等含量很少（< 0.1%），又叫做微量元素。

各种食物含有的元素不同，绝大多数蔬菜、水果、豆类中以钠、钾、钙、镁等金属元素为主，在体内氧化生成碱性氧化物，属于成碱食品；大部分肉、鱼、禽、蛋等动物性食品含有丰富的硫，米、面及其制品含磷较多，属于成酸食品。如各种食品搭配不当，则易引起酸碱不平衡。成酸食品过多，可增加钙、镁等碱性元素的消耗，导致人体缺钙，需引起注意。

钙

钙的摄取　人体具有天然的调节机制，除非由于疾病或滥服维生素 D 补充剂，否则血液中的含钙量很少过高。不过，如果从饮食中摄取的钙不能满足人体所需，人体便会从骨骼中提取钙。

钙的吸收　在妊娠期的孕妇应

增加对食物中钙的吸收。不过，孕妇不宜喝过量的茶和咖啡。成年男性每天需钙 800mg，女性为每天需1000mg，在妊娠和哺乳期应每天再加 400mg。不过不宜喝过量的茶和咖啡，也不宜吃过多的麸皮和盐，因为它们会阻碍钙的吸收或增加钙的排出。含有草酸的食物（如菠菜）也会妨碍钙的吸收。

钙缺乏　钙是保持神经和肌肉正常功能所必需的。钙不足通常由于缺乏维生素 D 而引起，这可使儿童因缺钙而导致骨骼软化，患上佝偻病。其症状包括弓形腿、内翻膝和鸡胸。成人缺乏钙可导致软骨病，症状为骨痛、肌肉痉挛和脊柱弯曲。

钙质的成分及功能　钙是人体内的重要元素。人体从食物中摄取的钙，主要是氯化钙中的钙，这是因为氯化钙溶于水，易于吸收。许多食物包括牛奶、乳酪、沙丁鱼（连骨吃）以及深绿多叶蔬菜都含有钙。

钙是骨骼和牙齿的重要成分。骨骼和牙齿所含的钙，约占人体总含钙量的99%，余下1%的钙存在于血液中，发挥着非常重要的功能。

铁

铁的含量与功能　成人体内含铁量为 3～5g，其中 2/3 用来制造红细胞中的血红蛋白。制造肌红蛋白也需要铁，其作用是在肌肉中储存氧气。脱氧核糖核酸（DNA）和核糖核酸（RNA）的合成需要含铁的酶；对齿龈、牙齿、软骨和骨骼健康起重要作用的胶原的合成同样也需要含铁的酶。

铁与疾病　人体内的铁也不宜过多，倘若长期摄入含铁量高的食物会出现肝和脾功能障碍、皮肤色素沉着等中毒症状。铁中毒的情况很罕见，通常只有误将铁补充剂当糖果吃的孩子才会发生这情况。若人体内的铁长期缺乏，就会患贫血病，除体力下降外，还包括耳朵、齿龈和皮肤的慢性感染，极度疲劳等症状。

铁的摄取　男性和女性对铁的需求有所不同。女性从开始行经至绝经，从膳食中所需的铁量差不多是男性的两倍。

铁的来源　家畜内脏，尤其是肝脏和肾脏是铁的最佳来源，但孕妇和准备妊娠的妇女应避免吃家畜肝脏，以免摄入过多的维生素 A。肉类、沙丁鱼、蛋黄和深绿多叶蔬菜也含有铁。肉类中的铁（血红素铁）约有 20% 为人体所吸收；而对于来自植物如蔬菜、干果、全麦面包或添加铁的早餐谷类食物的非血红素铁，人体只能吸收很少一部分。

富含维生素 C 的食物或饮料，会增加人体对铁质的吸收。

碘

碘的含量及功能 碘是人体正常代谢中不可缺少的物质。它在人体内虽然含量只有 25mg 左右，但却有很重要的生理功能。鱼类、海产、海藻和海水都是碘化物（取自碘的矿物盐）的主要来源。碘是人体合成甲状腺激素所必需的。甲状腺激素具有控制食物转化为能量的速度和效能，而且还能调节生理和心理变化。碘轻度不足会引起甲状腺轻微肿大。

碘与疾病 婴幼儿如果缺碘可能患上呆小症。患儿身材矮小，智力低下。预防碘不足，只需食用碘化盐或多吃海产品即可。碘摄入过多会引起甲状腺机能亢进。地方性甲状腺肿是严重危害人类身体健康的地方病之一。

钾

钾的功能 钾对保持细胞、神经和肌肉的正常功能有重要作用。钾和钠一起能维持细胞和组织中的体液和电解质的平衡，调节血压，并维持正常的心搏。它对神经脉冲的传送也很重要。

钾与疾病 过多的钾会刺激肾脏产生更多的尿液以排出废物。肾病患者因无法排出多余的钾，所以应避免摄入过多的钾。血液中钾浓度过高可能会阻碍心肌收缩，而导致心力衰竭。钾过多的其他症状有嗜睡、麻痹和心搏缓慢。缺乏钾的早期症状是冷漠、乏力、精神混乱和极度口干。再严重就可能引起心搏异常或其他心脏疾患，以及呼吸困难。含钾特别丰富的食物有雪梨、坚果、种子、豆类、干果、番茄、马铃薯和新鲜水果（尤其是香蕉和橙）。

钠

钠的功能 钠是体液的主要组成部分，并决定身体的含水量。它与钾结合可调节体液平衡，控制血浆中电解质的水平；还有助于调节神经与肌肉的功能。从饮食中摄入的钠主要来自食盐。钠也是味精的主要成分。

钠与疾病 出汗会使人体失去大量钠，故生活在炎热地区的人，以及经常进行剧烈运动的人都应注意钠的补充。缺钠的最初症状之一是抽搐，通常是小腿肌肉抽搐。严重时会引起脱水，导致血压降低、口干和呕吐。钠摄入太多，也会妨碍人的健康，如会引起高血压等疾病。食盐的摄入应以适度偏小为佳。

磷

磷的来源及功能　磷在食物中分布很广，含量较多。肉、鱼、蛋、奶等含量较丰富，豆类和谷类含磷较多。磷化合物（磷酸盐）是所有植物和动物细胞组织的主要组成部分。磷和钙一样，有80%存在于骨骼和牙中，磷对吸收和传送营养素非常重要。它也调节蛋白质的活动。

磷的摄入　磷的摄入对体内钙的平衡有重要影响，摄入过多磷，身体对钙的吸收就会减少。从而增加患骨质疏松症的危险。因此，保持磷和钙在体内的平衡非常重要，而且也并不困难，因为富含钙的食物往往也富含磷。不过，若大量食用含钙少而含磷多的精制食物或高脂肪食物，体内的钙和磷便会失去平衡。摄入过多磷也可能阻碍人体吸收镁。

硫

硫存在于身体所有细胞中。皮肤、指甲和毛发的硫含量特别高。体内大多数的硫都是由摄入的蛋白质而被摄入人体的，硫是几种氨基酸和至少三种维生素的组成成分。

锌

锌的功能　锌在机体的生育、性的成熟和生殖过程中都发挥着重要的作用。身体的所有组织都含有锌。它是许多酶的重要组成部分，也是维护和复制遗传物质（脱氧核糖核酸和核糖核酸）所必需的。维持免疫系统的正常功能也需要锌，即使轻度缺锌也可能导致受感染的危险增加。易受感染的老年人尤其不能缺锌。夜间视力和正常食欲的保持也需要一定量的锌。

锌的摄取　大白菜、黄豆和白萝卜等食物中含有较丰富锌。成年人每天需要锌约15mg。均衡饮食已能提供人体每天所需要的锌。

锌的来源　锌的最佳来源是贝类，尤其是牡蛎。虽然禾谷类也含锌，但精制的米面中含锌量已很少。相对来说，人体更易从诸如肉类、家禽、蛋或乳制品等动物蛋白质中吸收锌。因此，素食者和严格素食者须用锌补充剂。但大剂量服用锌补充剂的人可能会致锌中毒。

镁

镁的功能　成年人体内含镁20～25g，其主要作用是组成骨骼。此外，镁还能帮助传送神经脉冲，参加对肌肉的收缩。镁还是约90种酶的重要辅助因子，是机体内许多代谢酶的致活剂，这些酶只有在镁存在的情况下才能发挥正常作用。

缺乏镁对人体的影响 缺乏镁的情况很罕见，但是糖尿病患者、吸收不良症候群患者、乳糜泻患者和某些肾脏疾病患者体内储存的镁较少。严重腹泻，在短期内体内的镁也会减少。镁缺乏可能会引起肌肉抽搐症、惊厥和心律不齐。

镁的摄取 通常，一天的镁摄取若超过2g，多余的便会被排泄掉。许多食物含有镁，富含镁的食物包括全谷类、无花果干、坚果、豆类和绿色多叶蔬菜。

锰

锰的功能 能促进机体的生长发育、性的成熟和生殖过程。它在对多种与软骨合成有关的酶的激活中也发挥着重要作用，提高蛋白质的代谢率，促进维生素的积蓄。此外，锰在甲状腺激素、性激素、胰岛素的合成及胆固醇的制造上都有十分重要的作用。肝脏储存葡萄糖和骨骼的健康生长也需要锰。

锰的来源与缺乏症 坚果、糙米、全麦面包、豆类和谷类的含锰量特别丰富。缺乏锰会使动物的骨骼畸形。

铜

铜的含量及功能 铜在人体内的含量极少，成人体内含100～150mg。铜是许多酶的辅助因子，对结缔组织的形成起重要作用，结缔组织存在于腱、软骨和骨骼中，负责支撑和分隔各器官。铜还是骨骼健康生长所必需的，也有助于人体吸收食物中的铁来制造红细胞。此外，黑色素的形成也需要铜的帮助。

铜的摄入与缺乏症 家畜肝脏、贝类、可可粉、坚果和蘑菇都富含铜。缺乏铜通常仅见于早产儿、营养不良或患有慢性腹泻的婴儿，以及吸收不良的人。缺铜可引起缺铁性贫血，中性白细胞减少等疾病或表现出生长迟缓和情绪易于激动等症状。铜或铁的摄入量长期不足会降低睡眠的质量，引起失眠多梦等。

铝

铝的来源 自来水中含有微量的铝，许多治疗消化不良的解酸药片也含有铝。用铝制厨具烹煮食物，也可能使部分铝溶入食物中。

铝的摄入 人体所摄入的铝大部分被排泄掉，而不是被吸收。有的医学工作者认为从饮食中吸收过量的铝可能导致脑部受损，甚至使诸如早老性痴呆之类的疾病更趋严重，但目前仍未有定论。

氟化物

氟化物的功能 氟是构成人体骨

骼和牙齿的重要成分，氟化物与钙结合能使骨骼和牙齿更强健。摄入氟化物过少可导致儿童龋齿或骨质疏松等疾患，但摄入过多（如通过牙膏、茶和加入氟化物的自来水）也可能对身体造成损害，牙齿釉质也会被损害，产生氟斑牙，引起慢性氟中毒。其表现是骨骼过度生长，骨质密度增加，同时使柔韧程度降低而引致骨折、牙齿釉质被破坏的氟斑牙等。

氟化物的来源 人体内的氟主要来源于饮水。

氯元素

氯元素的功能 氯元素与钾和钠结合，能保持体液和电解质的平衡。人体中氯元素浓度最高的地方是脑脊髓液和胃中的消化液。氯元素主要的饮食来源是食盐（即氯化钠）。

氯缺乏症 若摄入的食盐不足，体内的氯元素水平就会下降。若通过饮食摄入的氯元素太少，肾脏能对氯元素进行再吸收，因此氯元素不足的情况甚为罕见。但大量出汗、腹泻和呕吐会使人体失去大量氯元素。

铬

铬是人体不可缺少的微量元素。它有激活胰岛素、提高胰岛素的效应、

降低血糖的作用，因此，足够的铬对糖尿病患者尤其重要。铬还有助于控制血液中的脂肪和胆固醇的水平。缺乏铬可导致胆固醇水平偏高。富含铬的食物包括酵母、全谷类、蛋黄、乳酪和蜂蜜。

钼

钼的功能 许多酶要发挥正常作用都必需钼。例如，释放体内储存的铁以及从脂肪制造能量的酶和合成脱氧核糖酸和核糖核酸的酶。尿酸的产生也需要钼。珐琅质中的钼，有助于预防龋齿。

钼的来源及缺乏症 家畜肝脏是钼的主要来源之一。钼在成人身体中只有 9mg 左右，虽数量较少，但对人体的健康却很重要。一般只需从膳食中摄取即可满足。人体缺乏钼可能由摄入过多铜引起，导致心律不齐和尿酸减少。摄入过多钼也可能导致铜从尿液中流失。钼是植物亚硝酸还原酶，有催化硝酸盐、亚硝酸盐转化为植物蛋白质的作用。在缺钼的环境中生长的植物是公认的强致癌物质。

硒

硒的作用 硒是人体必需的营养素之一，尤其是心脏代谢不可缺少的元素。食物里含硒少的地区，患心脏病的概率也较高。肝脏要发挥正常

功能以及体内重要激素的制造也必需硒。如甲状腺素、前列腺素等。硒对维持正常视力起重要作用。

硒缺乏症 克山病是典型的缺硒病之一。得病者多为儿童，重者可能出现心力衰竭。

硒的来源与需要量 家畜肝脏、肉、鱼、贝类、乳制品（特别是黄油）、柑橘类水果、雪梨和全谷类都含有硒。一般成年人每天需要量约为0.5mg。

食物及营养

人体所需的营养素绝大部分是通过食物获取的，它的生理功能大致可分为构成躯体、保持体态、补偿消耗、修补组织、维持体温和供给热能六个部分。

营养素的摄取对人体十分重要，不足或过多都会影响人体健康。营养素摄取不足，或质量不好，可能造成儿童发育不良、体格矮小，瘦弱多病、畸形、智力低下；对成人可能会造成精神不佳、易于疲劳、抵抗力降低、贫血，甚至出现坏血病、软骨病、夜盲症、浮肿等营养疾病；孕妇和哺乳妇女的营养摄入不足，可能会影响下一代的体质。严重缺乏营养时甚至会使人死亡。

营养过多时，一方面会增加人体器官的负担，另一方面也会引起某些疾病，如冠心病等。所以科学合理的膳食，是人体健康的重要保证。

食物的种类很多，但大致可分为粮谷类、根茎类、果蔬类、肉食类、水产类、蛋奶类、饮料类与调味品类等等。

□ 粮谷类

含有较多的淀粉，也含有一定的蛋白质，其中小麦的蛋白质含量为10%，稻米为8%左右。赖氨酸、蛋氨酸相对较少，故蛋白质利用率较低。如与豆类、肉类等含赖氨酸较多的食物混合进食，在一定程度上可以相互补充。谷类脂肪含量多在20%以下，玉米为4%，荞麦为7%；矿物质含量1.5%～3%，主要是磷和钙。谷类是膳食中B族维生素的重要来源，主要存在于谷粒周围（胚芽、糊粉层）。但粮食碾磨时，常有损失。标准面粉的维生素和无机盐含量较精白面粉为高。

□ 根茎类

如马铃薯、甘薯等，含淀粉和粗纤维较多，蛋白质含量较低，无机盐含量也较少。但马铃薯、甘薯却含有较多的维生素C，甘薯还含有丰富的胡萝卜素。

🔲 肉食类

肉食的营养及摄入

肉类食品有丰富的营养，其蛋白质为完全蛋白质，易被人体吸收。较丰富的脂肪，可为人体提供较多的热量和必须脂肪酸。肉类及内脏器官还含有丰富的维生素 B 及一定量的无机盐。

牛肉、羊肉、猪肉及野兽的脂肪饱和度较高，约为 50%。过量食用对人体可能造成危害。不过，肉类也是高质量蛋白质、维生素和矿物质的主要来源，它们对健康很有益处。摄取肉食时，应考虑其脂肪的含量，并配足量的蔬菜。

肉食烹调法

受到细菌（如沙门氏杆菌和利斯特氏菌）感染的肉，看上去或吃起来不一定有异样，但却危害人体健康。确保安全的唯一办法是用高温烹调，以杀灭细菌，并趁滚热时上桌。尽量不要放凉或再次加热后食用。为安全起见，猪肉必须加热至中心部位达 80℃，才能食用。

家禽肉

家禽肉类蛋白质的含量相当高。鸡肉和火鸡肉均含有大约 20% 蛋白质，鹅肉含有大约 16% 蛋白质，而鹌鹑肉则含有大约 25% 蛋白质。

羊肉

羊肉味甘性温，有助元阳、补精血、疗肺虚、益劳损之功。羊肉含的钙质、铁质均高于猪牛肉。吃羊肉对肺病，如肺结核、气管炎、哮喘和贫血及一切虚寒证有治疗作用。老年多病、体质虚弱者肉食以羊肉为最好，特别是在冬季。

狗肉

狗肉脂肪含量少而蛋白质含量高，并且含有许多营养素。年老体弱者冬天食用狗肉能安五脏、暖腰膝、益气力。

🔲 豆类及豆制品

豆类包括大豆（黄豆、黑豆、青豆等）、蚕豆、豌豆、赤豆和绿豆等等。豆类特别是大豆的蛋白质和脂肪含量都较高。豆类蛋白中赖氨酸含量较粮谷类高，脂肪中也多是不饱和脂肪，又有丰富的磷脂，营养价值很高。大豆制品种类很多，如豆腐、豆芽、腐竹、腐乳、豆浆，以及调味品豆豉、豆制酱油等等。

豆制品的营养价值

豆浆 含蛋白质 4.4%，高于牛奶，且易消化吸收。脂肪、碳水化合物含量分别为 1.8% 和 1.5%，热量低于牛奶；铁含量超过鲜牛奶。

大豆的营养价值

大豆含蛋白质 35% ~ 40%，是粮谷的 3 ~ 5 倍，也高于牛肉的含量；脂肪含量平均为 18%，其中不饱和脂肪酸为 84.7%，磷脂约占 1.5%；碳水化合物含量约为 25%；并含有维生素 B 族和维生素 E 及胡萝卜素；每百克含有矿物质钙 367mg、磷 571mg 及铁 11mg。

其他豆类如豌豆、蚕豆、绿豆、小豆、芸豆和刀豆蛋白质含量为 25%，碳水化合物含量 50% ~ 60%，脂肪仅占 10% 左右。

豆芽 大豆和绿豆均可制作豆芽。豆芽最大的特点就是发芽后产生维生素 C，大豆芽含量为 17 ~ 25mg/100g，绿豆芽可高达 30mg/100g。

发酵豆制品 如豆豉、豆瓣酱、臭豆腐和腐乳等，均系大豆经加工加热发酵工艺处理后制成。其蛋白质经发酵分解，易消化吸收，某些营养成分还有所增加，如铁和维生素 B 等。

□ 蛋类食品

蛋类食品的营养

在大部分国家，鸡蛋是重要食品，其他禽类的蛋也少量供食用。

蛋类含蛋白质 13% ~ 15%，利用率高达 99.6%，是天然食物中生理价值最高的蛋白质。蛋类的脂肪含量为 11% ~ 15%，主要集中在蛋黄内，含量达 30%。值得重视的是蛋黄中也含有大量的胆固醇。蛋清中几乎没有脂肪，蛋类中钙、磷、铁等无机盐含量较高，是婴幼儿及贫血患者补充铁的良好食品。还含有维生素 A、D、B 等。

鸡蛋的成分

鸡蛋由蛋黄、蛋清和蛋壳组成。按质量计算蛋黄占 32%，蛋清占 57%，蛋壳占 11%。蛋的可食部分中，水分占 70% 左右。

蛋类食品与疾病

沙门氏杆菌的危害 有些鸡蛋中带有沙门氏杆菌，若没有经过适当烹调，食用后会引起食物中毒。没有完全烧熟的鸡蛋和蛋类食品可能是中毒的主要原因之一。生吃鸡蛋，尤其危险。另外，生蛋清中含有抗生物素和抗胰蛋白的酶。两者能妨碍维生素的吸收，后者能抑制胰蛋白酶的活力，影响人体对鸡蛋营养素的吸收。但这两种蛋白质煮后会被破坏，所以，从营养的角度来讲应吃煮熟的鸡蛋。

正确食用鸡蛋的方法 鸡蛋最好用蛋盒储存在冰箱中，而且鸡蛋新鲜也很重要，应于购后两周内食用。检查其新鲜程度的方法是将新

鸡蛋的营养价值

适当烹饪后的鸡蛋营养价值很高，可满足人类成长、生殖及哺乳的大部分需要。生蛋不适合食用，因为生蛋白的消化力低，而且蛋内的抗生物素成分会造成有害作用。这种抗生物素和不活性的生物素（一种维生素B群的生长因子）结合，造成皮肤疼痛、肌肉疼痛、没有食欲等症状，但会因烹饪而遭破坏。鸡蛋含有脂溶性及水溶性维生素（除了抗坏血酸或称维生素C）及必需矿物质（钙除外）；含高生物价值的蛋白质，并提供人体必需脂肪酸。

鸡蛋中蛋白质为12%，蛋黄中脂肪为30%，且每100g鸡蛋约含400mg胆固醇。矿物质主要是钙、磷、铁含量较丰且易吸收。尤其是铁易被人体吸收，因此蛋黄是婴幼儿铁的最佳来源，蛋黄内维生素以维生素A、维生素D及核黄素为主。

鲜鸡蛋放入冷水中会下沉。鸡蛋应煮至蛋黄和蛋白变硬方可食用。炒蛋要炒3～4分钟；水煮要煮5～7分钟；连壳煮的蛋则煮7～10分钟。鸡蛋应即烧即吃，否则应放在冰箱中。

沙门氏杆菌的抑制 沙门氏杆菌易于在温暖气温下繁殖，因此鸡蛋必须储存在冰箱里。5℃或以下温度能抑制沙门氏杆菌在鸡蛋内或蛋壳上繁殖。

□ 乳类食品

乳类的水分含量虽然在85%以上，然而它却是人类必需营养素最重要的来源之一。它是蛋白质的最佳来源，同时也含有脂肪、碳水化合物及钙、磷、钾、钠、维生素A、维生素C、维生素B_1、维生素B_2和烟酸等。乳酪基本上是浓缩乳经由细菌的作用而熟成或酸化的产品。奶油主要是由牛乳中的脂肪所构成。乳类也可用于制造发酵产品，例如酸奶。

酸奶

又称为酸乳酪。是一种经过发酵、具弱酸性、半固体状的人工牛奶食品，源于巴尔干半岛。食用酸奶，可以使肠道具有抗菌性而能恢复正常的体内平衡。普通的酸乳酪所含的热量较牛奶低，但比牛奶更容易消化，而且富含乳酸和维生素B，因此，对消化功能不佳者和老年人而言，是最好的食品。

脱脂牛奶与全脂牛奶

全脂牛奶 全脂牛奶的脂肪含量为3.9%，其中饱和脂肪含量非常高（占62%），食用过多会使血液中胆固醇含量升高，并最终导致心脑血管疾病。

脱脂牛奶 脱脂牛奶比全脂牛奶对人体更有益。脱脂牛奶脂肪含

乳类食品的营养价值

乳中几乎含有人类营养上所必需的所有物质，因此一般认为是自然界中最完美的食品。虽然乳及乳制品是特别适合养育幼儿的食品，但是营养专家也常利用乳制品来平衡各种年龄层的膳食。

乳是钙、磷及核黄素（维生素 B₂）的最佳来源，也是高品质蛋白质和维生素 A、B₁（硫胺素）及 B₁₂（钴胺素）的良好来源；但仅含有少量的铁、铜、镁、烟碱酸、维生素 C 和 D。然而，几乎所有的液态乳都另外添加维生素 D。乳糖进入人体后，必须先被消化道里的乳糖酶分解成葡萄糖及半乳糖后，才能像其他碳水化合物一样被身体利用。

量仅为 0.1%，而且热量仅为全脂牛奶的一半。

半脱脂牛奶　半脱脂牛奶脂肪含量仅为 1.6%（不到全脂牛奶的一半），热量约为全脂牛奶的七成。

营养差异　脱脂和半脱脂牛奶中矿物质和蛋白质含量与全脂牛奶相同，但可溶性维生素 A 和维生素 D 的含量较低。不要给 5 岁以下儿童喝脱脂牛奶。儿童需要全脂牛奶提供的较多能量。

牛奶的吸收

牛奶中的乳糖必须经过一种特殊的酶——乳糖酶水解后，才能被人体吸收。然而，94% 的汉族人口体内缺乏乳糖酶。这就大大影响了这部分人对牛奶的消化和吸收，有的还会出现肚胀、腹痛、肠鸣、排气甚至腹泻。

那么，怎样提高人体对牛奶的吸收率呢？

·饮用牛奶时要少量分次地饮用，每次最好不要超过 300ml。大口喝下牛奶，首先会减少牛奶在口腔中混合唾液中消化酶的机会，其次，牛奶中的蛋白质和脂肪一经接触胃中的酸性胃液，就会结成块状，形成不易消化的物质。

·牛奶最理想的饮用法是和咸饼干一起放进嘴里，慢慢咀嚼饮用。

·最好饮用酸奶。因为牛奶发酵后，相当一部分乳糖已被细菌所利用。

□果蔬类

干果

干果如芝麻、核桃、花生、瓜子、葵花子、腰果、葡萄干、松籽、白果等含有丰富的核酸。核酸是一种生命信息物质，不仅在蛋白质合成中起重要作用，而且还会影响体内的各种代谢方式和速度。人体内皮肤细胞是新陈代谢最快的细胞之一，一般每 15 天就更换 1 次。实验证明，每天摄入一定量的核酸食品，可减少面部皱纹。

并且干果中还含有丰富的不饱和脂肪酸，可使皮肤更富有弹性，是多种与形体美有关的激素和性激素的重要原料，对健美美容大有裨益。

香蕉

香蕉等水果能为人体提供较多的维生素，尤其是能提供较多的降血压的钾离子，而能升压和损伤血管的钠离子含量很低。故经常吃香蕉等水果，对防治高血压是有益的。

苹果

苹果含有很多维生素、糖和矿物质，尤其含有大量的锌，是水果中的佳品。苹果含有的多糖果酸，还能排除人体中包括胆固醇在内的有害物质。苹果含热量低，是一种重要的减肥食物。还有润肠通便和美容的功效。

西瓜

西瓜性甘、寒。它是汁液最丰富的瓜果之一，水分含量高达96.6%，有清暑解渴、消烦利咽、利水止痢的功能。西瓜营养丰富，含有大量的糖，丰富的维生素A、B、C，有多种有机酸，以及钙、磷、铁等矿物质和丰富的粗纤维。

西瓜还具有多种医疗功效，其果汁有降血压的作用。西瓜翠衣，即西瓜外皮（中药店有售成品）性甘寒，较瓜瓤更具解热、消炎、降压作用，

促进新陈代谢，减少胆固醇沉积，有软化和扩张血管的功效。西瓜已经成为心血管病人的一种食疗佳品。

水果的营养价值

水果中主要含有糖、维生素、矿物质、有机酸和果胶等。糖类主要是葡萄糖、果糖和蔗糖，它们能供给人体热量。水果中维生素的含量丰富，新鲜水果是维生素C的主要来源，其中以猕猴桃、鲜枣、山楂、柑橘、柠檬、柚子等含量较高。矿物质对维持人体酸碱平衡及生长发育都有重要意义。有机酸、果胶及维生素不仅能增进食欲，帮助消化，而且有些果酸还可阻止糖类转化为脂肪，果胶则可帮助人体排除多余的胆固醇。

马铃薯

马铃薯，俗称洋芋、土豆、山药蛋。

马铃薯的糖分是苹果的1.5倍，维生素B_2是苹果的3倍，维生素C和铁质是苹果的4倍，维生素P是苹果的5倍，蛋白质是苹果的6倍，磷是苹果的7倍，维生素B_6是苹果的11倍。就其营养来说，一斤马铃薯相当于三四斤苹果。

马铃薯也是一种减肥食品，与同重量的米、麦相比，其所含热量较低。又因其纤维细嫩、对胃肠黏膜无刺激作用，易被吸收消化，故对消化道疾病患者来说，马铃薯是上好的食物。

蔬菜的营养价值

蔬菜分三种：绿色蔬菜、黄色蔬菜（淀粉类蔬菜）以及其他蔬菜。大多数人应该多吃蔬菜，尤其是绿色和黄色蔬菜，以及成熟的菜豆或豌豆，它们含有丰富的叶酸、镁、锌和纤维素，这是一般食物所缺乏的。绿色蔬菜和黄色蔬菜富含维生素A。绿色蔬菜还富含铁、钙等矿物质。

十字花科蔬菜，如卷心菜和花椰菜据说还能预防某些癌症；淀粉类蔬菜马铃薯、甘薯等富含碳水化合物、纤维、维生素C、维生素B_6、铁以及镁；成熟的菜豆和豌豆还富含蛋白质、叶酸和锌；其他蔬菜则可提供纤维和一些维生素C。

马铃薯含有丰富的钾，能使肾脏血管收缩，具有利尿作用。另外，实践也证明，用马铃薯榨出的汁液煮沸饮用，可治疗胃和十二指肠溃疡。有浮肿的病人和肾病患者应多吃马铃薯，对身体康复都有好处。

胡萝卜

胡萝卜的营养成分非常丰富，它含有胡萝卜素、维生素、糖、氨基酸、矿物质钙、磷、铜等。其中人体必需的胡萝卜素的含量在蔬菜中名列前茅。烹调时应多加入一些油，才能使脂溶性的胡萝卜素更容易被人体吸收。

紫菜

紫菜所含的维生素C是卷心菜的70倍，是治疗溃疡的最佳食物。紫菜还含有大量的碘、钙、铁、锰、锌等矿物质和大量的维生素。其中，碘可以通过影响人体甲状腺素的生成，而起到调节生理基础代谢和促进身心健康的作用。此外，碘对减轻妇女更年期综合征和男性阳痿等疾病都有一定的疗效。常吃紫菜还可以延缓人体衰老、预防贫血、龋齿及治疗夜盲症和降低胆固醇。

萝卜

萝卜所含的维生素C比梨、苹果高7倍，还含有蛋白质、脂肪、氧化酸、淀粉酶等。近年来，医学界发现萝卜含有的多种酶，能通过消除致癌物质亚硝酸，而阻止细胞发生癌变。

莴笋

莴笋，又名莴苣。按其食用部分，可分为叶用莴笋和茎用莴笋。叶用莴笋以其嫩叶供食用，在西餐中主要作为生食，所以又名生菜。茎用莴笋的食用部分是肥大的地上茎。莴笋是含铁量较多的蔬菜，宜于贫血病人食用。另外，莴笋的叶片含有多种营养成分，尤其是钙、磷、铁等矿物质和各种维生素，食用价值较高，不宜丢弃。

芹菜

芹菜含蛋白质、脂肪、糖类及钙、磷、铁等矿物质和多种维生素。特别是维生素D的含量较多。芹菜有降血压的作用，尤其对早期高血压患者疗效更为显著。芹菜还有镇静的作用。

菠菜

菠菜营养丰富，含有较多的蛋白质、多种维生素和矿物质。500g菠菜中含蛋白质12.5g，相当于2个鸡蛋的含量，比白菜高两倍。每100g菠菜中含胡萝卜素17.22mg，略高于胡萝卜，可在人体中转化为维生素A。长期以来，人们总以为菠菜含铁质特别丰富，其实菠菜并不比其他绿色蔬菜更富有铁。

茄子

茄子的营养价值很高，富含糖、蛋白质、脂肪、矿物质及多种维生素等。与其他蔬菜相比，茄子富含维生素E和P，具有特殊的食疗价值。

茄子也是一种很好的中药。它性味甘寒，具有活血散瘀、消肿止痛、祛风通络、止血等功效。我国民间常用茄蒂水煎后放入黄酒，以此内服治疗子宫脱垂，外用治疗牙痛、口疮等。

茄子纤维中所含的皂草甙，还能降低血液中胆固醇的含量。故常吃茄子对防治高血压、脑溢血、动脉硬化等都有一定的疗效。

罐头蔬菜与冷冻蔬菜

冷冻蔬菜是新鲜蔬菜很好的替代品，因为冷冻蔬菜是在蔬菜收获后立即加工冷冻的，可使维生素的损失减至最低。只要冷冻蔬菜储存适当，其维生素含量是可以与新鲜蔬菜相比的，甚至更高。罐头蔬菜由于经高温处理，不少维生素破坏了，但这对矿物质含量影响不大。脱水蔬菜也会损失一些维生素。应尽可能购买最新鲜的蔬菜。而且储存和烹调的时间也都不宜长，以免破坏维生素。

蔬菜的污染

农药的使用使病虫害得到了防治，却也使农作物遭受了污染。其实，很多蔬菜是没有污染或污染很少的，食用绝对安全。如洋白菜、生菜、苋菜、芥菜、番茄、菠菜、韭菜、韭黄、辣椒、萝卜等。这些蔬菜抗虫力强，一般不需要农药。

食用部分生长在泥土中的蔬菜，如鲜藕、马铃薯、洋葱、芋头、冬笋、蒜头、大头菜等，绝对安全，因为这些菜一般不用农药，即使用了农药，由于食用部分在泥土中，残留的农药也会被泥土吸收分解。

野外生长或人工培育的食用菌，人工培育的各种豆芽菜、豌豆苗等，在生产和培育过程中无须喷药杀虫，因而无农药污染，是蔬菜中安全系数较高的种类。

对于杀虫剂残留在人体内经长时期累积会产生什么影响，至今仍没有有效的研究结果，因此无法估计广泛使用化学杀虫剂对人类健康会有什么长远影响。不过大多数营养学家都认为，大量食用水果和蔬菜所带来的益处要比残留于人体的微量杀虫剂对健康的损害大得多。

□水产类

水产食物

鱼类 鱼类富含蛋白质、维生素和矿物质。一般有鲤鱼、草鱼、鲢鱼、黄鱼等。较名贵的有鳜鱼、武昌鱼、鳟鱼、鳗鱼、鳕鱼。其组成与肉类很接近，属于完全蛋白质，是生理价值很高的优质蛋白质之一。鱼类含脂肪 1% ~ 10%，多数为 1% ~ 3%，白色的鱼，如鳕鱼，

水产的营养价值

水产类的食品味道鲜美，营养丰富。鱼类含蛋白质 15% ~ 20%，由于鱼肉蛋白质组织结构松软因而比畜肉蛋白更容易被消化吸收，适用于儿童和体弱者食用。其他水产品的蛋白质含量也很丰富，如对虾含 21%，河虾 17.5%，海螃蟹 14%。鱼类含脂肪 1% ~ 10%，其中鱼肝脂肪含有丰富的维生素 A、D。

所含脂肪和热量都极低，是减肥者的理想食物。多油的鱼，例如沙丁鱼和鲑鱼，所含热量和脂肪比白色的鱼高，不过，大多为非饱和脂肪，经常食用，有助于防止心脏病。鱼类脂肪特别是鱼肝脂肪中富含维生素 A（保持视力和皮肤健康）和维生素 D（促进骨骼生长和保持骨骼健康）。在鱼类中鲤鱼、鲶鱼、鲱鱼等都含有硫胺素酶，不宜生食。

罐头鱼在许多方面与新鲜鱼营养价值相同，有些罐头鱼可以连骨一起吃，所以还能提供丰富钙质。如果不想摄入过多的脂肪，可买那种用盐水浸泡而不是用油浸泡的罐头鱼。

贝壳类 贝类包括牡蛎、龙虾、蟹等，其蛋白质含量为 18%，有几种贝类如蛤、海扇、龙虾、蚝和虾，一般不可生食。贝类肉质细嫩鲜美，营养丰富，特别是牡蛎、贻贝、扇贝和乌蛤蛋白质含量高，而脂肪含量低。但不能生吃或吃不太熟的贝，否则容易中毒或有感染多种细菌或病菌的风险。

□饮料类

饮水健康

水是体液的主要成分，在体内含量最多，也是维持人体健康的不可缺少的重要食物成分。人体各部分都含

有水，年龄越小，体内含水越多，新生儿可达 80%。普通男子含水 60%。身体肥胖者含水 43%。一般在人体缺少水分时，脱水达到 10%，生理功能即发生严重紊乱，达 20%，即可能死亡。

成年人的饮水量 对水的需要量因人而异，但粗略估计，中等活动量的成年人每天至少要喝 2L 水。天热或运动时应多喝一些，以补充出汗的损失。一般每做 1 小时运动，应多喝 1L 水。喝茶或喝咖啡不如喝白开水更有益健康。因为茶和咖啡中的咖啡因有利尿作用，会抵消多喝饮料带来的益处。判断是否喝了足量水的最简单方法是检验尿液。尿液应为淡柠檬黄色，如尿色较深，须多喝水。

老年人的饮水量 年事渐高的人对口干的反应会减弱，容易脱水。脱水征象包括嘴唇和皮肤干燥、口干、小便次数减少，精神混乱和体温上升。为防止脱水，应该每两小时喝一杯水。如果老年人总是极度口干、尿频和持续感到疲劳，就应该请医生诊治，因为那可能是糖尿病的症状。

饮水科学

运动前后的饮水科学 人在运动中大量出汗，一个较合理的指标是补水量为出汗量的 80%。

研究表明：运动前 10 ~ 15 分钟喝 400 ~ 600ml 水，可以增加体内的水储备，对维持水平衡有一定作用。运动中和运动后的喝水量，宜采取少量多次的方法，即 20 ~ 30 分钟一次，每次 100 ~ 200ml，让水慢慢进入体内，这样体内的血容量不会发生太大变化，体内环境较稳定，不致加重心、胃、肠的负担。

青少年在大量运动后忌暴饮，因为大量的水骤然进入体内，会引起腹胀、腹痛，并导致血液稀释，循环血量增加，加重心脏负担，使心功能下降，同时，又加重了肾的负担。

早晨起床喝一杯凉开水 夜间，人的睡眠时间一般都在 7 ~ 8 小时，由于长时间的睡眠而滴水未进，加之尿液的形成等生理性失水，到早晨时，人的机体已经处于相对缺水状态，表现为血液浓缩，血流缓慢，体内代谢废物堆积。起床后适量地饮一杯凉开水，可补偿一夜间的消耗，同时也可以预防脑溢血、脑血栓等疾病的发生。

饮水的好处 ①增进食欲。如果早晨适当喝些凉开水，会使胃在水的压力下收缩。这对胃是一个较好的良性运动锻炼，可以增进饮食。②治疗便秘。喝水还是治疗便秘的有效方法。早晨起床后畅饮一杯加盐的凉开水最好。因为是空腹，水分不易被胃和小肠吸收，能够很快进入大肠，刺激大肠蠕动，利于排便。③可以减肥。因为水易为身体的组织吸收，可以消耗热量。餐前喝水，易有饱满感，可抑制食欲。凉水还能使血液收缩，减慢对脂肪的吸收。

果汁

鲜榨果汁 用水果直接榨制，维生素含量较高。为了不损失维生素，鲜榨果汁须在 5℃ 以下储藏。由于未经浓缩或加热处理，其味道最好。鲜榨果汁通常可存放 5 天（开启后只能存放 2 天，购买时应先检查包装上的饮用日期）。

冷冻复原果汁 纸盒或塑胶瓶装的冷冻果汁大多是在浓缩果汁中加水，使其恢复水分而制成的。这种果汁的加工成本比生产鲜榨果汁低，产品的维生素含量也低，而且果汁味道也不新鲜。这种果汁未开启时可在冰箱中保存 7 ~ 10 天（应查看包装上的日期），开启后，只能保存 3 ~ 4 天。

超高温处理果汁 这类无须冷藏的果汁也是用浓缩果汁加水复原的，是用沸点以上高温加热数秒钟后装入容器的。这类果汁可在室温下保存数月（应查看包装上的饮用日期）。开启后应放入冰箱冷藏，并在 5 天内喝完。长期储存果汁比冷冻复原果汁便宜，维生素 C 含量相差不多。

果味饮料 果味饮料往往仅含 5% ~ 10% 的果汁。其余成分为水、糖、调味料和色素。其糖含量和热量往往与原料果汁相同。

果汁的影响 值得注意的是所有果汁都可能引起龋齿。吃水果比喝果汁好。吃水果不易引起龋齿，而且水果中所含有的食用纤维可促进维生素 C 和生物类黄酮的吸收。

消暑饮料

凉盐茶 茶叶二分、食盐八分，放容器内用开水冲泡，晾凉后即可饮用。

绿豆汤 取质量较好的绿豆半斤洗干净，加水用旺火烧开，再移至文火煮 30 分钟，放凉后代茶饮。

菊花凉茶 白菊花 10g、糖适量，同放容器内，用 1 升沸水浸泡，冷却后即可。具有清热解毒、益肝明目的疗效。

矿泉水、纯净水 建议最好去超市或食品商场选择，请认准名牌商标。

茶

　　茶中含有数种 B 族维生素，包括维生素 B$_2$ 和烟酸。也含有咖啡因，但茶的咖啡因含量低于咖啡，每杯红茶大约含 40mg 咖啡因，而每杯咖啡则含 60 ～ 80mg，即使一杯浓茶咖啡因含量也只在 60 ～ 80mg 之间。茶还含单宁，大量的单宁，例如一口气连喝两杯或多杯茶，会影响人体从非肉类食物中吸收铁，如食用豆类、蔬菜和豆制食品。不过喝茶也可以减少患疾病的危险，有些研究指出，喝茶能防止心脏病猝发和防癌。

　　病人宜节制饮茶　神经衰弱者、易失眠烦躁的人不宜饮茶，因为茶中的咖啡因能使人兴奋。高血压患者及心脏病人，饮茶须有节制，因为茶可使血压增高，心速加快。

　　养成茶水漱口的好习惯　日常人进食后，残留在口腔齿隙间的各种食物残渣经口腔内的生物酶细菌的作用，能生成蛋白质毒素、亚硝酸盐等致癌物。日本科学家发现，茶鞣酸中有一种活性成分，经动物实验表明具有明显的抗癌作用。此外，用茶水漱口还有杀菌消炎、抑制大肠杆菌、葡萄球菌、肺炎菌繁衍的作用。

　　饮茶量要因人而宜　一个人一天应喝多少茶因人而异。平时有饮茶习惯的成年健康者，每天可饮 3 ～ 5 杯，茶叶量为 10 ～ 15g。

　　·体力劳动者，一日饮茶叶 20g 即可。

　　·以肉食为主或吃肉较多者可多饮些茶，它能防止脂肪积累和胆固醇增高。

　　·身体虚弱、神经衰弱的人或孕妇，一般只宜饮用少量清茶，即 3 ～ 5g 为宜。

　　·儿童也可饮少量的茶，其量也在 3 ～ 5g 为宜，这有利于维生素和其他营养成分的补充。

　　·海员、海上作业者和边防战士，在蔬菜、水果较少的情况下，可多喝点茶，以补充维生素 B。

　　·习惯夜间工作的脑力劳动者，喝浓茶有助于清心去烦和提高思维能力。

咖啡因

　　咖啡因的作用　具有兴奋作用的咖啡因主要存在于咖啡和茶中。巧克力、可乐以及某些感冒和止痛药片也含有咖啡因。咖啡因刺激心脏和中枢神经系统，增强大脑功能，还能刺激胃酸的分泌，帮助消化，也可扩大肺部的支气管。

　　咖啡因的危害　咖啡因不含毒性，但可能使人上瘾。过量喝咖啡会引起震颤、出汗、心悸、呼吸急促和失眠，还可能诱发偏头痛。过多饮用咖啡会使血清胆固醇增高，从而导致冠心病的患病概率增加。大量咖啡因还会诱发胰腺癌和膀胱癌。但应避免突然停止摄取，否则会引致严重的头痛、烦躁和嗜睡。咖啡因还是一种利尿剂，可以加速人体通过尿液排出钙，因此大量摄取咖啡因会增加患骨质疏松症的危险。

咖啡因的摄入量 医生建议，每天最多只能喝 6 杯咖啡。高血压、心脏病或肾病患者应减少，或逐步戒掉咖啡。孕妇和母乳哺养婴儿的母亲每天只可喝一杯磨研咖啡或两杯速溶咖啡。

□酒类

适度喝酒，对身体有好处。可是，酗酒和酒精中毒仍是常见的现象。酒精（乙醇）是酒类的主要成分，由淀粉与糖发酵而产生。发酵过程还产生一些其他物质，使不同的酒具有独特的味道与芳香。各类酒中，危害人体健康的主要还是酒精本身。

啤酒

与葡萄酒和白酒相比，啤酒所含的热量较低。同体积的啤酒所含的热量不到葡萄酒的一半。但通常喝啤酒的量较多，摄入的总热量就较多。每周少量多次饮用，比每周大喝一次对肝脏的损害小。可是，即使是少量喝酒的人，最好每周也应停饮 1～2 天，以使身体能对酒精自行清理。

黄酒

冬春季节，喝上一杯煨热的黄酒不但会使周身发热，舒筋活血，祛风解乏，而且能促进人的食欲。黄酒凉饮，会对身体不利。

白酒

白酒含有低、中、高三种度数的酒精。白酒的酿造工艺有多种。如窖香型白酒、勾兑型白酒、曲香型白酒等等。我国是白酒产量较高的国家。

酗酒的危害 酒精是一种含热量的物质，酒后，酒精被人体吸收，会使血液立即获得能量，但又缺乏人体必需的营养物质和维生素。因此，经常酗酒的人有可能营养不良。酗酒者所缺乏的营养物质包括维生素 B_1、B_2、叶酸、烟酸、钙、镁、锌等，还取决于个人的饮食习惯和其他因素，如遗传等。大量喝酒也损害肝脏，减弱其储存脂溶性维生素和代谢蛋白质的能力。

□补充剂类

尽管适量服用补充剂对身体确有益处，但营养学家强调，大量补充维生素和矿物质对身体也可能造成损害。营养学家强调，补充剂应在医生的指导下服用，切勿滥补。

葡萄酒

红葡萄酒具有降低胆固醇的作用。每天喝少量红葡萄酒能增加血液中的抗氧化物质，这有利于防止动脉粥样硬化，减少形成血液凝块。

氨基酸补充剂

氨基酸是蛋白质的基本成分，人体吸收纯氨基酸要比吸收食物中的蛋白质快。食物可提供的氨基酸远较补充剂为多。大多数氨基酸补充剂胶囊仅含 $0.5 \sim 1g$ 氨基酸，而一小罐罐头金枪鱼所含的氨基酸即为前者的 25 ～ 50 倍。氨基酸补充剂还可能引致体内化学不平衡而对人体有害。因此，从食物中摄取氨基酸还是最安全保险的方法。

叶酸补充剂

叶酸补充剂可以提供比日常饮食更多的叶酸。医生建议妇女在妊娠前和妊娠早期服用叶酸补充剂，以减低新生儿患神经管缺陷（如脊柱裂）的危险。服用叶酸补充剂并同时补充维生素 B_{12} 对中年男性和老年人也有益处，因为叶酸不足会使血液中与心脏病有关的氨基酸含量增加。

维生素和矿物质补充剂

严格素食者须吃加入营养素的食物（如早餐谷类食物），或服用维生素 B_{12} 补充剂（可能还须补充维生素 D 和维生素 B_2），以及锌、钙、碘和铁等矿物质补充剂。老年人的日常饮食多不能满足身体维生素 D 的需求，因此老年人须服用维生素 D 补充剂。对于食欲不振或须限制饮食的人而言，服用多种维生素补充剂有助于预防感染，促进免疫系统的功能和减低患癌症之类疾病的危险。此外，铁和维生素补充剂是治疗缺铁性贫血最有效的药物。越来越多的证据显示，对某些营养素的摄取可减少患某些疾病的危险，例如多摄取维生素 E 能预防心血管疾病。

补充剂的危害 若过量摄取某些维生素和矿物质则可能危害健康。例如，维生素 A 和 D 都是脂溶性维生素，人体若摄取过量就会危害身体健康。维生素 A 过多会损害肝脏和骨骼，并可导致婴儿先天性缺陷。因此，孕妇不应吃家畜肝脏，服用维生素 A 补充剂也不能超过医生建议的摄取量。维生素 D 过多会导致钙在心脏和肾脏等软组织中的沉积。若家中有孩子，应把补充剂放在孩子拿不到的地方。这里还要强调，补充剂应在医生的指导下服用，切勿滥补。

□ 调味类

食盐

盐由钠和氯组成。适量的钠有助于平衡体液及传送神经脉冲，并可保持肌肉功能正常。但许多人的吃盐量已超过身体所需。在正常情况下，肾脏能排除多余的盐，但若经年累月地大量吃盐，就会使过量的盐累积，引致体液在血管中潴留，对血管壁及其他组织产生压力，结果造成高血压。

控制食盐量 据英国卫生部统计资料表明，每人每天只需 0.5～1.6g 钠，相当于 1.25～4g 盐。单靠食物中天然的含盐量已经可以满足所需。一项研究指出，若减少摄入 2/3 的钠，那么，死于中风或心脏病的人数会分别减少 40% 或 30%。上述两种疾病都与高血压有关。

味精

味精的化学名称叫谷氨酸钠，又叫麸酸钠。它是常用的调味品。由于味精是一种氨基酸，所以具有营养价值。生产味精采用淀粉或葡萄糖为原料，经微生物发酵而成。味精在碱性条件下会发生变性而丧失鲜味；如加热超过 120℃，还会转化为有毒的焦谷氨酸钠。所以，食用味精时应该在菜和汤做好后再加入。

□ 其他食品类

方便食品

包括方便面食和速冻食品，其种类特别多，但方便食品大多含盐多纤维少，碳水化合物的含量也较低，由此食用方便食品，还需要再补充一些水果、蔬菜。另外，还要注意有些方便食品富含脂肪，包括有害的饱和脂肪，因此必须留意查看商品标签。再则注意防腐剂、添加剂的使用量，因为这些东西可致癌。

汉堡包和意大利馅饼

汉堡包、意大利馅饼和香肠之类的快餐通常脂肪含量较高，因此须搭配一些淀粉类食物如马铃薯、米饭、面食和面包等，使营养均衡。在日常生活中，应以不含脂肪的米饭和面食作为孩子的主食，并辅以大量蔬菜。

强化食品

在婴幼儿食品中，强化食品的种类很多。主要是强化赖氨酸食品，如强化赖氨酸的乳儿糕、面包、饼干等。选购时只需慎重选购其中一种即可。食用强化维生素 D 的食品时，请注意包装上所标明的维生素 D 的含量，并应适当减少鱼肝油的用量。因为婴幼儿过量食用维生素 D 的食品，就会出现无力、食欲不振，甚至恶心、呕吐、腹泻等症状，严重时还会损坏肾脏。如果婴幼儿使用过多的强化铁的食品，也会妨碍食欲，并可出现腹泻，严重时也会损害内脏。

辐射食品

辐射食品，是用放射线照射食品杀死细菌，来使食品保存较长时间。但用放射线处理食品仍有争议，因此并不普遍。就其优点而言，辐射处理是杀灭细菌、昆虫的有效方法，可减少食物中毒的危险，并减少在食品生产过程中使用化学添加剂。辐射处理还可减慢水果和蔬菜成熟的速度，可使洋葱和马铃薯延迟发芽，从而延长这些食品的存放期。一般认为，吃辐射食品是安全的。虽然有些科学家认为大剂量辐射会引起食品发生化学变化，可能形成致癌物质，但至今尚无证据表明辐射食品会影响人的健康。

遗传工程食品

遗传工程食品是指巧妙地调整动物或植物的基因，来生产具有新特性的食品。现有两种遗传工程技术：第一种技术是将动物或植物进行种内杂交，例如，通过基因技术培育出的含有较多瘦肉的家畜。第二种技术是把某种生物的基因移植到另一种生物中，例如，将浆果的甜基因移植到番茄中，培育出的甜番茄。目前，对食用遗传工程食品仍有争议，但一般认为是安全的。

花粉食品

花粉是植物生殖器雄蕊的生殖细胞，营养价值极高。据科学分析，花粉蛋白质含量在35%以上，并以游离氨基酸形式存在，极容易被人体吸收。同时花粉食品还含有40%以上的糖、多种维生素以及钙、磷、铁等。其营养价值是鸡蛋、牛奶的8倍。

食用花粉有改善人体组织器官的新陈代谢，调节生理功能，强健心脏和血管，延缓细胞衰老的作用。花粉食品在国外已成为"特别营养品"。目前世界上一些发达国家如瑞典、日本、法国把花粉食品用于助长儿童发育、增加营养，美容，治疗冠心病、糖尿病，抗衰老等方面，都收到了显著的效果。

花粉可制成多种食品——各式糖果、面包、蛋糕、饼干、冰淇淋、果汁露、粥、汤、花粉保健蜜等，一般人每天服用花粉20～30g就能取得显著效果。

饮食保健

□改善饮食结构

原则是进食的总热量要减少，各种营养成分要搭配好。可以用低热量、低糖、高蛋白质、高纤维素来概括。

减少总热量的摄入 减少膳食中总热量的摄入，可以促进机体贮存体脂的消耗。人体产热物质主要是脂肪和碳水化合物，减少热量的最佳方法是减少脂肪的摄入量。因为食物中的脂肪能直接被人体吸收，而在体内堆积，并且脂肪的热量也高，每克脂肪含 9kcal 热量，是碳水化合物的 2 倍多。产热碳水化合物包括淀粉和食糖两部分，后者消化吸收快，较易转化为脂肪，所以应严格限制摄入。而淀粉因需水解才能被人体吸收，因而消化吸收较慢，所以是肥胖者所需热量的主要来源。每日以 150～200g 为宜。但不能少于 100g，否则会导致酮症酸中毒。

保证蛋白质摄入量 人体消耗脂肪的同时，机体的功能性组织和储备的蛋白质也会被消耗。蛋白质补充不足，机体抵抗力会下降，容易引起虚弱及其他疾病。因此，饮食中必须增加胶原蛋白的摄入量。蛋白质供给量以每天每公斤体重 1g 为宜。充足的蛋白质，有利于增强体质，也可增加饱腹感。

保证充足的蔬菜和水果 蔬菜和水果含热量低，是肥胖者较为理想的食物。尤其是新鲜蔬菜和水果中含有丰富的纤维素，对肥胖者减肥非常有益。适量摄入纤维素，既可减少热能又可增加饱腹感，预防便秘的发生。

定时定量饮食 另外一日三餐、定时定量、自我控制是饮食健康的有效办法。尤其是晚餐要吃少，这一点对于减肥防胖特别重要。晚餐过饱或吃夜宵，食物中不能被消耗的能量，就会在皮下储存，从而导致发胖。进餐时要细嚼慢咽，并通过神经反射及时出现饱腹感，从而控制食欲，避免饮食过量。

□减肥饮食

科学地从事体育锻炼和合理调节饮食结构相结合，是最理想的减肥方法。前者是靠能量的消耗减少体脂，后者是靠热量的摄入减少脂肪。既可以使体脂降下来，还可以保持肌肉强健而富有弹性，有利于健美体型的塑造，从而达到身体健康的标准。

减肥食物

减肥食物可谓多矣，如粗粮、新鲜蔬菜、水果、海菜、果蔬汁菜等，它们或多或少都有减肥的功效。

黄瓜 黄瓜含水分为 98%，并含有维生素 C、胡萝卜素、蛋白质、钙、磷、铁等人体必需的营养素。被称作"减肥美容的佳品"，长久以来一直受到人们的青睐。现代药理学研究也证实鲜黄瓜中含有一种叫丙醇二酸的物质，它有抑制糖类转化为脂肪的作用。

冬瓜 冬瓜除含水分外，还具有较高的营养价值。每百克冬瓜肉中含蛋白质0.4g，糖类2.4g，钙19mg，磷12mg，铁0.3mg及多种维生素。冬瓜中还含有控制糖类转化为脂肪的丙醇二酸，对防止人体发胖，增进形体健美有重要作用。另外，冬瓜不含脂肪，而且含钠量极低，有利尿排湿的功效。因此，常吃冬瓜有明显的减肥轻身作用，对肾脏病、糖尿病及高血压患者而言，也是理想蔬菜。

竹笋 竹笋，自古被视为"菜中珍品"。据分析，每百克冬笋含蛋白质4.1g，脂肪0.1g，糖类5.7g，钙22mg，磷56mg，并含有维生素B₁、维生素B₂、维生素C及胡萝卜素等多种维生素。竹笋中所含的蛋白质比较丰富，含有所有人体必需的8种氨基酸。另外，竹笋具有低脂肪、低糖、高纤维素等特点。食用竹笋，能促进肠道蠕动，帮助消化，促进排便，是理想的减肥蔬菜。但竹笋性属寒凉，患有胃溃疡、胃出血、肾炎、尿结石、肝硬化或慢性肠炎的人，应慎食。

魔芋 魔芋是一种低热量、高纤维素的传统食品。令人称奇的是每百克魔芋球茎中，除含有大量的矿物质外，竟然含有50g的葡萄甘露聚糖。近年来的研究证明，魔芋中所含的葡萄甘露聚糖对降低糖尿病人的血糖有较好的效果，因其分子量大，黏性高，能延缓葡萄糖的吸收，有效地降低餐后血糖，从而减轻胰岛的负担。又因它吸水性强，含热量低，既能增加饱腹感，减轻饥饿感，又能降低体重，故又称它是糖尿病病人和体胖减肥者的理想食品。

减肥食疗方

豆苗虾仁

原料：豆苗300g，虾仁200g，生姜末、盐、水淀粉、砂糖、酱油、芝麻油、味精各适量，高汤200ml，料酒10ml。

制法：虾仁去泥肠，腌在适量的盐及淀粉中，豆苗洗净，沥干水分备用；起锅，倒入少量植物油烧热，分别用大火快速炒熟虾仁、豆苗，盛盘备用；各种调料搅匀备用；热锅放适量油，加入配好的调料与炒好的虾仁、豆苗，很快搅匀，即可盛盘食用。

作用：降脂减肥。适用于肥胖者。

茯苓饼

原料：茯苓、醇酒、面粉适量。

制法：茯苓去黑皮，捣末加醇酒于瓦器中密封 15 日，以后取出与面粉制饼，每日 3 次，每次 15g。

作用：茯苓具有安神益智、暖脾渗湿之功，能治疗水肿、糖尿病，对老年肥胖症也有一定疗效。

减肥茶

原料：陈葫芦 15g，茶叶 3g。

制法：将上二味制成粗末，沸水冲泡代茶饮。

作用：利水，降脂。适用于肥胖、高脂血症。

□增重饮食

治疗体重不足者时，饮食须提供比身体所需能量还要多的热量，只有这样，过多的热量才能转变为脂肪贮存于体内。若患者除体重不足外，身体组织也告耗竭，则除给予高热量外还需配合高蛋白质饮食。

通常，每天摄取的热量比个体所需能量高出 500kcal，则每星期可增加约 500g 的体重。有时为达到所需的热量标准，须将每日摄取的食物分成 6～8 餐进食。

□防病饮食

科学家们认为，饮食方法可以直接或间接地预防多种疾病，从便秘、龋齿到癌症、心脏病、骨质疏松症和高血压等。这些食物的防病功效已受到重视。

燕麦

燕麦有益肠道，能帮助消化。燕麦麸含有可溶纤维，可降低血中胆固醇含量。

坚果

富含蛋白质、矿物质和不饱和脂肪酸（能保护心脏）。

多油的鱼

金枪鱼、沙丁鱼等含有保护心脏和循环系统的不饱和脂肪酸。

橘黄色水果和蔬菜

含有 β－胡萝卜素，是一种能防病的抗氧化剂。

人参

自古以来认为有滋补作用和治疗功效，已证实人参可以刺激激素分泌，增强耐力，并有助于机体抵抗某些疾病。

大蒜

大蒜是治疗咳嗽、感冒、肠胃不适和喉痛等常见病的最佳药物。可阻碍血小板凝结，从而保持血液通畅，而有益心脏。大蒜还有助于增加血液中有益健康的高密度脂蛋白的含量。大蒜还可预防铅中毒。

蜂王浆

蜂王浆是蜂后的食物，是一种重要的蜂产品。据科学证明能增加体力和抵抗疾病。

□ 食物与癌症

食物致癌

·某些食品在自然状态下就含有致癌物质，例如黑胡椒。

·加工食品时，使用和加入的某些防腐剂及着色剂可致癌。

·鱼、肉、糖等过分加热后产生的棕黑色物质以及烤焦的面包皮亦含有致癌物质。

·腐败的脂肪可以引发肠癌和乳癌。因此，不要吃久置氧化变质的动物脂肪。

·高盐分的食品可以增强某些致癌物质的作用，酱菜、咸菜、咸鱼、咸肉等不宜多食。

·有些食物本身没有致癌性，但进入人体后会转变为致癌物质，如硝酸盐。

·高脂肪食物有致癌的危险。

食物抗癌

·能分解致癌物亚硝酸盐的食物，如大蒜、胡萝卜、菜花、豌豆、豆芽菜等；据统计有生吃大蒜习惯的地区，胃癌发病率仅为其他地区的1/12。研究表明，大蒜中的大蒜辣素

能在胃液环境中阻碍亚硝酸盐还原成有致癌作用的亚硝胺。

·能增强机体抗癌功能的食物，如苦瓜、香菇、蘑菇、黄豆、扁豆、山药以及动物的心、肝、肾等。

·直接具有抗癌作用的，如杏仁、菱角等。

·高纤维素食物，包括各种蔬菜等。

抗癌食品

香菇 香菇的浸出液中含有六种多糖体，其中两种具有很好的抗癌作用。而且香菇里含有干扰素的诱导剂，它能使人体产生干扰病毒的蛋白质合成物质，抑制病毒繁殖。这就可以解释常吃香菇的人不易感冒的原因。此外，香菇的菌丝体中含有诱发剂，可以增强人体免疫力。

苦瓜 苦瓜除含奎宁能解热外，还含有具明显生理活性的蛋白脂类。试验证明，这种蛋白脂能驱使免疫细胞去消灭癌细胞，同时还能提高机体的免疫功能。

大豆 大豆含有丰富的硒元素，因而具有明显的防老、抗癌作用。科学家们经观察研究发现，癌症患者血中硒的含量比正常人少得多。美国癌症患者已经开始通过服用硒对癌症进行治疗，收到了明显的效果。现在，人们已十分关注食品中

硒的含量。经分析测定，大豆中硒的含量比大蒜高得多，因而是防老、防癌的好食品。

蔬菜 多吃蔬菜可以使癌症发病率和死亡率降低。日本癌症学会曾对饮食与癌症的关系进行了一场规模庞大的研究工作。用了 16 年的时间，一共调查了 122000 人，并根据吸烟、喝酒、食肉、吃蔬菜的情况，把被调查人分成 16 个组，然后追踪调查每个人的健康情况。最后的结论是：每天吃青菜可以使癌症的危险性大大下降。研究者认为，蔬菜中的胡萝卜素、维生素 C 和纤维素可能是抗癌作用的活性成分。

□调料品的保健功效

感到不适时，不一定要吃西药。厨房里常用的香料和调味品有时候足以有效地缓解症状。下面介绍的药草对许多人都有效。可以把它们当作食物吃，也可以制成饮料喝。配制新鲜饮料，可用大约一汤匙切碎的新鲜药草或一茶匙干药草放入沸水中，浸泡两三分钟，然后小口啜饮。

厨房香料妙用

丁香 具防腐、消炎作用，常用于缓解牙痛。

肉桂皮 具防腐作用，据说可治感冒和流感。

调味品

在烹调菜肴中，凡能对原料起调和滋味，提高香味、增添色泽，消除原料中腥、膻异味的材料，都称为调味品，也称为调料或佐料。中国四大菜系使用的调味品种类很多，按口味的不同，大体可分为咸味类、酸味类、甜味类、鲜味类、辣味类、异香味类、苦味类 7 种。主要有食盐、新鲜黑胡椒粉、柠檬汁、米醋或香醋、香草（鲜的或干的）、香料、大蒜、生姜、辣椒、料酒和菜泥等。

现在有时用氯化钾生产的低钠盐来作食盐的替代品。需要注意，增加钾的摄取量对少数人来说是危险的。想经常用钾盐代替钠盐，应先请教医生，特别是患有肾脏或心脏疾患的人。

芥末 芥末可缓解感冒和流感的症状。

薄荷 饱餐后或感到胃部不适时，可服薄荷饮料。

姜 新鲜或干的姜浸剂可以十分有效地预防感冒和恶心。

饮食五味

甜、酸、苦、辣、咸，食物的滋味不同，其作用也不同。五味与人体健康的关系十分密切，调配得当可增进健康，延年益寿。

甜味 甜味主要由糖产生，糖

是人体热量的主要来源。中医认为甜味入脾，吃甜食具有补养气血、补充热量、解除肌肉疲劳、调和脾胃等作用。但过量食用甜味食品，不仅会使血糖升高、胆固醇增加，使人发胖，甚至会诱发心血管疾病。

酸味　由有机酸产生，如醋酸、乳酸、柠檬酸等。中医认为酸味入肝，适当吃酸食可促进食欲，有健脾开胃之功，并可增强肝脏功能，提高钙、磷元素的吸收。但过量服食会引起胃肠道痉挛及消化功能紊乱。

苦味　由有机碱、无机碱离子产生。如苦瓜、茶、咖啡、可可等呈苦味，分别含有奎宁、茶碱、咖啡碱和可可碱。中医认为苦入心，有解除燥热、清热解毒、泻火通便、利尿健胃等作用，食用过多就会引起腹泻、消化不良等症。

辣味　由辣味素构成。中医认为辣入肺，可发散、行气、活血。辣味能刺激胃肠蠕动，增加消化液的分泌，还能促进血液循环和机体之代谢，以及祛风散寒、解表止痛。但过量食用会刺激胃黏膜，还可致肺气过盛。故痔疮、肛裂、消化道溃疡、便秘以及神经衰弱、皮疹等患者均不宜食用。

咸味　主要由食盐产生。中医认为咸味入肾，能软坚润下。它有调节人体细胞和血液渗透压平衡及水钠钾代谢等作用。在呕吐、腹泻及大汗后，适量喝点淡盐水，对人体十分有益。成人一天摄入 2～4g 食盐就已经能够满足需要。如果过食咸味会引发高血压和各种心血管疾病。

中华本草药膳养生

药食同源

我国素有"药食同源"之理念。食物的性能与药物的性能一致，包括"气""味""升降浮沉""归经""补泻"等内容，并在阴阳、五行、脏腑、经络、病因、病机、治则、治法等中医理论指导下应用于实际生活之中。

让普通百姓在日常生活中认识百草，了解百草，从而科学利用百草养生，通过运用中医百草养生的方式来调养自身，使机体阴阳平衡，五脏调和，气血畅通，从而达到身体健康、延年益寿的目的。

中药本草药膳养生在中国历代产生了很多文献，中医药学的历史文献，其中有验方和奇方等，中医药方主治病症分类：其中包括内科、外科、男科、妇科、儿科和五官科等。如汉代的《神农本草经》，张仲景的《伤寒论》《金匮要略》，唐代孙思邈的《备急千金要方》，宋代"食治论"《太平圣惠方》《养老奉亲书》，元代饮膳大臣忽思慧著的营养学专著《饮膳正要》。到明清时期饮食保健的著作大量涌现，并出现了一些野菜食疗类著作，扩大

了食物来源。如《本草纲目》和明末宫廷插图本《补遗雷公炮制便览》等重要文献，它们包括了中药本草的使用，药方的使用，炮制技术，总结了几千年传承下来的中医药使用、养生保健、食疗的科学方法，是当代人在日常生活保健中运用百草养生的意义所在。

□食养

根据人的不同体质、年龄、性别以及气候、地理环境因素的差异，选择适宜的饮食以调节人体脏腑功能，滋养气血津液，强身健体，预防疾病的养生保健方法。

不同体质者的食养

人体素质有强弱之异和偏寒偏热之别，必须根据人的不同体质进行食养。

气虚体质者

多表现为少气懒言，疲倦乏力，食欲不振，不耐劳动，稍动即感气短、汗出，平时易感冒等，宜常食补气健脾之品。因脾为气血生化之源，故补脾是补气的主要方法，常选食山药、

莲米、苡仁、白术、芡实、鲫鱼等，膳食如山药米粥、山药包子、八宝糯米饭、补中益气糕等。

血虚体质者

多表现为面色苍白或萎黄，唇色、指甲淡白，心悸怔忡，头晕眼花，健忘失眠，手足发麻，妇女行经量少、色淡等，宜常食补血之品。中医认为"气为血帅"，气旺则血生，故在补血的同时常配伍补气之品，气血双补。常选食当归、何首乌、桂圆肉、枸杞子、桑葚子、白芍、猪心、猪蹄、鸡肉、动物肝脏、菠菜、胡萝卜等，膳食如菠菜肝片、归参炖鸡、桂圆肉粥、桑葚里脊等。

阴虚体质者

多表现为形体消瘦，手足心发热，两颧发红，潮热盗汗，虚烦不眠，口燥咽干，大便干结等，宜常食滋阴养液润燥之品。常选食银耳、蜂蜜、雪梨、芝麻、黑豆、麦冬、天冬、百合、冬虫夏草、龟肉、鳖肉、鸭肉、猪蹄、鸡蛋、牛奶等，膳食如虫草鸭子、银耳羹、麦冬粥、百合煨瘦肉等。

阳虚体质者

多表现为神疲乏力，面色苍白，嗜睡畏寒，口淡不欲饮，喜温喜热食，性欲减退，入冬四肢冰冷。或遇寒凉，食生冷腹痛或便溏，或尿后余沥不尽，或小便频数，或阳痿早泄等。宜常食温补阳气之品，常选食核桃肉、紫河车、杜仲、菟丝子、肉苁蓉、海马、羊肉、狗肉、麻雀肉、虾、动物肾脏、韭菜等，膳食如红烧狗肉、附片蒸羊肉、杜仲腰花、韭菜粥等。

□ 食疗

食疗对于实证患者

若暴饮暴食，食滞不化，表现为脘腹胀满疼痛，嗳腐吞酸，恶心厌食者，治宜消导化食，可选用山楂神曲粥、槟榔粥、莱菔粥等。若痰湿阻肺，肺失宣降，表现为咳嗽痰多，痰色白、质稠，胸闷脘痞者，治宜燥湿化痰，可选用橘红汤、橘皮粥、冬瓜苡仁粥等。若水湿为患，水液潴留，表现为全身水肿，按之凹陷，小便少，胸闷，纳呆，恶心，神倦，治宜健脾化湿，通阳利水，可选用冬瓜皮蚕豆汤、赤小豆炖鲤鱼、薏米粥等。若肝火犯肺，表现为咳嗽阵作，咳血量多，或痰血相兼，血色鲜红，胸胁牵痛，烦躁易怒，治宜清肺泻肝，和络止血，可选用桑皮茅根鲜藕汤、杏仁桑皮炖猪肺、鲜藕柏叶汁等。

保养脾胃

中医食疗十分重视保养脾胃，脾胃为后天之本，气血生化之源。脾胃功能的强弱，对于战胜病邪，协调人体阴阳，强壮机体，扶助正气，恢复机体功能等，具有重要的作用。一般说来，在疾病过程中胃肠功能减弱，应适当控制食量，切忌进食过多，加重脾胃负担，以致不能消化而使疾病加重，或愈而复发（食复），或引起其他病证。

烹调与禁忌

食疗膳食一般不应采取炸、烤、煎、爆等烹调方法，以免破坏其有效成分或改变其性质而失去治病作用。而且患病之后，脾胃功能减弱，以炸、烤、煎、爆等方式烹调出来的食物要忌食。

不同年龄者的食养

人的一生要经历从儿童到青年、壮年、老年的过程，人体气血盛衰和脏腑功能，随着年龄增长而发生不同的变化。因此，应根据各个年龄阶段的不同生理状况进行食养。脾为后天之本，脾胃健旺，营养充足则身体健康，发育正常。小儿生机旺盛，稚阴稚阳，脾常不足，而且饮食不知自节，稍有不当，就会损伤脾胃，伤食为患。

宜健脾消食，常选食山楂、山药、茯苓、白豆蔻、板栗、猪肚、猪瘦肉、鸡蛋、牛奶、蜂蜜等。膳食如山楂糕、山药茯苓包子、豆蔻馒头、猪肚汤等。肾为先天之本，人生的生长发育，肾起着极为重要的作用，小儿肾气未充，牙齿、骨骼，智力尚处于发育中，故应适当补益肾气，以促进生长发育，

可选食核桃肉、黑芝麻、黑豆、桑葚子、枸杞子、菟丝子、猪骨、猪肾、蜂乳等，膳食如核桃炖蜜糖、猪肾核桃粥、芝麻肝、猪骨汤等。

青壮年精力旺盛，气血充沛，无须专门补养，但有时自恃身强体壮，不注意劳逸结合，日夜钻研，精神高度紧张，劳逸失度，造成心脾或心肾不足，出现失眠多梦，健忘，心悸，食欲不振等。此时可食养心安神之品，常选食莲米、茯苓、山药、枸杞子、何首乌、酸枣仁、桂圆肉、松子仁、猪心、猪脑等，膳食如莲米猪心、枸杞肉丝、桂圆肉粥、茯苓饼等。

解表药

【概念】在中医药理论中凡是解除表证，以发散表邪为主要作用的药物，统称解表药。

【功效】解表药多属辛散轻扬之品，能促进人体发汗或者微发汗，可以使表邪由汗出而得解，即发汗解表的功效。部分解表药以其宣通透达的特性，还有宣肺平喘、利水消肿、宣毒透疹、活血消痈、通痹止痛等功效。

【药理作用】中医科学研究表明，解表药主要具有解热镇痛、促进发汗、祛痰镇咳、抗菌、抗病毒、

抗过敏、抗炎作用。

【适用范围】解表药主要用于治疗头疼身痛、恶寒发热、无汗或者有汗不畅、脉浮的外感表证。对现代临床称谓的一般感冒、上呼吸道感染、流行性感冒、流脑及乙脑初起、支气管炎、麻疹、哮喘、肺炎、风湿性关节炎、急性肾炎、化脓性皮肤病等有一定的治疗作用，部分药物还可用于治疗高血压、突发性耳聋、冠心病等。

【药物分类】解表药根据药性和作用的不同，主要分为辛温解表药（又称发散风寒药）及辛凉解表药（又称发散风热药）两类。

辛温解表药，药性辛温。辛以散风，温可祛寒，因此具有发散风寒的作用。主要用于恶寒发热、头痛、无汗、肢体酸痛、清涕、鼻塞、苔薄白、喉痒咳嗽、脉浮的风寒表证。部分药物以辛温发散的特性，兼有平喘、利水、透疹、止痛等作用，对于麻疹、咳喘、水肿、风疹、风湿痹痛等具有上述表证的患者也可使用。中医药方常用的辛温解表药有细辛、紫苏叶、香薷、麻黄、桂枝、防风、羌活、藁本、荆芥、白芷、苍耳子、辛夷、生姜、鹅不食草、葱白、西河柳、胡荽。

辛凉解表药，药性辛凉。辛以散风，凉可祛热，因此具有发散风热的功效。主要用来治疗感冒风热或温病初起，发热恶寒、咽痛口渴、头痛目赤、脉浮数、舌苔薄黄的风热表证。部分药物在发散风热的同时，还兼具有清头目、利咽喉、宣肺、透疹之功。对于因感受风热而致的咽喉肿痛、目赤肿痛、咳嗽、疹出不畅等症均可选用。中医药方常用的辛凉解表药有薄荷、蝉蜕、葛根、牛蒡子、升麻、桑叶、柴胡、菊花、蔓荆子、淡豆豉、木贼、山芝麻、浮萍、飞廉。

□ 麻黄

科属　为麻黄科植物草麻黄、中麻黄或者木贼麻黄的干燥草质茎。

性味归经　辛、微苦，温。归肺、膀胱经。

功能主治　宣肺平喘，发汗解表，利水消肿。用于风寒感冒，风水浮肿，胸闷喘咳；支气管哮喘。

麻黄连翘赤小豆汤

麻黄、连翘、杏仁、甘草、生姜各6g，大枣12g，梓白皮、赤小豆各18g。各味加水一起煎汤温服。

功能：宣肺利气解表，清热利湿和中。适用于湿热郁蒸发黄，还有恶寒发热等表证者。

□防风

科属 为伞形科植物防风的干燥根。

性味归经 辛、甘，温。归膀胱、肝、脾经。

功能主治 胜湿，止痉，解表祛风。用于破伤风、风湿痹痛、感冒头痛、风疹瘙痒。

防风松叶酒

防风、麻黄各30g，松叶(10月初采)160g，制附子15g，独活30g，肉桂、秦艽各20g，牛膝36g，生地30g，醇酒1500ml。上药捣碎细，和匀，纱布包盛，酒浸净器中，封口，春秋7天，冬14天，夏5天，天满开取，去渣备用。每温饮1小杯(约10ml)，每天3次。适用于因风湿侵袭的关节疼痛，步履艰难，四肢麻木。

□薄荷

科属 为唇形科植物薄荷的干燥地上部分。

性味归经 辛，凉。归肺、肝经。

功能主治 清头目，宣散风热，透疹。对于风热感冒、风温初起、喉痹、口疮、头痛、目赤、麻疹、风疹、胸胁胀闷有疗效。

薄荷粥

薄荷5g，粳米50g。先煮粳米粥，候熟，放入薄荷，几沸，出香气，空腹食。

功能：疏散风热。适用于风热外感而见头目不清，发热恶风，咽痛口渴者。

□柴胡

科属 为伞形科植物柴胡或者狭叶柴胡的干燥根。

性味归经 苦，微寒。归肝、胆经。

功能主治 疏肝解郁，疏散退热，升举阳气。对于感冒发热，胸胁胀痛，寒热往来，月经不调，脱肛，子宫脱垂有疗效。

千金茶

柴胡、陈皮(制)、羌活、紫苏、桔梗、荆芥、广藿香、香薷、枳壳、半夏(制)、香附、贯众、川芎各50g，甘草、苍术、薄荷、茶叶各100g，石菖蒲30g，厚朴(制)80g，玉叶金花100g。将上药研成黄褐色粗粉，每包12g。每次1包，水煎数沸，每天2次，儿童减半，代茶饮。

功能：清热解毒。适用于四季伤风感冒，腹痛身酸痛，中暑发热，呕吐泄泻。

清热药

【概念】在中医药理论中凡是以清解里热，泄除里热证为主要作用的药物，称为清热药。

【功效】清热药多寒凉，具有解毒、清热泻火、清虚热、凉血等功效。

【药理作用】中医科学研究表明，清热药主要具有抗病毒，抗菌，抗毒素，抗病原虫，抗肿瘤，解热，抗炎，增强免疫功能的作用。

【适用范围】清热药主要用于不恶寒反恶热，发热、口渴、呼吸迫促、心烦口苦、大便干结、小便短赤，或者兼便秘、腹胀、苔黄的里热证。对现代临床称谓的感染性发热、急性传染病、白血病、某些变态反应性疾病、某些心血管疾病等有一定的治疗作用。

【药物分类】清热药根据性能不同，主要分为清热燥湿药、清热泻火药、清热凉血药、清热解毒药、清虚热药五类。

清热泻火药，主要用于口渴、高热、烦躁、汗出，严重的脉洪大，神昏谵语的气分实热证。这类药物各有不同的作用部位，分别适用于胃热、肺热，如芦根、花粉、淡竹叶、竹叶、西瓜翠衣、鸭跖草、谷精草、决明子、寒水石、夜明砂、猪胆汁、密蒙花、青葙子、苦丁茶。

清热燥湿药，药性苦寒。苦能燥湿，寒能清热，因此具有清热燥湿的作用，并能清热泻火。主要用于身热不扬、胸膈痞闷、舌苔黄腻的湿温、小便短赤或暑温夹湿证；用于痞满吐利的湿热蕴结脾胃证；用于泄泻、痢疾、痔瘘肿痛的湿热壅滞大肠证；用于耳肿流脓、黄疸尿赤的湿热蕴蒸肝胆证；用于带下色黄或热淋灼痛的湿热下注证，关节红肿热痛的湿热流注关节证；用于湿疮、湿疹的湿热浸淫肌肤证；用于各脏腑火热证。中医药方常用的清热燥湿药有黄连、黄芩、黄柏、秦皮、白鲜皮、龙胆、苦参、三棵针、苦豆子、马尾连。

清热解毒药，以清热解毒为主。主要用于丹毒、瘟毒发斑、痈肿疔疮、痄腮、热毒下利、咽喉肿痛、虫蛇咬伤、水火烫伤、癌肿的火热壅盛证以及其他急性热病。中医药方常用的清热解毒药有忍科藤、金银花、连翘、蒲公英、紫花地丁、金莲花、野菊花、苦地丁、甜地丁、天葵子、大青叶、板蓝根、重楼、拳参、青黛、鱼腥草、金荞麦、白头翁、马齿苋、大血藤、败酱草、鸦胆子、马勃、广豆根、委陵菜、射干、北豆根、青果、锦灯笼、金果榄、土茯苓、白蔹、木蝴蝶、冬凌草、千里光、四季青、漏芦、穿心莲、白花蛇舌草、半边莲、熊胆、山慈姑、地锦草、绿豆、翻白草、马鞭草。

清热凉血药，药性咸寒。咸能入血，寒能清热，因此具有清血分热邪、清解营分的作用。主要用于身热夜甚、心烦不寐、舌绛、脉细数，甚至斑疹隐隐、神昏谵语的热入血分证；用于舌謇肢厥、神昏谵语、舌质红绛的邪陷心包证；用于吐血衄血、舌色紫绛、尿血便血、躁扰不宁、斑疹紫暗，甚或昏狂的热入血分证；也可用于其他疾病引起的血热出血证。中医药方常用的清热凉血药有玄参、牡丹皮、地黄、赤芍、紫草、水牛角。

清虚热药，以清虚热、退骨蒸为主。主要用于午后发热、骨蒸潮热、虚烦不寐、手足心热、盗汗遗精、舌红少苔、脉细而数的肝肾阴虚，虚火内扰证；用于热退无汗、夜热早凉、脉象细数、舌质红绛的温病后期，邪热未尽，伤阴劫液证。中医药方常用的清虚热药有白薇、青蒿、地骨皮、胡黄连、银柴胡。

□苦丁茶

科属　为冬青科植物枸骨和大叶冬青的叶。

性味归经　苦、甘，大寒。归肝、肺、胃经。

功能主治　清热生津，散风，消积，止痢。对于齿痛，头痛，目赤，烦渴引饮，壮热面赤，痢疾，食积有疗效。

竹叶茶

苦丁茶 6g，淡竹叶 10g，甘草 3g。水煎，加适量冰糖令溶。代茶饮。

功能：清热解毒。对于牙龈破溃流脓，口舌溃疡，口中热臭，五心烦热，烦躁不安，小便短赤等症有疗效。

□决明子

科属　为豆科植物决明或者小决明的干燥成熟的种子。

性味归经　甘、苦、咸，微寒。归肝、大肠经。

功能主治　润肠通便，清热明目。对于羞明多泪，目赤涩痛，目暗不明，头痛眩晕，大便秘结有疗效。

决明子茶

决明子 15g，夏枯草 8g。决明子炒至稍鼓起，微有香味，待凉，打碎或碾碎；夏枯草切碎，开水冲泡。代茶饮，每天 1 剂。

对于高血压，头痛，青光眼，角膜溃疡，急性眼结膜炎，大便秘结等症有疗效。

□黄芩

科属　为唇形科植物黄芩的干燥根。

性味归经 苦，寒。归肺、胆、脾、大肠、小肠经。

功能主治 泻火解毒，清热燥湿，安胎，止血。对于湿温、暑湿胸闷呕恶，泻痢，湿热痞满，肺热咳嗽，黄疸，血热吐衄，高热烦渴，胎动不安，痈肿疮毒有疗效。

生地黄芩竹叶汤

黄芩、生地黄15g，淡竹叶25g，白糖适量。以上三味药分别洗净，置瓦煲内，加水4碗，煲出味，去渣，加白糖调味搅匀。

适用于口腔溃疡，饮用几次即可治愈。

□苦参

科属 为豆科植物苦参的干燥根。

性味归经 苦，寒。归心、肝、胃、大肠、膀胱经。

功能主治 清热燥湿，利尿，杀虫。对于热痢，便血，黄疸尿闭，阴肿阴痒，赤白带下，湿疮，湿疹，疥癣麻风，皮肤瘙痒有疗效；外治滴虫性阴道炎有疗效。

苦参天麻酒

苦参500g，黍米5000g，曲750g，白鲜皮200g，天麻80g，露蜂房75g。上药用水7500g，煮到一半，去渣，浸曲，经3宿，炊火醅如常法，

酒熟压去糟渣，贮存备用。饭后饮一小杯，每天2次，夜1次。渐加至3小杯，以愈为度。

对于遍身白屑，搔之则痛有疗效。

□金银花

科属 为忍冬科植物红腺忍冬、忍冬、山银花或者毛花柱忍冬的干燥花蕾或者带初开的花。

性味归经 甘，寒。归肺、心、胃经。

功能主治 疏散风热，清热解毒。对于痈肿疔疮，丹毒，喉痹，风热感冒，热毒血痢，温病发热均有疗效。

金银花粥

金银花12g，鳖甲15g，柴胡9g，薏米18g，红糖适量。前3味煎汤，去渣后入薏米、红糖煮粥。每天1剂，连服食5剂。

适用于肝胆郁热所致的中耳炎。

□土茯苓

科属 为百合科植物光叶菝葜的干燥根茎。

性味归经 甘、淡，平。归肝、胃经。

功能主治 解毒，除湿，通利关节。对于湿热淋浊，带下，痈肿，疥癣，瘰疬，梅毒以及汞中毒所导

致的肢体拘挛，筋骨疼痛均有疗效。

土茯苓龟

土茯苓400g，乌龟2只，调料适量。把乌龟放入盆中，加热水，使其排尽尿水，开水烫死，去头、爪、内脏，洗净。土茯苓洗净，水煎1小时，再将龟加甲一并放入，加适量盐、葱、姜、黄酒，煎3小时，调入味精，早晚餐食肉饮汤。

功能：养血补血，祛风湿，强筋骨。对于筋骨挛痛，恶疮痈肿，慢性湿疹，牛皮癣等均有疗效。

□牡丹皮

科属　为毛茛科植物牡丹的干燥根皮。

性味归经　苦、辛，微寒。归心、肝、肾经。

功能主治　活血化瘀，清热凉血。对于温毒发斑，吐血衄血，无汗骨蒸，夜热早凉，痈肿疮毒，跌打伤痛，经闭痛经有疗效。

牡丹皮乌龟汤

牡丹花30g，乌龟2只（重约500g），精盐、黄酒适量。牡丹皮（干品）冷水快速冲洗灰尘，沥去水分；乌龟宰杀后从侧面剖开，去内脏，洗净，用烫水除去薄膜，与丹皮同入砂锅内，冷水浸，中火烧开，加黄酒2匙，精盐半匙，小火慢煨2～3小时，至龟

肉酥烂。吃龟肉喝汤，每次1小碗，每天2次。

功能：滋阴补肾，清热降火，补心凉血。对于血尿反复发作，肾阴亏损，久治不愈者有疗效。

□胡黄连

科属　为玄参科植物胡黄连的干燥根茎。

性味归经　苦，寒。归肝、胃、大肠经。

功能主治　除骨蒸，清湿热，消疳热。对于黄疸，湿热泻痢，骨蒸潮热，痔疾，小儿疳热等均有疗效。

痔疮丸

胡黄连120g，鳖头2个，荞麦面120g。将鳖头阴干，用砂锅炒焦黄色，与胡黄连共研为细末，再和荞麦面调匀，炼蜜为丸，如芡实般大。每日早、午、晚各服8g，温白开水送下。禁食辛辣等物。

泻下药

【概念】在中医药理论中凡能润滑大肠或引起腹泻，促进排便的药物，称为泻下药。

【功效】泻下药多苦寒沉降，能促进胃肠蠕动，可以使燥屎和胃肠积滞等排出体外，有泻下通便的功效：

或能润滑大肠，可以使大便软化而易于排出；或能清热泻火，可以使实热壅滞者通过泻下而清解；或能逐水退肿，可以使水湿停饮随大小便排除。部分泻下药还兼有解毒，活血，祛瘀等功效。

【药理作用】中医科学研究表明，泻下药主要具有利尿，泻下，抗炎，抗肿瘤，抗菌，抗病毒，利胆的作用。

【适用范围】泻下药主要用治胃肠积滞，大便秘结，痞满，脉沉的实证。对现代临床称谓的肠道激惹综合征，功能性便秘，药物性便秘，肠炎，肛裂，痔疮，应激性溃疡，肝炎，急性胆道感染，肾炎，胰腺炎，化脓性皮肤病等有一定的治疗作用，部分药物可治黑色素瘤，高脂血症，乳腺癌等。

【药物分类】泻下药根据作用强弱的不同，主要分为攻下药、润下药以及峻下逐水药三类。

攻下药，大多苦寒沉降，入胃、大肠经。既有较强的攻邪通便作用，又有清热泻火的功效。主要适用于燥屎坚实，大便秘结以及实热积滞的病证。部分药物具有较强的清热泻火作用，可用于热病高热神昏，谵语发狂；火热上炎所致的目赤、头痛、牙龈肿痛、咽喉肿痛以及火热炽盛所致的吐血、衄血、咯血等上部出血证。中医药方常用的攻下药有芒硝、大黄、芦荟、番泻叶。

润下药，多为植物种子和种仁，富含油脂，味甘质润，多入大肠经、脾经，能润滑大肠，促使排便而不致峻泻。主要适用于产后血虚、年老津枯、热病伤津以及失血等所导致的肠燥津枯便秘的病证。中医药方常用的润下药有郁李仁、火麻仁、松子仁。

峻下逐水药，大多药力峻猛，苦寒有毒，服药后能引起剧烈腹泻。部分药并有利尿作用，可用于大腹胀满，全身水肿，以及停饮等正气未衰的病证。中医药方常用的峻下逐水药有甘遂、大戟、芫花、牵牛子、巴豆、商陆、乌桕根皮、千金子。

□ 火麻仁

科属　为桑科植物大麻的干燥成熟的果实。

性味归经　甘，平。归脾、胃、大肠经。

功能主治　润肠通便。用于肠燥便秘，血虚津亏。

火麻仁粥

火麻仁10g，粳米50g。麻仁捣烂，和粳米煮粥，任意食用。

具有润肠通淋，活血通脉的功能。对于产后关节凝涩，小便不通利，血虚便秘，风痹经闭等均有疗效。

□芦荟

科属 为百合科植物库拉索芦荟、好望角芦荟或其他同属近缘植物叶的汁液浓缩干燥物。

性味归经 苦，寒。归肝、胃、大肠经。

功能主治 通便，清肝热。用于小儿疳积，便秘，惊风；外治湿癣。

清肝芦荟汤

芦荟3片，大头菜半个，绿竹笋半棵，红甜椒半个，小黄瓜半条，玉米笋2条，鲜香菇1朵，盐1小匙。芦荟洗净，削去边缘的细刺，将突起那一面的外皮剥除，切段；大头菜、绿竹笋均洗净，去皮，切块；红甜椒（去蒂及种子）、小黄瓜均洗净，切块；玉米笋洗净，切段；鲜香菇洗净，切片备用。大头菜、绿竹笋、玉米笋、鲜香菇均放入锅中，加入5杯水煮开，转小火煮至熟，再加入红甜椒略煮，最后加入小黄瓜、芦荟及盐煮滚即可。注意：芦荟不要煮太久否则效果欠佳。

此汤在夏日食用最能预防和消除因肝火、暑热而引起的身体与皮肤不适。此汤可以清热降火，去除体内油脂，调理肠胃。

祛风湿药

【概念】 在中医药理论中凡是以祛除风寒湿邪，解除风湿痹痛，以治风湿痹证为主的药物，称为祛风湿药。

【功效】 祛风湿药大多味辛、苦，性温、热，入肝、脾、肾经。肾主骨，肝主筋，脾主肌肉，因此，祛风湿药有祛除筋骨、肌肉、关节之间的风寒湿邪的作用。部分药物药味辛苦，性寒凉，苦以燥湿，辛以散风，寒可用来清热，因此有祛湿通络、清热散风的作用。有些祛风湿药，还兼有强筋骨、补肝肾的作用，对于风湿痹证且兼筋骨痿软，肝肾不足者有良好的治疗作用。

【药理作用】 中医科学研究表明，祛风湿药主要具有镇痛、镇静、抗炎、降血压、免疫调节、解痉的作用。

【适用范围】 祛风湿药主要用于治疗风湿痹证的肢体疼痛，关节肿大，不利，筋脉拘挛等病证。部分药物还适用于下肢痿弱、腰膝酸软等症。对现代临床称谓的类风湿性关节炎、风湿性关节炎、坐骨神经痛、强直性脊柱炎、腰椎间盘突出、肩周炎、骨质增生、颈椎病，以及骨折疼痛、跌打损伤、脑血管疾病后遗症、腰肌劳损、皮肤瘙痒、荨麻疹、疥癣、湿疹等有一定的治疗作用。部分药物用于治疗冠心病、高血压、哮喘、支气管炎等也有良好的治疗效果。

【药物分类】祛风湿药根据药性不同，主要分为祛风湿热药、祛风寒湿药以及祛风湿强筋骨药三类。

祛风寒湿药，药性辛、苦、温，行散祛风，通里散寒，燥湿。有较好的除湿、祛风、止痛、散寒、通经络等作用，尤以止痛为其特点，主要适用于肢体关节疼痛，风寒湿痹，筋脉拘挛，遇寒加重，痛有定处等。经配伍也可用于风湿热痹。中医药方常用的祛风寒湿药有川乌、威灵仙、海风藤、寻骨风、蚕沙、松节、路路通、伸筋草、雪上一枝蒿、枫香脂、丁公藤、蕲蛇、乌梢蛇、木瓜、徐长卿、昆明山海棠、青风藤、祖师麻。

祛风湿热药，药性辛、苦、寒，入肝脾肾经。苦降泄，辛行散，寒清热。具有良好的祛风除湿、通络止痛、清热消肿的功效，主要用于关节红肿热痛，风湿热痹等症。经配伍也可用于风寒湿痹。中医药方常用的祛风湿热药有秦艽、防己、臭梧桐、桑枝、豨莶草、络石藤、海桐皮、老鹳草、雷公藤、穿山龙、丝瓜络等。

祛风湿强筋骨药主入肝肾经，祛风除湿，兼有一定的强筋骨、补肝肾作用，主要用于风湿日久、肝肾虚损所致的脚弱无力，腰膝酸软。风湿日久，易损肝肾，风寒湿邪又易犯腰膝部位，选用本节药物有扶正祛邪、标本兼顾的意义。也可用于骨痿，肾虚腰痛，软弱无力者，中医药方常用的祛风湿强筋骨药有桑寄生、狗脊、五加皮、千年健、鹿衔草、雪莲花、石楠叶。

□ 独活

科属 为伞形科植物重齿毛当归的干燥根。

性味归经 辛、苦，微温。归肾、膀胱经。

功能主治 通痹止痛，祛风除湿。对于风寒湿痹，腰膝疼痛，少阴伏风头痛有疗效。

独活当归酒

独活、当归、杜仲、熟地、川芎、丹参各28g，好酒1000ml。上药碎细，酒浸入净瓶中，密封，近火煨，1昼夜后随量温饮，常使有酒气。

功能：祛风除湿。适用于风湿性腰腿疼痛。

□ 路路通

科属 为金缕梅科植物枫香树的干燥成熟果序。

性味归经 苦，平。归肝、肾经。

功能主治 利水通经，祛风活络。用于关节痹痛，麻木拘挛，乳少经闭，水肿胀满。

除痹逐瘀汤

路路通、桑枝、葛根各30g，刘寄奴、当归各15g，川芎、白芷、灵仙、姜黄各12g，红花、羌活、独活、胆星、白芥子各9g。水煎服，每天1剂。服6剂停药1天，12天为1疗程。

功能：祛风、散寒、除湿、化痰、通络。对于证属风寒，湿痰痹阻之颈椎病，以及由此引起的肩臂痛及手指麻木等有疗效。

化湿药

【概念】在中医药理论中凡气味芳香，性偏温燥，以芳化湿邪、醒悦脾胃为主要作用的药物，称为化湿药，又称为"芳香化湿药"。

【功效】化湿药辛香温燥，主入胃、脾经，能促进脾胃运化，消除湿浊，古人称它为"醒脾""醒脾化湿"。同时，其辛能行气，香能通气，行中焦之气，以解除因湿浊引起的脾胃气滞。此外，部分药还兼具有解暑、开窍、辟秽、截疟等作用。

【药理作用】中医科学研究成果表明，化湿药主要具有兴奋肠管蠕动，促进胃液分泌，使胃肠推进运动加快，以及抗菌、抗病毒的作用。

【适用范围】化湿药主要适用于湿困脾胃、身体倦怠、脘腹胀闷，运化失常所导致的脘腹痞满、恶心、口甘、大便溏薄、舌苔白腻、食少体倦等症。此外，因为它具有芳香解暑的功效，湿温、暑湿等证也可选用。对现代临床称谓的胃肠神经官能症、急慢性胃肠炎、肠伤寒、胃肠型感冒等有一定的治疗作用。芳香化湿药常见中医药方有：南苍术、北苍术、石草蒲、阳春砂、绿壳砂仁、草果仁、广藿香、佩兰等。

□ 苍术

科属 为菊科植物茅苍术或北苍术的干燥根茎。

性味归经 辛、苦，温。归脾、胃、肝经。

功能主治 祛风散寒，燥湿健脾，明目。用于脘腹胀满，泄泻，脚气肿痛，水肿，风湿痹痛，痿证，风寒感冒，夜盲。

苍术豉酒

苍术50g，清酒1000ml，豉500g。豉浸酒中，3昼夜后，苍术捣碎加入，4天后开取饮用。随意徐徐饮。

适用于麻木无力，风毒脚弱，腿脚肿胀，呕吐不食，头痛，腹痛下痢，发热。

□ 广藿香

科属 为唇形科植物广藿香的干燥地上部分。

性味归经 辛，微温。归脾、胃、肺经。

功能主治 开胃止呕，芳香化浊，发表解暑。用于湿浊中阻，暑湿倦怠，脘痞呕吐，寒湿闭暑，胸闷不舒，鼻渊头痛，腹痛吐泻。

藿香辛芷茶

广藿香 180g，细辛 9g，白芷 30g，猪胆 6 个，茶叶 30g，辛夷 5g。藿香、细辛、白芷研为细末，拌匀，将猪胆汁蒸煮消毒后，混合上药粉成丸，每服 6g，每天 3 次，茶叶和辛夷煎汤送服。多余之茶水可不拘次数，频频饮服。

功能：清化湿浊，宣通鼻窍。对于慢性鼻渊而致的鼻塞、流脓涕、头痛头昏、嗅觉障碍等症有疗效。

□ 佩兰

科属 为菊科植物佩兰的干燥地上部分。

性味归经 辛，平。归脾、胃、肺经。

功能主治 醒脾开胃，芳香化湿，发表解暑。用于湿浊中阻，口中甜腻，脘痞呕恶，多涎，口臭，湿温暑湿，头胀胸闷。

佩兰茶

佩兰鲜叶适量。开水冲泡，代茶饮。

适用于暑湿胸闷，口甜腻，食减。

□ 豆蔻

科属 为姜科植物白豆蔻或爪哇白豆蔻的干燥成熟果实。

性味归经 辛，温。归肺、脾、胃经。

功能主治 行气温中，化湿消痞，开胃消食。用于湿浊中阻，湿温初起，不思饮食，寒湿呕逆，胸闷不饥，食积不消，胸腹胀痛。

豆蔻卤牛肉

白豆蔻、草豆蔻各 5g，牛肉 1000g，姜片、花椒粉各 3g，山柰、小茴香、甘草各 2g，酱油、料酒、盐各 10g，味精 0.3g。牛肉洗净，切块，盛入盘内，将盐和花椒粉 1g 均匀地抹在牛肉上腌渍（夏天约 4 小时，冬天约 8 小时，腌渍过程中应上下对翻 2～3 次）；豆蔻、小茴香、山柰、姜片、甘草装入纱布袋内，扎口；卤锅内加清水 1500g，放入牛肉、药袋，用旺火烧开，撇去浮沫，再加入酱油、料酒，改用小火将牛肉卤至熟烂，再用旺火烧开，撇去浮油，速将牛肉捞起（防止浮油粘附肉上），晾干（卤水可留作下次用），横着肉纹切片，装盘，加入味精，淋上麻油，撒上花椒粉。

功能：养血补气，理气益脾。适用于身体虚弱，贫血，食欲不振，以及手术前后的调理。

□草果

科属 为姜科植物草果的干燥成熟果实。

性味归经 辛，温。归脾、胃经。

功能主治 除痰截疟，燥湿温中。用于脘腹胀痛，寒湿内阻，疟疾寒热，痞满呕吐。

草果羊骨汤

草果 5g，带肉羊骨 1000g，生姜 30g。羊骨捶破，与草果、生姜慢火熬汁，去渣，加少量食盐，调味饮服。

功能：益气养血，补肾养肝。适用于虚劳羸瘦，腰膝无力等症。

利水渗湿药

【概念】 在中医药理论中凡能渗泄水湿，通利水道，治疗水湿内停病证的药物，称利水渗湿药。

【功效】 利水渗湿药味多甘淡，主归小肠、膀胱经，具有利水消肿，利湿退黄，利尿通淋等功效。

【药理作用】 中医科学研究证明，利水渗湿药主要具有利胆保肝，利尿，降血脂，调节免疫功能，抗肿瘤，抗病原体作用。

【适用范围】 利水渗湿药主要用于水肿、小便不利、痰饮、泄泻、黄疸、淋证、湿疮、带下、湿温等水湿所导致的各种病证。对现代医学称谓的慢性肾小球肾炎，急性肾小球肾炎、肝源性水肿、肾源性水肿、妊娠水肿、心源性水肿、内分泌失调性水肿、膀胱炎、尿道炎、肾盂肾炎、前列腺炎、泌尿系结石等有治疗作用，部分药物用于治疗高血脂、癌症等。

【药物分类】 根据药物作用特点以及临床应用不同，利水渗湿药分为利尿通淋药、利水消肿药和利湿退黄药三类。

利水消肿药性味甘淡平或微寒。淡能渗泄水湿，服药后能使水肿消退，小便畅利，因此具有利水消肿作用。主要用于水湿内停的小便不利，水肿以及痰饮、泄泻等证。中医药方常用的利水消肿药有猪苓、茯苓、泽泻、薏苡仁、玉米须、冬瓜皮、荠菜、葫芦、香加皮、蝼蛄、泽漆、萱草根、赤小豆等。

利湿退黄药性味多苦寒，属脾、肝、胃、胆经。苦寒能清泄湿热，因此以利湿退黄为主要作用，主要用于湿热黄疸、症见目黄、小便黄、身黄等。部分药物还可以治湿疮痈肿等证。临证可根据阳黄、阴黄的湿热、寒湿偏重不同，选择适当药物配伍治疗。中医药方常用的利湿退黄药有金钱草、茵陈、虎杖、珍珠草、垂盆草、地耳草、水飞蓟、鸡骨草等。

利尿通淋药性味多苦寒，或甘淡寒。苦能降泄，寒能清热，走下焦，尤能清利下焦湿热，因此具有利尿通淋的作用，主要用于小便短赤，热淋，石淋，血淋以及膏淋等证。中医药方常用的利尿通淋药有滑石、车前子、通草、木通、地肤子、瞿麦、冬葵果、石韦、海金沙、灯心草等。

□ 茯苓

科属　为多孔菌科真菌茯苓的干燥菌核。

性味归经　甘、淡，平。归心、肺、肾经。

功能主治　利水渗湿，宁心，健脾。用于水肿尿少，痰饮眩悸，便溏泄泻，脾虚食少，惊悸失眠，心神不安。

茯苓糕

茯苓粉、芝麻粉、糕粉（糯米粉）、豆浆、白糖粉、植物油各适量。白糖粉加豆浆、植物油搅拌成糊状，加茯苓粉、糕粉、芝麻粉和匀，搓糕，上盘压糕后蒸熟，冷却，切片烘烤收糕。作点心食。

功能：健脾益气，安神宁心。对小儿脾失健运，消化不良，大便溏泻，心悸失眠，神志不安等症均有疗效。

□ 薏苡仁

科属　为禾本科植物薏苡的干燥成熟种仁。

性味归经　甘、淡，凉。归脾、胃、肺经。

功能主治　除痹止泻，健脾渗湿，清热排脓。用于水肿，脚气，湿痹拘挛，小便不利，肺痈，脾虚泄泻，扁平疣，肠痈。

薏苡仁粥

薏苡仁30g，冬麻子15g。水研冬麻子取汁，薏苡仁捣碎，入汁做粥，空腹食。

功能：润肠通便，祛风利湿。适用于四肢拘挛，中风，言语謇涩。

□ 冬瓜皮

科属　为葫芦科植物冬瓜的干燥外层果皮。

性味归经　甘，凉。归脾、小肠经。

功能主治　利尿消肿。用于小便不利，水肿胀满，暑热口渴，小便短赤。

冬瓜皮蚕豆汤

冬瓜皮45g，蚕豆60g。一同煮汤，调味，饮汤食豆。

功能：利水消肿，健脾化湿。适用于脾虚水停，按动深陷，全身悉肿，身体重倦，小便不利，胸闷纳呆等症。

□ 车前子

科属　为车前科植物车前与平车前的干燥成熟种子。

性味归经　甘，微寒。归肝、肾、肺、小肠经。

功能主治　渗湿通淋，清热利尿，祛痰，明目。用于水肿胀满，暑湿泄泻，热淋涩痛，痰热咳嗽，目赤肿痛。

车前子茶

车前子10g。拣去杂质，筛去空粒，用水淘洗去泥沙，晒干。开水冲泡15分钟。代茶多饮。每天1次。

适用于泌尿道感染，尿路结石，肾炎水肿，支气管炎，小便不利，更年期高血压，急性眼结膜炎等。

理气药

【概念】在中医药理论中凡以疏通气机、消除气滞为主要作用的药物，称理气药，又称为行气药。

【功效】理气药性味多辛苦温。气味芳香能疏理气机，具有行气消胀、解郁止痛，并可通过畅达气机、消除气滞而达到止痛的功效。本类药物根据其性能的不同，可分为疏肝解郁药、调脾和胃药、宣降肺气药等。

【药理作用】中医科学研究表明，理气药主要具有兴奋或抑制胃肠道平滑肌的作用，促进消化液的分泌，利胆调节子宫平滑肌，舒张支气管平滑肌，增加冠状动脉血流量，兴奋心肌，抗菌，升高血压等作用。

【适用范围】理气药主要用于治疗胃肠气滞所导致的脘腹胀痛、恶心呕吐、嗳气吞酸、腹泻便秘等；肝气郁滞所导致的胁肋胀痛、疝气疼痛、抑郁不乐、月经不调、乳房疼痛等；肺气壅滞所导致的咳嗽气喘、胸闷胸痛等。对现代临床称谓的肠炎、胃炎、胃肠道溃疡、胆结石、多种肝痛、胆囊炎，以及慢性支气管炎等有治疗作用。木香、香附、乌药、川楝子、青皮、檀香、沉香、玫瑰花、娑罗子、荔枝核、土木香、天仙藤、大腹皮、薤白、柿蒂、刀豆、基松、佛手、香橼、化橘红、陈皮、枳实、绿萼梅、九香虫为中医药中常用的理气药。

□ 化橘红

科属　为芸香科植物柚或化州柚的未成熟或近成熟的干燥外层果皮。前者习惯称为"毛橘红"，后者习惯称为"光橘红""光七爪""光五爪"。

性味归经 辛、苦，温。归肺、脾经。

功能主治 燥湿，散寒，消痰，理气。用于风寒咳嗽，喉痒痰多，呕恶痞闷，食积伤酒。

橘红茶

橘红10g，生姜5片，白茯苓15g。一起煎取汁，去渣。代茶饮。

功能：理气，宽胸，消积。适用于咳嗽多痰，声重浊，痰色白稠，或者食少纳呆，胸闷脘痞等症。

□ 陈皮

科属 为芸香科植物橘及其栽培变种的干燥成熟的果皮。

性味归经 苦、辛，温。归肺、脾经。

功能主治 燥湿化痰，理气健脾。对于胸脘胀满，食少吐泻，咳嗽痰多有疗效。

陈皮瘦肉粥

陈皮9g，瘦肉50g，墨鱼骨12g，白米适量。瘦肉洗净，切片；白米淘净，和陈皮、墨鱼骨一起煮为粥，熟后去陈皮、墨鱼骨，加入瘦肉片再煮到肉熟，食盐调味温服。

功能：补虚，健脾行气。适用于脾胃气滞，嗳气泛酸，胃脘胀痛，食

少体虚等症。

□ 玫瑰花

科属 为蔷薇科植物玫瑰的干燥花蕾。春末夏初花将开放时分批采收，及时低温干燥。

性味归经 甘、微苦，温。归肝、脾经。

功能主治 活血，行气解郁，止痛。对于肝胃气痛，食少呕恶，月经不调，经前乳房胀痛，跌扑伤痛有疗效。

玫瑰糕

玫瑰酱100g(或干玫瑰花25g)，糯米粉、大米粉各250g，白糖100g。大米粉与糯米粉拌匀；糖用水化开，调入玫瑰酱(或干玫瑰花揉碎拌入)，徐徐拌入粉内，迅速搅拌，使粉均匀受潮，并泛出半透明色，成糕粉。糕粉的湿度为：手捏把成团，放开一搓就散开。糕粉筛过后放入糕模内，用大火蒸13分钟。

具有理气活血开郁的功效。适用于情志不舒，肝气郁结，胸中郁闷，胀满，腹痛等症。

驱虫药

【概念】在中医药理论中凡以驱除或抑杀人体寄生虫为主要作用的药

物，称驱虫药。

【功效】驱虫药入胃、脾、大肠经，部分药物具有一定毒性，对人体内寄生虫，特别是肠道寄生虫体有麻痹或杀灭作用，促使其排出体外。行气、润肠、消积、止痒等为其中部分药物兼有的功效。

【药理作用】中医科学研究表明，驱虫药主要具有排出寄生虫和麻痹寄生虫虫体的作用，以及具有抗病毒，抗真菌，抗肿瘤的作用。

【适用范围】驱虫药主要用于治疗肠内寄生虫如蛲虫病、蛔虫病、钩虫病、绦虫病、姜片虫病等多种虫病。对食积气滞、便秘、小儿疳积、疥癣瘙痒也有疗效。苦楝皮、使君子、南瓜子、槟榔、雷丸、鹤草芽、鹤虱、芜荑、贯众、榧子为中医药方常用的驱虫药。

□槟榔

科属　为棕榈科植物槟榔的干燥成熟的种子。

性味归经　苦、辛，温。归胃、大肠经。

功能主治　降气，行水，杀虫消积，截疟。用于绦虫、蛔虫、姜片虫病，虫积腹痛，里急后重，积滞泻痢，水肿脚气，疟疾。

槟榔粥

槟榔片8g，粳米50g。将槟榔片加水煎汤取汁，放入粳米再加水煮成稀粥。每天上下午温热服食。

适用于腹胀满，食积气滞，大便不畅，泻痢后重以及多种肠寄生虫病。此粥也适宜久服。用于驱虫，药量可用至30～60g。体质虚弱，脾胃虚弱者不宜用。

□使君子

科属　为使君子科植物使君子的干燥成熟的果实。

性味归经　甘，温。归脾、胃经。

功能主治　杀虫消积。用于蛔虫、蛲虫病，虫积腹痛，小儿疳积。

炒使君子

使君子适量。略炒到香，按年龄每岁每天2粒（最多每天不得超过20粒），分3次嚼服。连服3天为1个疗程。

功能：驱虫。适用于小儿蛔虫、蛲虫病。忌饮茶以及热食。使君子干硬、发霉、变质者，请勿食用。出现呃逆时，以使君子壳煎水服，可解。

消食药

【概念】在中医药理论中凡以消化食积为主要作用，用于治疗饮食积滞的药物，称为消食药，又称消导药或助消化药。

【功效】消食药多性味甘平，主归脾、胃二经，行积导滞，具消食化积，健脾开胃，增进食欲，和中功效。

【药理作用】中医科学研究表明，消食药主要具有兴奋胃肠蠕动、促进消化，排除肠道积气的作用。

【适用范围】消食药主要用治饮食不消，宿食停留所导致的脘腹胀闷，嗳腐吞酸，不思饮食，大便失常，恶心呕吐，以及脾胃虚弱，消化不良等症。对十二指肠炎、十二指肠溃疡、胃炎、消化不良及其他胃功能疾患、嗳气、肠胃气胀及胀痛等有一定的治疗作用。部分药物用来医治腹股沟疝气、前列腺炎性疾患、泌乳不良等，也可取得良好的治疗效果。中医药方常用的消食药种类有：莱菔子、山楂、谷芽、隔山消、麦芽、鸡矢藤、鸡内金、阿魏等。

□山楂

科属　为蔷薇科植物山楂或山里红的干燥成熟果实。

性味归经　酸、甘，微温。归脾、胃、肝经。

功能主治　消食健胃，行气散瘀。用于胃脘胀满，肉食积滞，瘀血经闭，泻痢腹痛，心腹刺痛，产后瘀阻，高脂血症，疝气疼痛。

山楂核桃茶

山楂 50g，白砂糖 200g，胡桃仁 150g。将胡桃仁浸泡洗净，加适量清水，用石磨磨成浆，装瓶加适量清水稀释；山楂洗净放入锅加适量清水，用中火煎熬 3 次，每次 20 分钟，过滤去渣取浓汁约 1000ml；把锅洗净后放于火上，倒入山楂汁，加入白糖搅拌，待溶化后，入核桃浆，搅拌均匀，烧到微沸出锅服用。每天 120ml，分为 3 次，代茶饮。

功能：益肾补虚。适用于气喘，肺虚咳嗽，腰痛，肾虚阳痿，便干，津亏口渴，嗳腐，食积纳差，血滞经少，腹痛等症；也可作为冠心病，高血压，高血脂症，老年便秘等患者之膳食。

□麦芽

科属　为禾本科植物大麦的成熟果实经发芽干燥后而成。

性味归经　甘，平。归脾、胃经。

功能主治　健脾开胃，行气消食，退乳消胀。用于食积不消，脾虚食少，脘腹胀痛，乳汁郁积，乳房胀痛，妇女断乳。生麦芽健脾和胃，疏肝行气。用于脾虚食少，乳汁郁积。炒麦芽行气消食回乳。用于妇女断乳，食积不消。焦麦芽消食化滞。用于食积不消，脘腹胀痛。

麦芽山楂饮

炒麦芽 10g，炒山楂片 3g。水煎

取汁，调入红糖。

功能：和胃止呕，消食化滞。适用于呕吐酸腐，饮食停滞，嗳气厌食，脘腹胀满拒按等症。

温里药

【概念】在中医药理论中凡以温里祛寒为主要作用，用于治疗里寒症候的药物，称为温里药，又称祛寒药。

【功效】温里药大多味辛性温热，辛散温通，性热除寒，具有回阳救逆，温里散寒，温经止痛的功效。根据归经不同而有多种药效：归脾胃经，具有散寒止痛，温脾暖胃的功效；归肾经，功效为温肾助阳，回阳救逆；归肺经，又有止咳平喘，温肺化饮的功效。

【药理作用】中医科学研究证明，温里药主要具有强心，抗休克，镇静，镇痛，改善微循环，扩张血管，调节胃肠功能，抗炎，免疫调节，促进胆汁分泌的作用。

【适用范围】温里药主要用于呕吐泄泻、脘腹冷痛、冷汗自出、胸痹疼痛、脉微欲绝、四肢厥逆等里寒证。对现代临床称谓的急慢性胃肠炎，胃及十二指肠溃疡，胃下垂，胃扩张，心肌梗死，慢性结肠炎，

心律失常，心力衰竭所导致的心源性休克等有一定的治疗作用。中医药方常用的温里药有：肉桂、附子、吴茱萸、干姜、香、小茴香、花椒、高良姜、胡椒、荜茇、荜澄茄。

□肉桂

科属 为樟科植物肉桂的干燥树皮。

性味归经 辛、甘，大热。归肾、脾、心、肝经。

功能主治 补火助阳，散寒止痛，引火归元，活血通经。用于阳痿，腰膝冷痛，宫冷，肾虚作喘，阳虚眩晕，心腹冷痛，目赤咽痛，寒疝，虚寒吐泻，经闭，奔豚，痛经。

肉桂粥

肉桂2g，红糖适量，粳米100g。将肉桂煎取浓汁，去渣；用粳米，加水煮成稀粥，调入桂浆，放入红糖，稍煮一沸。每天早晚温热服食，5天为1疗程。

适用于肾阳不足，四肢发凉，小便频数，脘腹冷痛，大便稀薄，饮食减少，消化不良以及风寒湿痹等症。

□干姜

科属 为姜科植物姜的干燥根茎。

性味归经 辛，热。归脾、胃、肾、心、肺经。

功能主治 回阳通脉，温中散寒，温肺化饮。用于脘腹冷痛，肢冷脉微，呕吐泄泻，痰饮喘咳。

干姜茶

干姜30g，茶叶60g。上药研和，每用2g；每天3次，开水冲泡，代茶慢饮。

具有温中散寒止泻的功能。适用于遇冷腹泻、胃痛。

□高良姜

科属 为姜科植物高良姜的干燥根茎。

性味归经 辛，热。归脾、胃经。

功能主治 消食止痛，温胃散寒。用于脘腹冷痛，胃寒呕吐，嗳气吞酸。

高良姜炖鸡块

高良姜、陈皮、草果、胡椒各2g，公鸡1只，调料适量。各味药装入纱布袋内，扎口；鸡去毛以及内脏，洗净，切块，放入锅内，加水、药袋和适量葱、姜、盐、酱油，醋少量。小火煨炖，熟烂，任意食用。

功能：温中益气补虚。用于体虚瘦弱，腹部冷气串痛等症。

□胡椒

科属 为胡椒科植物胡椒的干燥近成熟或成熟果实。

性味归经 辛，热。归胃、大肠经。

功能主治 下气，温中散寒，消痰。用于胃寒呕吐，腹痛泄泻，癫痫痰多，食欲不振。

胡椒乌枣散

白胡椒7粒，大枣3个，乌梅1个。乌梅和白胡椒一同研磨成粉末，再将枣去核，共捣一处。每天3次，饭后用醋送服；或男子用酒送服，女子用醋送服。

功能：制酸止痛。适用于胃痛吞酸，胃酸过多型胃、十二指肠溃疡等症。

止血药

【概念】在中医药理论中凡以制止体内外出血为主要作用，用于治疗各种出血病证的药物，称为止血药。

【功效】止血药均入血分，因肝藏血、心主血、脾统血，故本类药物以归肝、心、脾经为主，尤其以归肝、心二经者为多。均具有止血作用。

【药理作用】中医科学研究表明，止血药主要具有促进血液凝固，收缩局部血管，缩短凝血时间，促进血小板聚集，降低血管脆性，改善血管壁功能，抑制毛细血管通透性以及抗病原微生物，抗炎，镇痛的作用。

【适用范围】止血药主要用治咳血、咯血、吐血、衄血、尿血、便血、紫癜、崩漏以及外伤出血等体内外各种出血病证。对现代临床所称的支气管扩张、慢性支气管炎、肺结核、支气管结核、肺炎、尘肺引起的咳血，胃十二指肠溃疡、食道及胃底静脉曲张、血液病等引起的呕血，鼻出血、牙龈出血、舌出血、耳道出血、紫癜所导致的衄血症，肾肿瘤、肾炎、肾损伤等引起的尿血，子宫功能性出血疾病、子宫癌、子宫肌瘤、盆腔炎以及流产引起的崩漏下血等有一定的治疗作用。

【药物分类】根据止血药的药性和功效的不同，主要分为凉血止血药、化瘀止血药、收敛止血药和温经止血药四类。

凉血止血药味多甘苦，性属寒凉，入血分，能清泄血分的热而止血，主要用于血热妄行所导致的各种出血证。大蓟、小蓟、槐花、地榆、白茅根、侧柏叶、苎麻根、羊蹄为中医药方常用的凉血止血药。

化瘀止血药既能止血，又能化瘀，具有止血而不留瘀的特点，主要用于血不循经的出血、瘀血内阻病证。部分药物还能止痛、消肿，还可用治跌打损伤、瘀滞心腹疼痛、经闭等病证。中医药方常用的化瘀止血药有茜草、三七、花蕊石、蒲黄、降香等。

收敛止血药大多味涩，或为炭类，或为质黏，因此能收敛止血，广泛用于各种出血病证。中医药方常用的收敛止血药有白及、紫珠、仙鹤草、棕榈炭、藕节、桃木。

温经止血药性属温热，能益脾阳，温内脏，固冲脉而统摄血液，具有温经止血的功效。主要用于冲脉失固、脾不统血的虚寒性出血病证。艾叶、炮姜等为中医药方常用的温经止血药。

□ 大蓟

科属 为菊科植物蓟的干燥地上部分或根。

性味归经 甘、苦，凉。归心、肝经。

功能主治 祛瘀消肿，凉血止血。用于吐血，衄血，便血，尿血，外伤出血，崩漏下血，痈肿疮毒。

大蓟胡桃枝茶

鲜大蓟、鲜胡桃枝各50～100g，冰糖适量。水煎，取汁放冰糖使溶解。代茶多次饮。

对瘰疬有疗效。

□槐花

科属 为豆科植物槐的干燥花及花蕾。

性味归经 苦，微寒。归肝、大肠经。

功能主治 清肝泻火，凉血止血。用于痔血，便血，血痢，崩漏，衄血，吐血，头痛眩晕，肝热目赤。

槐花酒

槐花110g，黄酒500ml。将槐花微炒黄，乘热入酒，煎数10余沸，去渣。热服取汗。疮毒未成者2～3服，已成者1～2服。

适用于疮毒已成未成，但燃痛者。

□三七

科属 为五加科植物三七的干燥根。

性味归经 甘、微苦，温。归肝、胃经。

功能主治 消肿定痛，散瘀止血。用于衄血，咯血，便血，外伤出血，崩漏，跌打损伤，胸腹刺痛，瘀血肿痛。

三七蒸鸡

三七20g，母鸡1只，料酒、葱、姜、食盐、味精各适量。将鸡退毛脏、剁爪、去内脏，洗净，剁成长方形的小块装入盆中；取10g三七磨粉备用，余下者上笼蒸软切成薄片；生姜洗净切成大片，葱切成节。把三七片放入鸡盆中，葱、姜摆在鸡上，注入适量的清水，加入盐、料酒，上笼蒸约2小时取出，拣去葱、姜不用，调入味精，把三七粉撒入盆中拌匀。

功能：补血。适用于贫血，面色萎黄，久病体弱等。

活血化瘀药

【概念】在中医药理论中凡以促进血行，通利血脉，消散瘀血为主要功效，用于治疗瘀血病证的药物，称活血化瘀药，或活血祛瘀药，简称活血药，或化瘀药。

【功效】活血化瘀药性味多为苦、辛、温，部分动物类药味咸，主入心、肝两经。味辛则能散、能行，味苦则通泄，且均入血分，故能行血活血，使血脉通畅，瘀滞消散。活血化瘀药通过活血化瘀作用而产生多种不同的功效，包括活血消肿、活血止痛、活血消痈、活血疗伤、破血消癥等。

【药理作用】中医科学研究表明，活血化瘀药主要具有改善血液循环，抗血栓形成，改善微循环，加强子宫收缩，镇痛，抗炎，抗菌，调节机体免疫功能的作用。

【适用范围】活血化瘀药主要用治胸、腹、头痛，痛如针刺，痛有定处，癥瘕积聚，中风不遂，肢体麻木以及关节痹痛日久，跌打损伤，疮疡肿痛，瘀肿疼痛，经闭，月经不调，痛经，产后腹痛等一切瘀血阻滞之证。对现代临床称谓的冠心病、心绞痛、心肌梗死、脑血栓形成、缺血性脑血管病、脑血管意外后遗症、血栓闭塞性脉管炎、视网膜血管阻塞、月经不调、子宫肌瘤、宫外孕、流产、痛经、子宫内膜异位、难产、盆腔感染、胎盘滞留等有一定的治疗作用。部分药物用治癌肿、慢性肝炎、肝硬化、胃溃疡、类风湿性关节炎、失眠、硬皮病等。

【药物分类】活血化瘀药，按其作用特点和临床应用的不同，可分为活血止痛药、活血调经药、活血疗伤药、破血消癥药四类。

活血止痛药多具辛味，能行能散，既入血分有活血之功，又入气分而兼行气之能，且有良好的止痛作用。主要用于气血瘀滞所致的各种痛证，如头痛、胸胁痛、心腹痛、痛经、产后腹痛、肢体痹痛、跌打损伤之瘀痛等。延胡索、川芎、姜黄、郁金、没药、乳香、夏天无、五灵脂等为中医药方常用的活血止痛药。

活血调经药性味多辛散、苦泄，主归肝经血分，具有活血散瘀之功，尤善通畅血脉而调经水。主要用于血行不畅所致的月经不调、痛经、经闭及产后瘀血腹痛；亦常用于瘀血阻滞所致的心腹疼痛、癥瘕积聚、跌打损伤、疮痈肿毒等证。红花、丹参、益母草、桃仁、牛膝、泽兰、月季花、王不留行、鸡血藤、凌霄花等为中医药方常用的活血调经药。

活血疗伤药性味多辛、苦、咸，主归肝、肾经，功善活血化瘀，消肿止痛，续筋接骨，止血生肌敛疮，主要用于跌打损伤、瘀肿疼痛、骨折筋损、金疮出血等伤科疾患，也可用于其他血瘀病证。中医药方常用的活血疗伤药有土鳖虫、自然铜、苏木、骨碎补、血竭、儿茶、刘寄奴、马钱子等。

破血消癥药味多辛、苦，虫类药多，兼有咸味，均主归肝经血分。药性峻猛，走而不守，能破血逐瘀、消癥散积，主要用于癥瘕积聚、瘀肿疼痛、血瘀经闭、偏瘫等。三棱、莪术、虻虫、水蛭、穿山甲、斑蝥等为中医药方常用的破血消癥药。

□川芎

科属 为伞形科植物川芎的干燥根茎。

性味归经 辛，温。归肝、胆、心包经。

功能主治 祛风止痛，活血行气。用于经闭痛经，月经不调，胸胁刺痛，癥瘕腹痛，头痛，跌扑肿痛，风湿痹痛。

川芎白芷炖鱼头

川芎5g，白芷8g，花鲢鱼头或鳙鱼头1个，调料适量。鱼头去鳃洗净；药洗净，装纱布袋中，扎口。同置锅内，加适量水及姜、葱、黄酒、盐，烧沸后转用小火炖至熟，调入味精。早晚餐温热服食。

功能：行气活血，祛风止痛。对于男女头风，头痛，四肢拘挛，痹痛等症有疗效。阴虚火旺及肝阳上亢者不宜用。

□丹参

科属 为唇形科植物丹参的干燥根及根茎。

性味归经 苦，微寒。归心、肝经。

功能主治 活血通经，祛瘀止痛，清心除烦。用于月经不调，经闭痛经，胸腹刺痛，疮疡肿痛，肝脾肿大，心烦不眠，心绞痛。

丹参蜜饮

丹参15g，炙甘草3g，檀香9g，蜂蜜30g。丹参、檀香、炙草加水煎煮后，去渣取汁，调入蜂蜜，再煎几沸。顿饮。

功能：行气活血，补益脾胃。适用于胃脘隐痛，胃及十二指肠溃疡、饥饿、劳倦就痛，食后缓解等症。

□红花

科属 为菊科植物红花的干燥花。

性味归经 辛，温。归心、肝经。

功能主治 散瘀止痛，活血通经。用于痛经，经闭，癥瘕痞块，恶露不尽，跌打损伤，疮疡肿痛。

红葵酒

红花2000g，天天果4500g，白酒（60度）3000g。天天果浸入1500g酒，放一个容器，红花浸入1500g酒，放另一个容器，1个月后，压榨，过滤，取上两种浸酒的澄清液合并在一起，加15%的糖浆，装瓶密封。每次15ml，每天3次，或每晚1次服用。不习惯饮酒者，开水稀释后使用。

服药后20分钟，喉胸初有热感，以后气喘渐平稳，痰容易咳出，渐有舒适感，寒喘型的支气管哮喘，在易发作季节来临之前，服用此酒，可防止或减轻发作。

化痰止咳平喘药

【概念】在中医药理论中凡以消痰或祛痰为主要作用的药物，称为化痰药；以制止或减轻咳嗽和喘息为主要作用的药物，称止咳平喘药。由于化痰药多数兼能止咳，而止咳平喘药也多兼有化痰作用，故常统称化痰止咳平喘药。

【功效】化痰药主要具有消痰或祛痰的作用，止咳平喘药主要具有止咳平喘的作用。

【药理作用】中医科学研究表明，化痰止咳平喘药主要具有镇咳、祛痰、抑菌、平喘、消炎、抗病毒、利尿等作用，部分药物还有镇痛、镇静、改善血液循环、抗惊厥、调节免疫功能的作用。

【适用范围】化痰止咳平喘药主要用于痰阻于肺的咳喘痰多，痰蒙心窍的昏厥、癫痫，肝风夹痰的中风，痰蒙清阳的眩晕、惊厥，痰阻经络的肢体麻木、半身不遂，痰火互结的瘰疬、瘿瘤，痰凝肌肉、流注骨节的阴疽流注等，以及外感、内伤所导致的各种咳嗽和喘息。对现代临床称谓的急、慢性支气管炎、支气管扩张、肺气肿、慢性淋巴结炎、皮下肿块、冠心病、心绞痛、单纯性甲状腺肿、心力衰竭、高血压、脑血管意外、癫痫等病证有一定的治疗作用。

【药物分类】根据功效和临床应用的不同，主要分为化痰药和止咳平喘药两类。

化痰药，又分为温化寒痰药和清化热痰药两类。温化寒痰药，药性多温燥，有燥湿化痰、温肺祛痰的功效；清化热痰药，药性多寒凉，有清化热痰的功效。部分药物质润，兼能润燥；部分药物味咸，兼能软坚散结。温化寒痰药主要用于湿痰、寒痰所导致的咳嗽气喘、痰多色白、苔腻等，以及由寒痰、湿痰所致的肢体麻木、眩晕、阴疽流注等。清热化痰药主治热痰所致的痰黄质稠、咳嗽气喘，其中痰干稠难咯、唇舌干燥的燥痰证，宜选质润的润燥化痰药，其他如痰热痰火所致的癫痫、瘿瘤、中风惊厥、瘰疬等，均可以清化热痰药治疗。中医药方常用的化痰药有天南星、半夏、芥子、白附子、猪牙皂、旋覆花、桔梗、猫爪草、白前、川贝母、瓜蒌、前胡、浙贝母、天竺黄、竹茹、海浮石、竹沥、瓦楞子、海蛤壳、昆布、海藻、胖大海、黄药子、礞石、猴枣等。

止咳平喘药的药味或辛或苦或甘，药性或温或寒，其止咳平喘的功效有清肺、宣肺、降气、润肺、敛肺以及化痰的分别，而有的药物偏于平喘，有的两种药性都有。中医药方常用的止咳平喘药有苦杏仁、百部、紫菀、款冬花、紫苏子、满山红、桑白皮、枇杷叶、葶苈子、白果、马兜铃、华山参、矮地茶、罗汉果、洋金花、牡荆子等。

□ 川贝母

科属 为百合科植物川贝母、暗紫贝母、甘肃贝母或者棱砂贝母的干燥鳞茎。前三者被习称"炉贝"。此外，药典还收录平贝母、伊犁贝母和湖北贝母。平贝母为百合科植物平贝母的干燥鳞茎。伊犁贝母为百合科植物伊犁贝母或新疆贝母的干燥鳞茎。湖北贝母为百合科植物天目贝母的干燥鳞茎。

性味归经 苦、甘，微寒。归肺、心经。

功能主治 化痰止咳，清热润肺。对肺热燥咳，干咳少痰，阴虚劳嗽，咯痰带血有疗效。

川贝母炖蜜糖

川贝母6～12g(如用川贝末，则用3～6g)，蜜糖15～30g。川贝母打碎，和蜜糖一起放到炖盅内，隔水炖服。1次服完。

具有润肺清热止咳的功效。适用于肺燥咳嗽和小儿痰核等。

□ 胖大海

科属 为梧桐科植物胖大海的干燥成熟种子。

性味归经 甘，寒。归肺、大肠经。

功能主治 利咽解毒，清热润肺，润肠通便。用于肺热声哑，咽喉干痛，干咳无痰，头痛目赤，热结便秘。

胖大海冰糖茶

胖大海5枚，冰糖适量。胖大海洗净，和冰糖一同放入杯中饮用，冲入沸水，加盖浸泡30分钟（天冷可用保温杯）。代茶饮。

功能：清肺化痰。适用于风热失音，其声重浊，发声不扬，口燥咽干或痛，咳痰黄稠等症。

□ 枇杷叶

科属 为蔷薇科植物枇杷的干燥叶。

性味归经 苦，微寒。归肺、胃经。

功能主治 降逆止呕，清肺止咳。对肺热咳嗽，胃热呕逆，气逆喘急，烦热口渴有疗效。

枇杷叶糯米粽

枇杷叶、糯米适量。糯米洗净，

清水泡1夜；新枇杷叶去毛洗净，用水浸软，包糯米成粽子，蒸熟食之。每天1次，连服4天。

功能：补中益气，暖脾和胃，止汗。适用于多汗、产后气血亏虚等症。

开窍药

【概念】在中医药理论中凡具辛香走窜之性，以通关开窍苏醒神志为主要作用，治疗闭证神昏的药物，称为开窍药。

【功效】开窍药味辛，气香，善于走窜，属于心经，具有启闭回苏，通关开窍，醒脑复神的作用。部分开窍药以其辛香走窜的特性，还兼有活血、止痛、行气、解毒、辟秽等功效。

【药理作用】中医科学研究表明，开窍药主要具有兴奋中枢神经系统的作用，有兴奋心脏与呼吸、镇痛、升高血压的作用，某些药物还有抗炎、抗菌的作用。

【适用范围】开窍药主要用于治疗温病热陷心包、痰浊蒙蔽清窍的神昏谵语，以及癫痫、惊风、中风等所致的卒然昏厥、痉挛抽搐等症。又可用于治湿浊中阻的胸脘冷痛满闷；经闭、血瘀气滞疼痛，食少腹胀以及目赤咽肿、痈疽疔疮等证。中医药中常用的开窍药有麝香、苏合香、冰片、安息香、石菖蒲。

□麝香

科属　为鹿科动物林麝、马麝或原麝的成熟雄体香囊中的干燥分泌物。

性味归经　辛，温。归心、脾经。

功能主治　开窍醒神，消肿止痛，活血通经。用于热病神昏，气郁暴厥，中风痰厥，经闭，中恶昏迷，心腹暴痛，难产死胎，咽喉肿痛，痈肿瘰疬，跌扑伤痛，痹痛麻木。

麝香夜牛酒

麝香9g，牛黄3g，夜明砂60g，酒适量。上药放入酒中浸泡。适量饮。

适用于食道癌疼痛。

□石菖蒲

科属　为天南星科植物石菖蒲的干燥根茎。

性味归经　辛、苦，温。归心、胃经。

功能主治　开窍豁痰，化湿开胃，醒神益智。用于脘痞不饥，神昏癫痫，噤口下痢，健忘耳聋。

菖蒲粥

石菖蒲6g，冰糖适量，北粳米50g。石菖蒲研末；米与冰糖入砂锅内，加水450ml，煮至米开汤未稠时，调入菖蒲末煮稠粥。每天2次，温热食。

功能：开窍宁神，芳香化湿。适用于湿浊阻滞中焦所致的不思饮食，胸脘闷胀及湿浊蒙蔽清窍所致的神情呆钝，耳聋不聪等症。

安神药

【概念】在中医药理论中凡以镇静安神为主要作用，用治心神不安、失眠、惊痫、狂妄等症的药物，统称安神药。

【功效】本类药物主入心经与肝经。《内经》曰"心藏神""肝藏魂"，人体的意识、精神、思维活动，与心、肝二脏的功能状态有着密切的关系。心神受扰或心神失养，都会导致神识的异常。本类药物有镇惊安神或养心安神的效用，因此能安定神志，使人的精神、意识、思维活动恢复正常。

【药理作用】中医药科学研究表明，安神药主要具有镇静、催眠、抗惊厥，抑制中枢神经系统等作用。某些药物还有强心、祛痰止咳、改善冠状动脉血循环、抑菌、提高机体免疫功能、防腐等作用。

【适用范围】安神药主要用于治疗心火亢盛、惊则气乱、痰热扰心或心脾两虚、肝郁化火、阴血不足、心肾不交等原因所引起的心悸怔忡、心神不宁、癫狂、失眠多梦及惊风等病证。某些安神药还兼有平肝、解毒、敛汗、祛痰、润肠等作用，还可用于治疗肝阳眩晕、热毒疮肿、自汗盗汗、痰多咳喘、肠燥便秘等证。

【药物分类】安神药按性能、药物作用的不同，分为重镇安神药和养心安神药两类。

重镇安神药，属质重的矿石药及介类药，用于心神不宁，躁动不安、安神解毒、清心镇惊、心悸易惊、失眠多梦、小儿惊风、癫痫发狂等实证。主要用于痰火扰心、心火炽盛、肝郁化火以及惊吓等引起的心神不宁、心悸失眠及惊痫、肝阳眩晕、视物昏花、耳鸣耳聋、肾虚气喘等证。中医药方常用的重镇安神药有朱砂、磁石、龙骨、琥珀等。本类药物有镇静安神的功效，能镇定浮阳，但不能消除导致浮阳的其他因素，因此在应用时应考虑配伍适当的药物。

养心安神药，多属于植物种子、种仁，具有甘润滋养的性味，因此有滋养心肝、交通心肾的作用。主要用于阴血不足、心脾两虚、心肾不交等所致的心悸怔忡、虚烦不眠、健忘多梦、遗精盗汗、宁心补肝、生津敛汗、惊悸多梦、体虚多汗、解郁安神、忧郁失眠、养血安神、祛风通络等证。中医药方常用的养心安神药有酸枣仁、柏子仁、合欢皮、首乌藤、远志、灵芝、缬草等药。

□朱砂

科属 为硫化物类矿物辰砂族辰砂，主要化学成分为硫化汞（HgS）。

性味归经 甘，微寒；有毒。归心经。

功能主治 安神解毒，清心镇惊。对心悸易惊，失眠多梦，小儿惊风，癫痫发狂，口疮，视物昏花，喉痹，疮疡肿毒均有疗效。

朱砂猪心

朱砂 3g，猪心 1 个。猪心剖开，将朱砂放入猪心内，用线扎好，煮熟连朱砂一起服用。

功能：宁心安神。适用于失眠、心悸等症。

□酸枣仁

科属 为鼠李科植物酸枣的干燥成熟种子。

性味归经 甘、酸，平。归肝、胆、心经。

功能主治 宁心，补肝，生津，敛汗。用于惊悸多梦，体虚多汗，虚烦不眠，津伤口渴。

酸枣仁粥

酸枣仁 15g（炒黄研末），粳米 100g。粳米煮粥，稍熟，下酸枣仁末，再煮。空腹食用。

功能：宁心安神。适用于失眠、心悸、心烦、多梦。

平肝息风药

【概念】在中医药理论中平肝息风药是指具有平肝潜阳、息风止痉的功效，主治肝阳上亢或肝风内动病证的药物。

【功效】平肝息风药都属肝经，为昆虫、介类等动物药及矿石类药物，有息风止痉、平肝潜阳的功效。部分药物以其质重、性寒沉降的特性，同时具有镇静安神、解毒生肌、清肝明目、降逆、凉血等作用。

【药理作用】中医科学研究表明，平肝息风药主要具有抗惊厥、镇静、镇痛、降压、解热的作用。

【适用范围】平肝息风药主要用于治疗肝风内动、肝阳上亢证。部分药物又可用治呕吐、心神不宁、呃逆、喘息、血热出血、目赤肿痛等。某些息风止痉药物，同时具有祛风通络的功效，又治疗风中经络的痹证疼痛、痉挛、麻木等。

【药物分类】平肝息风药可分为息风止痉药和平抑肝阳（平肝潜阳）药两类。

平肝潜阳药多为质重的介类或矿石类药物，平抑肝阳，主要用于肝阳上亢的头目眩晕、头痛、耳鸣和肝火上攻的口苦、面红、烦躁易怒、目赤肿痛、头痛头晕、视物昏花、青盲雀目等。中医验方、奇方、偏方常用的平肝潜阳药有石决明、珍珠母、紫贝齿、牡蛎、赭石、罗布麻、稽豆衣、萝芙木、蒺藜等。

息风止痉药主要用于温热病、热极动风、血虚生风、肝阳化风等所导致的眩晕欲仆、痉挛抽搐、项强肢颤等，以及风阳夹痰、痰热上扰的癫痫、惊悸失眠、目生云翳、疮疡不敛、惊风抽搐、肢体麻木、半身不遂、妊娠子痫、高血压、咽喉肿痛、高热、口舌生疮、风毒侵袭、风湿痹痛、瘰疬、引动内风之破伤风等。牛黄、羚羊角、玳瑁、珍珠、钩藤、全蝎、天麻、僵蚕、地龙、蜈蚣等为临床上常用的息风止痉药。

□蒺藜

科属 为蒺藜科植物蒺藜的干燥成熟果实。

性味归经 辛、苦，微温；有小毒。归肝经。

功能主治 活血祛风，平肝解郁，明目。用于胸胁胀痛，头痛眩晕，目痒，目赤翳障，乳闭乳痈，风疹瘙痒。

养血安神饮

蒺藜、甘枸杞、熟地、高丽参、沙苑各30g，淫羊藿、母丁香各18g，荔枝肉7g，沉香、远志（去心）各6g。用好酒1900ml，浸6天后，蒸3炷香，停火浸31天。每饮1杯，分250口喝下。

功能：生津养血，益气安神。

□天麻

科属 为兰科多年寄生草本植物天麻的干燥的块茎。

性味归经 甘，平。归肝经。

功能主治 平肝息风止痉。用于头痛眩晕，肢体麻木，癫痫抽搐，小儿惊风，破伤风。

天麻肉片汤

天麻、猪肉适量。天麻浸软，切薄片；猪肉切片做汤。加入天麻片5g共煮。药和汤都是滋补佳品。

功能：平肝息风，滋阴潜阳。适用于肝阳上亢或风痰上扰之眩晕，头痛等症。现多用于耳源性眩晕，高血压等。

补虚药

【概念】在中医药理论中凡是能纠正人体气血阴阳虚衰，补虚扶弱，以治疗虚证为主要作用的药物，称为补虚药。

【功效】补虚药大多具有甘味，能够补益精微，扶助正气，具有补虚作用。而其补虚作用又有补阳、补气、补阴和补血的不同。此外，有的药还分别兼有润燥，祛寒，清热，生津以及收涩等功效。

【药理作用】中医科学研究表明，补虚药主要具有促进蛋白质合成，增强机体免疫功能，促进造血功能，降低血脂，调节内分泌，提高学习记忆能力，抗氧化，延缓衰老，抗心肌缺血，增强心肌收缩力，改善消化功能，抗心律失常，抗应激，抗肿瘤等作用。

【适用范围】补虚药主要用于久病、大病之后，正气不足或者先天不足，体质虚弱或者年老体虚所出现的各种虚证，或用于疾病过程中正气已衰，邪气未尽，抗病能力下降，正虚邪实的病证，和祛邪药一起使用，可达到扶正祛邪的目的。对现代临床称谓的慢性胃肠炎、免疫功能低下、慢性胃及十二指肠溃疡、子宫脱垂、胃下垂、慢性气管炎、脱肛、肺气肿、肺结核、再生障碍性贫血、缺铁性贫血、营养不良、神经衰弱、发育迟缓、性功能低下等症都可采用相应的补虚药加以治疗。

【药物分类】根据各种药物的功效以及其主治证候的不同将补虚药分为补阳药、补阴药、补气药、补血药四类。

补气药，药性甘温或甘平，具有补肺气、补脾气、补元气、补心气的作用。主治: 脾气虚证，症见食欲不振，大便溏薄，面色萎黄，脘虚胀，体倦神疲，甚或脏器下垂，消瘦，血失统摄等。肺气虚证，症见气少喘促，动则益甚，声音低怯，咳嗽无力，体倦神疲，易出虚汗等。心气虚证，症见胸闷气短，心悸怔忡，活动后加剧等。此外，某些药物分别具有生津、养阴、养血等不同功效，还可用治阴虚津亏证或血虚证，尤宜于气阴两伤或气血俱虚的病证。中医药中常用的补气药有人参、党参、太子参、西洋参、白术、黄芪、白扁豆、山药、刺五加、甘草、红景天、绞股蓝、沙棘、饴糖、大枣、蜂蜜。

补阳药，药味多甘、辛、咸，性多温热，主入肾经。咸以补肾，辛甘化阳，能补助一身元阳，肾阳之虚得补，其他脏得以温煦，从而消除或改善全身阳虚诸证。主要适应于肾阳不足的畏寒肢冷、腰膝酸软、阳痿早泄、性欲淡漠、精寒不育或尿频遗尿、宫冷不孕；脾肾阳虚的脘腹冷痛或阳虚水泛的水肿；肝肾不足，精血亏虚的眩晕耳鸣、筋骨痿软、须发早白或小儿发育不良、囟门不合、齿迟行迟；肾不纳气之虚喘，肺肾两虚以及肾阳亏虚，下元虚冷，崩漏带下等证。中医药方常用的补阳药有鹿茸、海狗肾、海马、淫羊藿、仙茅、核桃仁、巴戟天、补骨脂、冬虫夏草、菟丝子、益智仁、胡卢巴、沙苑子、紫河车、哈蟆油、肉苁蓉、锁阳、杜仲、续断、羊红膻、蛤蚧、韭菜子、紫石英。

补血药，药性甘温质润，主入心肝血分，广泛用于各种血虚证，症见面色苍白或萎黄，唇爪苍白，心悸怔忡，眩晕耳鸣，或月经延期，量少色淡，失眠健忘，甚则闭经，舌淡脉细等。补血药熟地黄、何首乌、当归、白芍、阿胶、龙眼肉、楮实子为临床常用药。

补阴药，药性以甘寒为主，治五脏之阴虚。肺阴虚证，可见干咳无痰或咳而少痰或声音嘶哑；胃阴虚证，可见口干咽燥，胃脘隐痛，不欲饮食，或脘痞不舒，或咽干呃逆等；脾阴虚证，可见食后腹胀，纳食减少，唇干燥少津，便秘，干呕，呃逆，舌干苔少等；肝阴虚证，可见头晕耳鸣，眼目干涩或爪甲不荣，肢麻筋挛等；肾阴虚证，可见头晕目眩，耳鸣耳聋，腰膝酸痛，遗精，牙齿松动等；心阴虚证，可见失眠多梦，心悸怔忡等。北沙参、明党参、玉竹、麦冬、南沙参、鳖甲、天冬、百合、黄精、石斛、黑芝麻、墨旱莲、女贞子、枸杞子、桑椹、龟版为临床常用的补阴药。

□人参

科属 为五加科植物人参的干燥根。栽培者为"园参"，野生者为"山参"。

性味归经 甘、微苦，平。归脾、肺、心经。

功能主治 补脾益肺，生津，大补元气，生脉固脱，安神。用于肢冷脉微，体虚欲脱，肺虚喘咳，脾虚食少，内热消渴，津伤口渴，惊悸失眠，久病虚羸，心力衰竭，阳痿宫冷；心源性休克。

人参炖乌骨鸡

人参100g，乌骨鸡2只（约5斤），猪肘1斤，母鸡1只（约3斤），料酒、精盐、葱、味精、姜及胡椒粉适量。乌骨鸡宰杀后用沸水烫一下，去毛、斩爪、去头、去内脏、出水；人参用温水洗净；猪肘用刀刮洗干净，出水；葱切段，姜切片备用。砂锅放于旺火上，加清水，放入猪肘、母鸡、葱段、姜片，沸后撇去浮沫，小火慢炖，到母鸡和猪肘五成烂时，将乌骨鸡和人参加入同炖，用精盐、料酒、味精、胡椒粉调味，到鸡酥烂为可。

功能：补元气，益精血，益脾宁志。

适用于老年性咳喘、神经衰弱、月经不调、功能性子宫出血及小儿发育不良等症。对体质虚弱、病后体虚者也有补益作用。

□黄芪

科属 为豆科植物蒙古黄芪或膜荚黄芪的干燥根。

性味归经 甘，温。归肺、脾经。

功能主治 利尿消肿，补气固表，托毒排脓，敛疮生肌。用于食少便溏，气虚乏力，中气下陷，泄泻脱肛，表虚自汗，便血崩漏，气虚水肿，痈疽难溃，久溃不敛，内热消渴，血虚萎黄；慢性肾炎蛋白尿，糖尿病。

黄芪鳝鱼羹

黄芪30g，黄鳝500g。将黄鳝治净，切丝；然后把黄芪装入纱布袋，和黄鳝加水煮熟，去药袋，加食盐、生姜调味服食。

功能：适用于气血不足，体倦乏力，以及气虚不能摄血的出血证等。

□冬虫夏草

科属 为麦角菌科真菌冬虫夏草菌寄生在蝙蝠蛾科昆虫幼虫上的子座及幼虫尸体的复合体。

性味归经 甘，平。归肺、肾经。

功能主治 止血化痰，补肺益肾。用于久咳虚喘，劳嗽咯血，腰膝酸痛，阳痿遗精。

冬虫草米粥

冬虫夏草10g，小米100g，瘦猪肉50g。将冬虫夏草与小米、猪肉（切成细片）同煮粥。喝粥吃肉。

功能：益精气，补虚损，润肺补肾。适用于虚喘，肺肾阴虚，咯血，痨嗽，自汗盗汗，腰膝酸痛，阳痿遗精，病后久虚不复等。

□白芍

科属 为毛茛科植物芍药的干燥根。

性味归经 苦、酸，微寒。归肝、脾经。

功能主治 养血调经，平肝止痛，敛阴止汗。用于头痛眩晕，四肢挛痛，胁痛，腹痛，月经不调，血虚萎黄，自汗，盗汗。

白芍灵芝饮

白芍、灵芝各10g，适量白糖。白芍、灵芝煎水取汁后，加白糖调味饮服。

功能：抑阳敛阴，健胃安神。适用于失眠健忘，神经衰弱，食欲不振等症。

□阿胶

科属 马科动物驴的干燥皮或鲜皮经煎煮浓缩制成的固体胶，又称驴皮胶。

性味归经 甘，平。归肺、肝、肾经。

功能主治 润燥，补血滋阴，止血。用于血虚萎黄，眩晕心悸，虚风内动，心烦不眠，肺燥咳嗽，劳嗽咯血，便血，崩漏，吐血，尿血，妊娠胎漏。

阿胶散

阿胶6g，黄酒45ml。阿胶用蛤粉炒，研磨成细末，用黄酒兑温开水送服。

具有补血调经的功效。适用于血虚小腹空痛，经行后期，量少色淡，面色萎黄，身体瘦弱，头晕心悸等症。

□枸杞子

科属 为茄科植物宁夏枸杞的干燥成熟果实。

性味归经 甘，平。归肝、肾经。

功能主治 益精明目，滋补肝肾。用于腰膝酸痛，虚劳精亏，内热消渴，眩晕耳鸣，血虚萎黄，目昏不明。

枸杞子糯米粥

枸杞子18g，白糖适量，糯米50g。将上3味一起放入砂锅内，加水用小火烧到微滚到沸腾，待米开花，汤稠有油出现即停火，焖5分钟。每日早晚温服，可长期食用。

适用于肝肾阴虚，头晕目眩，视力减退、阳痿、遗精、腰膝酸软等症。脾虚湿盛和外感邪热者不宜服用。

收涩药

【概念】在中医药理论中凡以收敛固涩为主要功用，用来治疗各种滑脱病证的药物称为收涩药，又叫做固涩药。

【功效】收涩药大多味酸涩，性温平，主入脾、肺、肾、大肠经，分别具有止汗固表，敛肺肠，缩尿，止带，收敛止血等功效。

【药理作用】中医科学研究表明，收涩药物主要具有抑制腺体分泌、收敛、止泻、抗菌作用。

【适用范围】适用于久病体虚、正气不固的自汗、盗汗，遗精、滑精，尿频、遗尿，久泻、久痢，久咳虚喘，以及崩带不止等滑脱不禁的病证。

【药物分类】收涩药物根据临床应用及药性的不同，分为固表止汗药、敛肺止咳药、涩肠止泻药、涩精缩尿止带药四类。

固表止汗药，性收敛，味多甘平。多入心、肺经。能行肌表，调节卫分，顾护腠理而有固表止汗的功效。气虚肌表不固，虚热不退、腠理疏松、津液外泄的自汗阴虚不能制阳、阳热迫津外泄的盗汗多为临床应用。中医药中常用的固表止汗药有浮小麦、麻黄根、糯稻根须。

敛肺止咳药，具有敛肺止咳的功能，主入肺经。对肺虚喘咳久治不愈、呕吐腹痛、胆道蛔虫、梦遗滑精、便血脱肛、久泻久痢、痈肿疮毒、外伤出血、皮肤湿烂，或肺肾两虚、摄纳无权的虚喘证有主要功效。中医药中常用的敛肺止咳药有乌梅、五味子、罂粟壳、诃子、五倍子。

涩肠止泻药，具有涩肠止泻、收敛止血、温中行气的功效。主入大肠经。多用于大肠虚寒不能固摄或脾肾虚寒所导致的久痢、久泻、脘腹胀痛、食少呕吐、月经不调、便血、崩漏。禹余粮、赤石脂、肉豆蔻、石榴皮为中医药中常用的涩肠止泻药。

涩精缩尿止带药，主入膀胱经、肾经。具有缩尿、止带、补益肝肾、涩精固脱的功效。某些药物甘温，还兼有补肾的功效。适用于肾虚不固所致的阳痿遗精、遗尿、尿频、大汗虚脱、脾虚久泻、便血、痔血以及带下清稀等症。中医药中常用的涩精缩尿止带药有山茱萸、金樱子、桑螵蛸、芡实、覆盆子、刺猬皮、莲子、鸡冠花、海螵蛸、椿皮。

☐ 五味子

科属 为木兰科植物五味子的干燥成熟果实。

性味归经 酸、甘，温。归肺、心、肾经。

功能主治 收敛固涩，益气生津，补肾宁心。用于久嗽虚喘，梦遗滑精，尿频遗尿，久泻不止，自汗，盗汗，津伤口渴，短气脉虚，内热消渴，心悸失眠。

五味子茶

北五味子5g，紫苏梗、人参各1g，砂糖100g。前3味水煮热汁，去渣澄清，加入砂糖。代茶慢饮。

适用于肺的气阴两伤，肾水不能上承而引起的咳嗽，胸闷，口渴不能多饮，气少乏力等症。

☐ 罂粟壳

科属 为罂粟科植物罂粟的干燥成熟果壳。

性味归经 酸、涩，平；有毒。归大肠、肺、肾经。

功能主治 敛肺，涩肠，止痛。用于久咳、久泻，脱肛，脘腹疼痛。

健脾和胃汤

罂粟壳2g，炒苍术、茯苓、山楂炭、

车前子（包煎）、泽泻、鸡内金各6g，木香、槟榔各4.5g，砂仁、炙甘草各3g。诸药水煎浓缩成200ml，每天1剂，代茶饮。

适用于婴幼儿消化不良。对于泄泻、呕吐、发热等症有疗效。

□山茱萸

科属 为山茱萸科植物山茱萸的干燥成熟果肉。

性味归经 酸、涩，微温。归肝、肾经。

功能主治 补益肝肾，涩精固脱。用于眩晕耳鸣，腰膝酸痛，遗尿尿频，阳痿遗精，崩漏带下，大汗虚脱，内热消渴。

山萸肉粥

以山茱萸肉与粳米煮粥后，加入蜂蜜适量调匀，稍煮。

适用于肝肾不足，头晕目眩，耳鸣腰酸，遗精，遗尿，小便频数，虚汗不止，肾虚带下等症状。

攻毒杀虫止痒药

【概念】在中医药理论中凡以解毒疗疮，攻毒杀虫，燥湿止痒为主要作用的药物，称为攻毒杀虫止痒药。

【功效】主要具有杀虫止痒，攻毒疗疮作用。

【药理作用】中医科学研究表明，攻毒杀虫止痒药物大都具有杀菌，消炎，抗肿瘤作用。

【适用范围】攻毒杀虫止痒药物主要适用于某些外科、皮肤及五官科病证，如疥癣，疮痈疔毒，湿疹，梅毒及癌肿，虫蛇咬伤等。攻毒杀虫止痒药在中医药方经常使用的种类有雄黄、硫黄、蛇床子、土荆皮、大蒜、木鳖子、蟾酥、樟脑、白矾、蜂房。

□雄黄

科属 为硫化物类矿物雄黄族雄黄，主含二硫化二砷（As_2S_2）。或由低品位矿石浮选生产的精矿粉。

性味归经 辛，温；有毒。归肝、大肠经。

功能主治 解毒杀虫，燥湿祛痰，截疟。用于痈肿疔疮，蛇虫咬伤，虫积腹痛，惊痫，疟疾。

雄黄朱砂粉

雄黄、朱砂各等份，葛根粉20倍量拌匀，每服2g，治小儿诸痫，猪心血调下。

□蛇床子

科属 为伞形科植物蛇床的干燥成熟果实。

性味归经　辛、苦，温；有小毒。归肾经。

功能主治　燥湿，温肾壮阳，祛风，杀虫。用于阳痿，宫冷，妇人阴痒，湿痹腰痛，寒湿带下；外治外阴湿疹，滴虫性阴道炎。

蛇床子茶

蛇床子100g。碾碎，水煎。代茶多次饮用。

适用于高血压病。

护理与急救篇

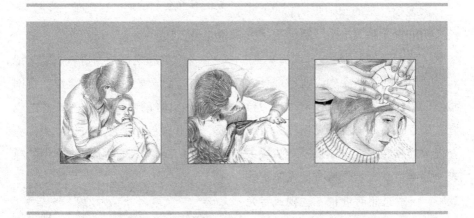

自我保健护理

眼睛护理

□眼睛检查

定期作视力检查

大多数严重的眼睛疾病（如会导致失明的青光眼等）在早期都不会有症状出现，但做眼睛检查时会被发觉。若能及早发现这些疾病，通常都可以将它们治愈。故两三年作一次视力检查，很有必要。一般可以用视力表检查视力的敏锐程度。如果看不清视力表上的字母，表示眼睛有屈光不正的缺陷，一般是患有近视、远视或青光眼等疾病。

如何配眼镜

视力检查后，若你确需配镜，眼科医生会给你一个配制眼镜的处方。眼镜师将按照处方，并按照你的头部大小，选择适合你的镜片及镜框。塑胶镜片比玻璃镜片轻，而且不容易摔破，但却容易磨损。戴眼镜前可以请眼镜师对镜框作必要的调整。一般应先试戴一段时间，若不满意，你可再去看眼科医生。

□色盲

色盲是一种无法辨识某些颜色的常见眼病，只是一般的视觉缺陷。若将每种东西都看成灰色，就是极为罕见的真正色盲。

色盲的形成

所有的颜色都是由进入眼睛光线中的红、绿、蓝三原色所合成。视网膜上的锥体细胞，含有对光敏感的物质，会对颜色产生反应。但如果你有色视上的缺陷，表明锥体细胞中的感

视力减退大致可分为两种性质不同的类型。第一类由眼部疾病所引起，第二类与屈光不正有关。由眼病所致的视力障碍，可因透明中间质变为混浊，挡住了"视线"所致，如角膜混浊、白内障、玻璃体混浊等；也可以是光线的感受或传导发生障碍，绝大多数眼底病均属这一范畴。屈光不正所致的视力障碍，常表现为远近视力减损的程度不相称。近视性屈光不正患者看远模糊，而近视力可能丝毫不受影响；远视患者则相反，看远清楚，书写、阅读就感到十分困难。

光物缺少了一部分，或是完全没有。

色盲的影响

色视缺陷是一种遗传疾病，8%的男性患有此病，但女性患此病的较少，仅为4‰。可见其对男人的影响，远大于对女人的影响。这种缺陷是由母亲遗传给子女的。

色盲患者的自我护理

在眼镜上加装滤色镜片，或是戴有色隐形眼镜，可以提高色盲患者的对比视觉能力。色盲通常无法治疗，但它也不会严重影响日常生活。

□ 隐形眼镜

隐形眼镜是眼镜的代替品，紧密地贴合在角膜上，用以矫正屈光不正等缺陷。它有两种主要类型：一种是硬镜片，由坚韧耐磨的塑胶制成，缺点是会刺激眼睛；另一种是软镜片，其刺激性比较小，但容易磨损。不论何种隐形镜片，每天都应将隐形眼镜取下，以便让眼睛获得休息，这是必须遵守的规则。

不宜戴隐形眼镜的情况

眼睛特别近视的不宜戴 眼睛特别敏感或是视力特别近视的人不宜配戴隐形眼镜。

手不灵活的人不宜戴 手不灵活的容易把镜片放进眼内或取出时伤害眼睛。

空气湿度小时不宜戴 气候干燥，甚至居室内空气干燥时，戴隐形眼镜会有不适感。

患感冒疾病时不宜戴 患感冒时戴隐形眼镜，眼睛会感到不舒服。

女性特殊时期不宜戴 妇女由于行经、服避孕丸或妊娠时，眼泪的化学成分会略有改变，这时也不要戴隐形眼镜。

在尘埃物的刺激下不宜戴 在多尘及其他刺激物的环境中，也不宜戴隐形眼镜。

选用隐形眼镜的基本原则

选用隐形眼镜首先要考虑本人的视力，其次还要考虑保养镜片是否方便等因素。这是基本原则。

种类及优缺点

硬镜片 这种镜片的优点是经久耐用（可用5年以上），价格便宜。缺点是初戴不好适应；每次戴不应超过20小时；较易脱落。

透气镜片 优点是氧气易透过，相对减少了感染的危险。而且感觉像软镜片一样舒适。缺点是耐久性差，最多只能用5年。

软镜片 优点是能够透气，而且含水分较多，配戴舒适可矫正近视和远视，但对散光的人不适合。而且这种镜片很容易损坏，可戴两三年，价格也较硬镜片贵。

长期软镜片 优点是含丰富水分，能够戴上长达一个月而不必取下来。缺点是眼睛易受感染。

用完即弃软镜片 一般戴 2～4 周须更换一次，可减少蛋白质在镜片上积聚，从而防止角膜发炎。每次配戴前必须用清洗传统软镜片的方法进行清洗。

耳鼻护理

□ 鼻出血

鼻子开始出血时，通常都是一只鼻孔突然出血。

可能原因

鼻子受伤的可能出血。鼻出血的另一个较为常见的原因是患了感冒或其他的感染。鼻出血现象很少具有严重危害性，因此不必担心。

自我护理

坐下来，用口腔呼吸。将出血鼻孔下部侧面用拇指压住，持续压上 5～10 分钟。这可使大多数鼻出血停止出血。12 个小时之内，不要擤鼻子，以免将阻止流血的血凝块擤脱。

医院治疗

医生会将一个纱布条塞入出血的鼻孔，以对破裂的血管施加压力，使它止血。如果鼻出血现象持续不停，可以用烧灼法或用加热法来止血。

□ 擤鼻涕

有些疾病一般是无法治疗的，如感冒，但其所造成的鼻部不适，只要按照一些简单的自我护理就可使之缓解。鼻道的黏膜非常脆弱，表面下有许多小血管，故不要过分用力擤鼻子，以免鼻子流血。

自我护理

正确的擤鼻的方法是：用面巾纸或干净的手帕一次擤一个鼻孔，另一只鼻孔则用手压住其侧面。

□ 清除耳垢

耳垢对人体有益。耳垢可以保持耳道湿润，具有抗菌的特性并能将诸如灰尘、污物和臭虫等拒于耳外。

自我护理

有些人的耳垢较多或者较硬，这很可能是耳道太窄或者用耳过度。这种情况应当用滴耳球吸入最高强度的双氧水并向每只耳朵滴几滴，每个星期重复一次，可使耳垢变软。

口腔卫生

□ 牙齿护理

齿菌斑肉眼几乎看不见，是引起齿龈疾病的罪魁祸首。要去除菌斑，每次刷牙应刷3分钟，每天至少刷一次。应使用尼龙刷毛软硬适中的牙刷和含氟化物的牙膏，并且格外注意清刷齿缝和龈线。

补牙

补门牙可以选用与牙齿本色完全相同的补牙材料，严重损坏的牙齿，可以镶上假牙冠，也可以安装固定齿桥，支撑新换上的假牙。矫形牙科手术最好在12～16岁时进行，通常要花两年时间才能完成。

拔牙

晚上18时拔牙 医生们认为晚上18时左右，人体内部组织对疼痛最不敏感，此时拔牙可减少疼痛。

吸烟对拔牙不利 吸烟后，机体对麻醉药的敏感性下降。拔牙前吸烟，会增加拔牙时的疼痛程度，拔牙后疼痛的时间也相对延长。拔牙前后吸烟的人，拔牙后易出血。

拔牙后需防发热 拔牙术后，85%的患者会立即发生菌血症。主要是由于拔牙时消毒不严格而引起

感染性炎症。另外拔牙时造成组织损伤和蛋白分解酶的吸收而引起外伤性吸收热。这种吸收热常在拔牙后4～5小时后出现。2～3天后会自行消退，故一般不必治疗处理，如热度持续不退，就要去医院牙科诊治。

护齿用品

预防龋齿的有效办法是注重牙齿护理，少吃甜食及定期请牙医检查牙齿。护理牙齿起码得备一把牙刷和一支牙膏，另外应尽量使用牙线、洁牙带或牙签，这些都没有的话，也可用漱口药。

牙线 牙线种类很多，可按个人喜好选用。一次性使用的牙线手柄最适合用牙线有困难的人。如牙齿边缘不齐，宜用上蜡牙线。

木牙签 适用于牙缝很大者，木牙签还可去除齿菌斑。

牙刷 牙刷刷毛应软硬适中，顶部呈圆形，牙刷柄应细长弯曲，并应尽量选购人造毛牙刷。

牙缝刷 用于清刷齿龈下面等难以触及的缝隙。但使用不当会令齿龈受损，因此使用前应先请教牙医。

齿菌斑染色药片 把一片药片嚼碎，会释出一种颜料把齿菌斑染红，以便刷牙时清除牙菌斑。

口腔保健操

医学专家发现，口腔的温度和湿度适宜 30 多种细菌的生长，这些细菌特别喜欢在唾液以及口内食物残渣中生长繁殖。除通过刷牙护齿外，若在每日三餐间各做一次口腔保健操，则更有益于口腔卫生。其具体动作如下：

清漱 用温水或茶水漱口，使口腔清洁。

按摩 用双手大鱼际，在口外分别按摩上、下颌牙龈。上颌由上往下，下颌由下往上，由轻渐重按摩，以增加齿龈血液循环，增强牙齿的防护作用。

叩齿 前牙及后牙各空咬 50 次，发挥咀嚼运动的生理性刺激，增加牙体本身的抵抗力。

鼓漱 将水含于口内，鼓动两颊及唇部，使水冲击牙齿、牙龈及黏膜表面，反复鼓漱 10 ~ 15 次，使口腔的滞留食物碎屑和部分软垢清除。

□口臭

原因

· 不注意口腔卫生，食物残渣在齿缝及齿龈间腐烂形成齿菌斑，发出难闻的气味。

· 吸烟者口腔中的烟草焦油残渣会产生霉臭气味。

· 口腔发炎或溃疡、喉痛或肠胃疾病也会引起口臭。

· 吃生洋葱、大葱或大蒜常会口臭。

自我护理

改进刷牙的方法也许能消除口臭。如齿菌斑分布极广、齿龈疾患严重则须就医。上述情况可用防腐性漱口药漱口，直到治愈。若吃刺激性食物引起口臭可咀嚼茶叶或刷牙清除气味。但挥发性的气味仍会留在血液中 24 小时，并在呼气时释出。如发生口臭不是上述原因就应看医生。口臭也可能由胃病和肺部感染引发，或是体内严重疾病的症状。

□龋齿

原因

齿菌斑的形成 引起龋齿的主要因素是齿菌斑，它是由细菌、食物微粒和唾液结合在一起所形成的，能腐蚀牙齿。齿菌斑若与糖结合，对牙齿的损害会更大。因此，无论是否吃甜食，每天至少要刷牙及用牙线彻底清理牙缝一次。

口腔酸度增高 糖与齿菌斑结合，会使口腔中的酸性增强。酸会腐蚀牙齿的釉质，引致龋齿。经常吃糖就会使口腔中的酸度持续偏高，并不断损害牙齿。

唾液停止分泌　唾液能清洁牙齿。入睡后，唾液停止分泌，如果睡前吃夜宵，又不刷牙，就很容易引起龋齿。

预防方法

·水中加氟是一种安全又便宜的预防及控制龋齿的方式。可减少60%的龋齿，牙齿保健费用也会因此节约50%。

·无加氟饮水的地方经由医师或牙医师处方后，将氟片溶于家庭用水，或每日使用含氟牙膏亦可减低龋齿。

头发护理

□ 发质的识别

中性发质

不油腻、不干燥的发质。中性头发最适宜使用洗理和调理两个过程一次完成的二合一护发洗发水。既能把油脂和污垢冲掉，还能使头发亮泽，易梳。

干性发质

无光泽、干燥、易缠的发质，尤其是在浸湿的情况下更难于梳理。

引致原因　过度洗理，过多使用热定型器具，滥用染料或烫发不当。

另外还包括阳光曝晒及恶劣天气情况等等。这些原因都会减少头发的水分含量，造成头发失去弹性和柔软性。头发干燥也可由于皮脂腺分泌下降或缺乏所致的皮脂减少造成。

护理方法　使用滋润洗发水和特效护发素，并尽可能让头发自然晾干。

油性发质

细长、油腻、需经常洗理的发质。

引致原因　因激素分泌紊乱、紧张、湿热的空气、过度的梳理或偏于全脂肪的饮食习惯等引起的皮脂过多分泌而造成。几天内甚至在几小时内，头发就变得油腻。

护理方法　使用柔性无腐蚀性的洗发水。并利用微烫使头发根部隆挺，从而限制皮脂的溢出。应减少高脂肪食物的摄入，并食用大量新鲜食品，每天还应饮用6～8杯水。

混合型发质

头发根部为油性而发梢为干性甚至开叉的发质。

引致原因　过度日光曝晒及过多使用热定型器具和洗涤型洗发水，会引起皮脂的分泌和头发鳞层局部更叠，从而导致头发发梢的干燥。

护理方法　使用作用柔和的护发产品，最好是专为混合型头发而设计的产品。

受损发质

头发粗糙、没有光泽，呈黄色且梳理时容易折断、发尾开叉的发质。

引致原因 主要由烫发、染发等外在因素引起。

护理方法 受损发质需用柔性洗发液和护发乳等，并且还要防止阳光曝晒等。

□ 洗发的方法

洗发的方法很多，下面介绍一般水洗方法。

水温一般在 30 ～ 35℃ 之间为宜，可根据发质情况调节温度。油性头发，水温应高一些，便于洗掉油脂；干性或比较软质的头发，水温应低一些，以免头发发焦。

·用大梳子把头发梳开，用温水将头发弄湿，然后把洗发液倒在手中揉搓起泡沫，再抹到头发上。用手指摩擦，使洗发剂起泡沫。

·若头发太长，可抓住下半部的头发先入水，再撩起温水使头发从上到下全部湿透。

·双手插入头发内从前发际处向头皮各处用手指 N 型式按摩，并轻柔地挠抓。

·将泡沫清洗干净，用大梳把头发梳理通顺。

·用毛巾擦掉浮在头发上的水珠。头发长者切忌绞拧头发。

□ 头发的日常护理

使用护发素

护发素是一种柔软头发的护发化妆品。主要成分为阳离子表面活性剂。活性剂能吸附在毛发表面，形成一层单分子薄膜，使头发柔软光泽，能抑制静电产生。使用时，先充分摇匀，然后将护发素均匀抹在头发上，让其自然渗透达 2 ～ 5 分钟便可。

电吹风的正确使用

电吹风机口应朝向发干吹拂，这样有助于平滑角质层。不可让电吹风直接吹拂头皮，以免烫伤。切忌使用没有过滤网的电吹风机，因为头发很容易被吸入机身。

使用焗油膏焗油

油膏含有大量化学物质，特别是油膏还含有染发剂，能引起过敏，轻者可致头面部红斑、丘疹，重则发生水疱、糜烂及坏死等症状。还常伴有剧烈瘙痒或烧灼及肿痛感。另外焗油有可能诱发再生障碍性贫血，并有潜在致癌可能，因而焗油必须慎重。

□ 头发的梳理

头发梳理不宜过频，一般每天 2 ～ 3 次为宜。一般从额中间部位头发开始，经过头顶梳向后颈的中部，两鬓经耳廓以上向后颈中部梳发。用力应轻缓。长发则应先以大梳理顺头发的方向。然后以额前部向后颈梳头，这样可以避免头发被拉断。头发梳理，还应选用正确的工具，如合适的梳子和发夹等。

□ 头发常见病护理

头发分叉

是由于角层质分离引起的，一旦分叉就不会再恢复原状。

护理 ①防止外部刺激，并且在洗发之后，应在头发表面涂一层薄薄的油膜以保护头发。洗发时不可揉搓头发，以免损伤。②经常修剪，仔细地、正确地梳拢，也可避免头发分叉。需要注意，用刷子梳拢头发时，不要马上从头发根部开始。③外出还应防止紫外线直接照射损伤头发。

脱发

正常人的头发每天都会脱落一些，这是正常的生理状态，此处所说的脱发，指可引起秃发的病理脱发。青春期之后，男性脱发的可能性比女性多9倍。妇女服用避孕丸或受到剧烈的肉体和精神刺激及分娩后，都可能引起弥散性脱发。男性受到肉体和精神刺激也会发生这类脱发。在几个

月内头发会重新长出来。

护理 加强营养，保持良好睡眠和保持乐观情绪和愉快的精神状态很重要。

早白

先天性的少白头，多与遗传有关，不易治疗。而后天性的少白头，除了根据病因治疗外，还应加强营养。因为缺乏蛋白质和高度营养不良，以及饮食中缺乏铜、钴、铁等也可导致白发。

护理 头发早白与精神因素、营养不良、内分泌障碍等有关，改善这种状况有利于保持头发健康。另外，饮食上也应多摄入含铁和铜的食物。含铁的食物有动物肝、蛋类、黑木耳、海带、大豆、芝麻酱等。含铜多的食物有动物肝、肾、甲壳类、干果类等。

斑秃

儿童和青少年受到心理压力，会引起斑秃。但通常在6～9个月会重新长出来。

护理 减少心理压力，到大自然中去，放松心事，配合医药治疗，就会较好地抑制斑秃，并最终治愈。

头皮屑

头皮屑是头皮上已经死去的皮肤小碎片。头皮屑过多多发生在头皮细胞生长速度加快时。原因有两种，一

是头皮上轻微的脂溢性湿疹，二是头皮上的皮癣。头皮屑不会危害健康。

护理　治疗头皮屑的最好方法是经常使用含硒化合物或含煤焦油提取物的洗发剂洗发。症状严重者应去就医。

指甲护理

指甲是由一种坚硬的蛋白质——角朊组成的。指甲根部的基质是制造指甲的场所，指甲每天可长 0.1 毫米。指甲下的粉红色是指甲下血管层的颜色。

□ 指甲护理原则

保持指甲湿润

保持指甲健康的第一步是保持手和指甲的湿润。否则指甲会变脆弱。平时选用诸如润肤膏、润肤液、护膜膏时可选择那些渗透性好、效果持久的保湿剂。

按摩手和指甲

使用润肤膏或者护膜膏时，要按摩手和指甲一分钟，以使护肤成分渗入体内。每天晚上睡觉前，也可以按摩双手，以防止指甲干脆。

修剪指甲

对指甲定期的修剪和修挫有助于保持角质层的健康。

□ 指甲与疾病

指甲是身体健康的晴雨表，许多疾患都可以从指甲上预测出来。

蓝色的指甲

蓝色的指甲预示着由心脏病或雷诺氏病（常发生于四肢，尤其是手指和足趾的血管疾病）引起的循环系统疾患。

博氏线

博氏线（指甲上的水平向沟）可能是由营养不良、某些有毒物质或者一系列疾病造成的。

凹痕

指甲上的匙状凹痕预示着贫血。

皮肤护理

□ 皮肤类型

中性皮肤

中性皮肤介于干性和油性皮肤之间，为不粗不细，皮肤分泌物比较适中，而且对外刺激不太敏感的最理想的皮肤。

干性皮肤

干性皮肤细嫩干净，毛孔不明显，皮脂分泌少，对风吹日晒较为敏感，易于早衰而出现皱纹。

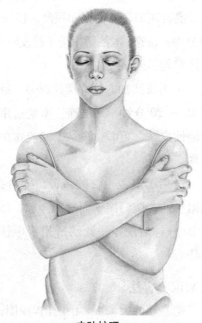

皮肤护理

油性皮肤

油性皮肤油腻光亮，毛孔较粗，易长粉刺、雀斑、黄褐斑，但不易起皱，能抵抗外界刺激。这种肤质的人应经常用温水洗浴，以促进皮肤分泌物排泄。

混合性皮肤

额头、下巴和鼻子旁的皮肤分泌油脂较多，而其他部位如面颊的皮肤为干性皮肤。大约80%的女性属这类皮肤。

□ 护肤原则

护肤一定要遵循护肤专家的忠告，下面是一些具体原则。

护肤品要有取舍

两三种护肤用品就能满足你的需要，护肤用品种类太多，其作用会相互抵消。

揉搓皮肤要适当

洗脸后使劲地揉擦颜面会破坏面部皮肤最终导致皮肤松弛。洗浴时，也不要选择用刷子来搓身，其实用双手搓身更好一些。

温水冷水交替洗

先用温水洗，可以把皮肤洗得更干净；再用冷水洗，使皮肤毛孔收缩，利于护肤。

□ 护肤技巧

保证睡眠时间

生活规律，充分睡眠是美肤的基本要求。皮肤的新陈代谢主要在晚上进行，并且在晚上10点至凌晨2点最为旺盛。保证睡眠可使皮肤得到良好的修整而使人容光焕发。

科学饮水

身体中75%的是水分，缺水就会使皮肤干燥，失去光泽。每天科学饮水可以使皮肤细腻、富有弹性。

清洁皮肤

经常清洁皮肤，可促进皮肤的新陈代谢，防止皮肤的老化。一般应当用30～40℃温水清洗。中性皮肤和干性皮肤的人，不要用碱性皂类清洗，否则会导致皮肤干燥而失去弹性。

选择好食物

饮食应当多样化，并有意识地选择一些能美肤的食品。油性皮肤应多吃蛋白质含量高的食物，少吃脂肪含量高的食物。甜食、辣椒类强刺激性食品也应少吃。干性皮肤应适当多吃脂肪含量高的食物，以促进皮脂分泌，使皮肤滑润。中性皮肤最好食用水分高的食物，如水果、牛奶等，还应注意不要过多摄取盐分。

注意防晒

阳光中紫外线会对皮肤造成伤害，使皮肤粗糙或发生红斑、水泡、褐斑、雀斑等。因此，应尽量避免太阳曝晒。夏天外出可以打伞或者涂些防晒霜。防晒霜一般有SPF8、15、18、30等级别。出入办公室的白领及公务员一般用SPF8、15即可。骑车上班用SPF18，成天曝晒烈日下工作的人用SPF30。

□食物美容

鸡蛋美容法

·用洗面奶洗净皮肤后，用蛋清敷面15～20分钟，然后用清水洗净，可使皮肤光润柔滑。

·用1个鸡蛋黄、维生素E油5滴，混合调匀，敷面部和颈部，15～20分钟后洗净。本法适用于干性皮肤，可抗衰老，去除皱纹。

·用蛋清加5滴柠檬汁调匀，敷面15～20分钟，后洗净。本法适用于油性皮肤，可润白皮肤，减淡雀斑色素。

·用1/3或1/2的蛋黄，再加5滴橄榄油，调匀涂于面部和颈部，15～20分钟后洗净。此法适用于中性皮肤。

大米饭美容法

把煮熟的大米饭，用手揉捏成团，在脸上不停地揉搓，直至搓成黏腻的乌黑小团为止，再用清水把脸洗净。这实质上是通过米饭粘出毛孔中的油脂和污物，来达到美容目的。若坚持半年，你会发现自己面部的皮肤要比过去洁白得多。

白萝卜美容

将白萝卜捣烂取汁，加入等量开水，用来洗脸，可使皮肤清爽润滑。

西瓜皮美容

用西瓜皮内瓤在脸上反复揉搓5分钟，然后用清水洗脸，每周两次，可保持皮肤细嫩洁白。

丝瓜藤汁美容

秋季，丝瓜藤叶枯黄之前，将藤蔓切断，用洁净小瓶收集切口滴出的液汁，这种汁液对皮肤的养护效果十分显著。

黄瓜美容

将黄瓜榨成汁，用棉球蘸汁擦脸，对皱纹处可反复多次搽用。这可以收敛和消除皮肤皱纹，对皮肤较黑者效果尤佳。

苦瓜美容

将苦瓜捣烂取汁，外搽皮肤，可祛湿杀虫，治癣除痒。

□面部美容操

专家指出不论皮肤属于哪种类型，只要坚持长期的美容健身按摩，就会预防和减少皱纹，并使皮肤细腻、光泽。

面部肌肉训练

有抬头纹时 把手指压在眉上顺势向下按拉，同时控制面部肌肉使眉毛和额头反方向向上抬，如此反复绷紧、放松。

面部肌肉下垂时 做笑的姿势，同时把手指压在嘴角两边，使嘴与面颊的肌肉反复地绷紧、放松。

嘴角下垂有纹时 把嘴唇放在牙齿之间，然后用手指向上拉嘴角，反复绷紧、放松。此法也能防止嘴角细纹的出现。

眼角有鱼尾纹时 用手指压在眼角上，向太阳穴方向轻推，半闭眼睛，使下眼睑反复拉紧、放松。

产生双下巴时 把下巴轻轻向前向上抬，然后放松，使颈部肌肉不断处于用力拉紧、放松状态。

松弛面部轮廓

绷紧脸部肌肉，下巴向前向上抬并同时张大嘴巴，反复地使颈与颌肌肉用力绷紧、放松。

前额及太阳穴肌肉训练

轻触前额 双手涂少许润肤露。将中指及无名指放在两道眼眉的中间，然后向上及向外滑动，可反复多次。

减轻紧张性头痛 在太阳穴上轻轻施压可以减轻紧张性头痛，而且能舒缓心情。

眼睛与鼻子美容

·用无名指在眼周围轻柔滑动，可以减少皱纹的产生。

·在眼的外角以及眼上、下的中间点施压，能增加眼内动脉的供血量，可使眼睛更健康。

·以中指沿鼻线向上滑动，并按摩鼻翼可防止细纹的产生。

面颊及口部美容

·用中指及无名指从下巴到耳垂后，从口角到耳朵，从鼻子的两边到太阳穴，用螺旋转的动作按摩。

·用中指在口部周围按摩，可使细纹或皱纹变浅。

·在口的两端，上唇以上的中央，下唇之下的凹位按压，可以防止口的四周出现皱纹理。

下巴及颈部美容

·以拇指及食指轻捏皮肤，从下颌关节起一直沿腮线轻捏，直到下巴中央，这可以使下巴变得更结实。

·双手手掌从颈的上端向下滑动。这样有利于淋巴系统的循环。

·用手轻拍面部的各个部分30秒。用温水洗去所有润肤露或按摩乳，以冷水轻拍面部，令毛孔收缩。

□ 除皱术

除皱霜

要坚持不断地使用除皱霜才能尽快地看到它的效果。除皱霜还会增加皮肤的敏感性，故外出时一定要涂防晒膏。另外，除皱霜有时会有皮肤干燥、脱落、红肿、起疱等副作用，这时应去医院咨询。

抗皱润肤膏

要尽可能延长抗皱润肤膏敷面时间以便皮肤吸收，然后用一块湿毛巾轻轻地擦掉。然后用清水洗脸。长期坚持会有很好的效果。

化学脱皮法

化学脱皮法也是一种除皱法。皮肤在脱皮剂的作用下会脱掉表面的几层细胞，然后会再生新的皮肤细胞，再生的皮肤细胞不仅外观好，而且不易发生皮肤癌。常用的脱皮剂有乙醇酸、三氯乙酸、水杨酸、乳酸和石炭酸，它们可以单独使用，也可以混合使用。不同的脱皮剂的效果不一样，医生们会根据所要消除的皱纹的深度选择合适的脱皮剂。使用脱皮剂要注意两点：

·一定要选择那些经常做化学脱皮手术的经验丰富的医生为你做手术。

·手术后，皮肤将变得异常脆弱，一定要涂防晒膏。

□ 防晒策略

防晒系数

防晒霜的防晒系数从SPF2～50不等。选择何种防晒霜取决于各人不同的皮肤类型。防晒霜对皮肤的保护时间等于防晒系数与皮肤自我保护时间的乘积。所谓皮肤自我保护时间是指清洁的皮肤在阳光照射下变红所需要的时间，一般情况下都是20分钟。举例说明，假设你的皮肤在阳光照射20分钟后会变红，那么SPF15的防晒膏能保护你300分钟，即5个小时不受阳光的伤害。

涂防晒霜

防止老年斑和皮肤皱缩的最好方法是使用防晒霜，这是皮肤学家们的一致意见。

反复涂抹不须等待 涂防晒霜的次数越多越好，因为防晒霜都有半衰期，在皮肤上涂抹后会逐渐失效，所以只有每隔一定时间就涂一次才会真正起到防晒护肤作用。

阴天也要注意防晒 保健专家告诫，即使在阴天也还是会有紫外线不被云层吸收而直射地球。

出门前涂好防晒霜 早起时即涂防晒霜，洗过脸并在脸干后涂一些防晒的润肤膏。最好是在出门前30分钟使用。注意，没标明防晒系数的润肤霜只能防止皮肤老化而并无防晒效果。

记住给孩子涂防晒霜 也应该给小孩裸露的皮肤上涂防晒霜。因为孩童在户外玩耍时是一生中受阳光照射最长的时间。

戴上遮阳帽和太阳镜

长帽沿的帽子对太阳光线有很好的阻挡作用，能够很好地保护你的耳朵、脖子和脸。另外，外出时最好戴太阳镜，以保护视力和眼部皮肤。

穿颜色深的、织得密的衣服

最好选择能阻挡有害的射线射入人体的衣服。深色的、织得密的衣服比浅色的织得松的衣服防晒效果好。

户外活动尽量避开强光时

应避开阳光最强的上午10点至下午3点这段时间进行户外锻炼。因为即使涂了防晒霜，也可能被汗水冲走。

双手护理

□ 护理方法

戴手套

为了防止手划伤或裂伤，干家务活最好都使用手套。手套能使双手免受家用清洁剂的侵蚀。

手部润肤液

保护手的最佳时机是刚洗完手，而且手仍然潮润时，这时用润肤液搓手有助于锁定水分。此外，在睡前用酵素敷面剂及营养油做手部按摩，也可以起到保护手部皮肤的作用。

手部涂防晒霜

时常出门或在强烈的日光下曝晒时，手部也需涂上防晒霜。

清洁手掌

手掌上汗腺多，很容易附着污垢，应该格外注意清洁。

做手部体操

手部体操很简单，手掌一张一合就可以了，随时随地都可以做。

腿部护理

男性的两腿应粗壮结实，富有弹性，大腿肌均匀有力。女性的两腿应当直而修长。大腿的长度应当是身高的1/4，超过为长腿，不足为短腿。当两腿并拢时，大腿内侧、双膝的内侧、小腿的内侧和脚踝骨内侧应当能贴在一起。

□腿部健美原则

长腿的肌肉和短腿的脂肪是影响大腿美观的障碍，女性应加强这方面的锻炼。这里我们主要介绍橙皮组织的护理。橙皮组织一般在大腿及臀部，这是因为这些地方积聚了毒素及脂肪。

改善大腿部橙皮组织按摩

·选用抗橙皮组织的润肤露，对臀部及大腿部的橙皮组织进行揉捏按摩。对橙皮组织要用力将肉挤出及提起。这样可刺激血液循环以及淋巴排污系统。在另一腿重复同一动作。

·用两手包围膝盖以上的腿部，然后将肉向上推至腿的顶部。

·推法按摩大腿，小腿屈曲、身体前倾，手向上推大腿的后侧，两手用力同时推，而后两手轮流推，一手向上推时，另一手滑回。

·搓法按摩大腿，将手放在大腿的最上面，拇指屈曲放在大腿前方。通过手在大腿后部的滑动推搓来挤压肌肉。

双脚护理

脚部是身体最辛勤的部分，但我们很少花时间去护理它们。那么，应该采取哪些护理措施呢？

□护理措施

热水洗脚

将脚浸于热水之中10分钟，就可放松双脚，如果在水中加2～3滴薰衣草油效果更好。

除去脚跟死皮

除去死皮，用摩砂膏摩擦双脚，特别是脚跟的粗皮及脚掌近大脚趾处的硬皮。

按摩双脚

将清凉的脚部护肤霜或身体润肤露涂于脚部并加以按摩，这有助循环及刺激穴位。

躺卧时双脚放高

躺下5～10分钟，你可将脚放在枕头上或靠在墙上，使双脚高于头部，这样可以消除脚及腿部的疲劳。

如何美化脚踝

脚踝太粗者，可以通过减肥

使踝关节变得轻灵一些，在减肥期间可以用下列方法来掩盖踝关节的缺陷。

·穿长统靴，尤其是黑色的长统袜。

·穿厚短袜。

·穿笨头鞋。

颈部护理

□ 护理措施

运动颈椎

颈椎是脊柱中最薄弱的环节。颈椎骨之间的关节面上也有椎间盘。关节中的软骨本身没有血流供应，但是韧带和骨头有血流供应时也会给关节提供营养。颈椎关节运动时，营养的供应会加快。头颈部长时间的静止不动，会使颈部不适。

颈部皮肤保护

随着年龄的增长，颈部皮肤下的脂肪会逐渐萎缩，这是导致颈部皮肤皱缩的最主要原因。阳光的曝晒也会加剧颈部皱纹的形成。因此，外出时颈部也要涂上防晒的护肤霜。

□ 颈部美容操

·站在镜前平视，使耳朵和肩在同一平面上；

·缓慢将头垂于胸前，坚持30秒，还原；

·缓慢将头尽可能向左转，坚持30秒，还原；

·缓慢将头向右转，坚持30秒，还原；

·缓慢将左耳垂至左肩，坚持30秒，还原；

·将右耳垂至右肩，坚持30秒，还原。

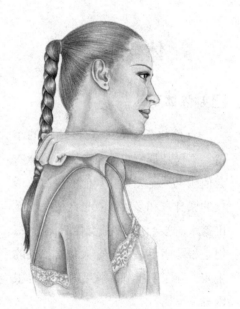

颈椎是脊柱中最薄弱的环节，需要悉心保护。

□ 落枕的治疗

指睡醒后，颈项僵硬，活动不灵。下面推荐几种缓解不适的方法。

解痛药

一般脖子僵硬不会持续太久，若

·123·

疼痛让你无法忍受时，可以服用一些解痛药。

热水浴

长时间的热水浴可以使颈部的肌肉放松，从而有效地缓解疼痛。

冰敷

将一袋冰包在毛巾中敷在颈部疼痛区域约10分钟，间隔20分钟后再敷第二次。冰敷对缓解剧烈的疼痛效果较好。

体毛问题

□ 剃除体毛

女性体毛多是令女性烦恼的事情。不仅是那窄小的黄色比基尼泳衣会使阴毛一览无余，其他一些白色透气的紧身衣和多数浴衣也会使阴毛显山露水。这会让大多数女性忸怩不安。但是根除阴毛是一个令人非常不安的主张。除了阴毛外，腋毛的处理也很困难。

剃阴毛

剃除是最迅速、最便宜、痛苦最少的显示阴毛线条的办法。在剃除前应穿比基尼以确定剃除区域，然后浸泡选定区域，涂上剃须油，用安全剃刀剃除就可以了。

剃腋毛

腋毛剃除很困难，为了避免划伤皮肤，动作要轻微。此外，你还可选择电动剃须刀。

□ 脱毛剂

使用化学脱毛剂应格外地小心。因为脱毛剂不仅会刺激敏感的皮肤，而且还会引起过敏反应。使用前先在局部试用一下很有必要。方法如下：取少量脱毛剂涂在肘关节内侧面，用绷带包好，并维持几天。若你的皮肤产生过敏反应的话，在解开绷带后肘部皮肤会变红或破裂，此时你该换用其他类型的脱毛剂。注意使用脱毛剂时你一定要定时除去脱毛剂，时间过长会烧伤皮肤。

体重问题

□ 控制体重

身体肥胖与标准体重相差太远会增加患病的危险。超过正常体重30%的肥胖者，患心脏病、高血压及糖尿病的危险会增加。而且因为骨骼及关节要承受较大重量，因此可能加剧膝、髋及腰部的骨关节炎。另外，胸部周围及横膈下面脂肪过多，可影响呼吸，引起支气管炎。

☐ 适量体重

体重计算方法

北方成年人理想体重（kg）=［身高(cm)−150×0.6+50］×1/2

南方成年人理想体重（kg）=［身高(cm)−150×0.6+48］×1/2

专门从事女性健美教学研究的专家指出：

女性的标准体重（kg）=［身高(cm)−100］×0.85

肥胖度的界定

肥胖度=［实际体重−标准体重］÷标准体重 ×100%

胖和瘦一般可以从面容和身体外形作出判断，有一定的可靠性。在理想体重的 ±5%，为正常范围。随着年龄的增长，体重可适当增加，但不能超过理想体重的 10%。需要说明的是，体重并不是衡量人体胖瘦的唯一标准。有些人虽然体重不超重，但体内脂肪百分比高于正常范围，也显得肥胖。理想的体脂应为体重的 18%～30%。若体脂含量低于 8%，则为消瘦；若体脂含量高于 30%，则为肥胖。

☐ 自我评估体重是否合适

计算体重指数

体重指数（BMI）= 实际体重(kg)÷［身高(m)］²。体重指数 20～25 为正常；25～30 为过重；30 以上为肥胖；20 以下为体重过轻。

☐ 减肥疗法

一般人都采用饮食减肥或运动减肥方法，重要的是无论采取哪种方式都要持之以恒。

睡眠问题

☐ 睡眠与做梦

人睡着后，一般都有两种睡眠类型，即快速眼动睡眠（在这种睡眠过程中，眼睛极其活跃）及非快速眼动睡眠（此时眼睛静止不动）。人睡着后，身体会放松，脑电波波形变得平坦，呼吸均匀，脉搏和体温下降，感觉变得迟钝。随后进入非快速眼动睡眠阶段。接着进入较易惊醒的睡眠。最后，进入快速眼动睡眠阶段，此时就会做梦，眼睛闭着快速转动，脑电波形状与清醒时相似。接着还会进入非快速眼动睡眠。一般人一夜之中经历四五个睡眠周期。如长期睡眠不宁，可能需要接受专门的睡眠治疗。梦的机理现在还不清楚，不过著名心理学家弗洛伊德认为梦与潜意识有关。

□ 睡眠与失眠

失眠

睡眠不足或睡不深熟的病症称为失眠。可分三种：

· 起始失眠。即难以入睡；

· 间断失眠。即易于惊醒；

· 早醒失眠。即睡眠持续时间短于正常。

失眠的主要原因是精神过度紧张和兴奋（见于神经衰弱者），也可由疼痛、服用兴奋性饮料或药物等引起。在防治上，去除原因最重要，严重时可适量服用安眠药或安定药，但不可依赖安眠药。

睡眠的时间

一般人通常每天要睡 7 ~ 8 个小时。但事实上，每个人所需要的睡眠是各不相同的。只要醒来后精力旺盛，警觉性很正常，就说明已经获得了所需要的睡眠。如果持续的休息不好或失眠已经妨碍了日常生活，就应该去看医生。因为失眠有时候是精神疾病如焦虑、抑郁症等的先兆症状。

预防失眠的方法

· 在白天，至少要做一些体力运动，使身体觉得疲劳，以便能安然入睡。如果你没有做足够的运动，应在上床之前去散散步。

· 在入睡前洗个温水浴，可使身体放松，思绪平静。

· 床铺布置得应舒适一些，室温以 16 ~ 18℃ 最好。

· 如果还是睡不着，不如起床。等到疲倦时再上床去睡觉。

□ 睡眠与枕头

其实枕头这个称呼并不科学。因为枕头主要是用来支撑颈部的。睡觉时把头枕在枕头上睡觉，会使颈部和上背的肌肉劳累酸痛。一般建议侧卧者宜用硬枕头，以给头部和颈部较强的支撑。仰卧者可用中等硬度的枕头，以托住头部。枕芯材料很多，其中聚酯枕芯可用洗衣机洗涤，对于哮喘和过敏症患者最合适。

□ 睡眠与床

床的舒适度

买双人床时，两个人应一起躺在床上试试，因为不同的人对舒服或所需的支撑力可能不同。

床的宽窄度

假如买双人床，床的长度至少要比使用者（或两人之中长得较高的人）的身高长 15cm，宽度至少要有 150cm。此外，还要考虑床垫的品牌。

床垫与床架配套

床垫和床架应作为一个整体考虑，

因为床垫是否舒适取决于床架的形式和状况。如果单独买一个床垫，应放在类似家中床架的床上试一试。

健康自我观察

□男性自我了解

男性生殖器官

包括阴茎、阴囊、睾丸、前列腺、输精管和精囊。阴茎是男性最明显的生殖器官，主要由能勃起的海绵体组成，中间有尿道通过。阴茎头又称龟头，其组织内布满神经末梢，呈圆锥形，它旁边的环状凹陷部分称为冠状沟。包绕阴茎头的皮肤，就是包皮。

睾丸及阴囊 2个卵圆形的睾丸在阴囊内。睾丸是最主要的生殖器官，主要生理能力是产生精子和雄性激素。阴囊由皮肤、肌肉层和纤维质组成，有保护睾丸和调节睾丸周围温度的功能（睾丸必须在低于体温2～4℃的情况下才能正常工作）。

前列腺 在膀胱之下，直肠之前，是一个围绕尿道上端的圆锥形的腺体。其分泌的液体，也是精液的构成成分。在外科检查和通过直肠指诊，可触到前列腺。

输精管和精囊 输精管是输送成熟精子到精囊的通道，可以在阴囊中触及，呈索条状，较坚实。精囊的分泌物也是精液的成分之一。

□自我保健和检查

在正常情况下，男性生殖系统的各器官不会有红肿、灼热、疼痛或痒等异常改变或感觉。如有阴茎头痒痛或红肿、尿道有异常分泌物、排尿时有刺痛或排尿困难，甚至睾丸肿胀、疼痛等异常情况，就要及时去看医生。引起这些症状的疾病如果治疗及时，预后都特别好。不要耽误时间，否则可能引起很严重的后果。

包皮过长

包皮保护阴茎头使它保持柔软、湿润、敏感。但如果包皮能够完整地覆盖阴茎头就属于包皮过长。包皮过长易致包皮垢留存而引发阴茎癌、尿道炎等疾病。这就需要再次洗澡时把包皮垢彻底清除干净，或者去接受一个包皮环切手术，去除过长的包皮。

阴茎的长度

一般情况下，未勃起的阴茎长度会超过3cm，勃起的阴茎一般为8～16cm。但长阴茎并不会使性生活的效果更好，因为性生活时，与性快感有关的是阴茎勃起的坚硬程度和持续时间。

阴囊

阴囊对温度十分敏感。为保证睾丸生成精子所需的适宜温度,当外界温度低时,阴囊皮肤会皱缩;外界温度高时,阴囊皮肤会舒展,而且阴囊皮肤会分泌汗液,来降低温度。所以夏天里,阴囊似乎总是很湿润,这不是病态,恰恰相反,这说明阴囊功能很好。

睾丸未降

不管何时,如果发现小孩的阴囊中只有一只睾丸或没有睾丸,就应该尽早去看医生。这很可能是睾丸未降。睾丸癌是 15 ～ 40 岁男子最常发生的一种癌症,睾丸未降或部分下降的男子尤其。其早期症状包括一侧睾丸增大,或腹部或腹股沟隐痛。通过自己检查睾丸,可及早发现任何肿块。洗浴后,趁阴囊周围皮肤最松弛时,用双手触摸每一侧睾丸。如发现硬块,应立即就医。无论肿块是良性或者恶性,治愈率都特别高。若须动手术,摘除一侧睾丸,不会影响生育力。

□ 女性自我了解

女性生殖器官

分为外生殖器和内生殖器两部分。

外生殖器官

包括阴阜、阴唇、阴蒂、尿道口和阴道口、阴道前庭和前庭大腺。

阴阜 由皮肤和较厚的皮下脂肪构成,成年女性的阴阜上长有阴毛。

阴唇 在两大腿内侧,阴道口两旁,左右各有 2 个隆起,外侧为大阴唇,内侧为小阴唇。大阴唇有保护外阴受外来侵害的作用,小阴唇表面是黏膜,对触摸很敏感,性兴奋时,体积膨胀。

阴蒂 在两侧小阴唇的前端,是满布神经末梢的海绵体组织,对刺激非常敏感。

尿道口和阴道口 尿道口在阴道口的前方,向上通往膀胱,开口较小;阴道口向上通过阴道和子宫。环绕阴道口有一层薄膜,称为处女膜,有保护阴道的作用。月经从处女膜的小裂口流出。

阴道前庭和前庭大腺 小阴唇环绕的阴道口外面的区域是阴道前庭。其组织内也含有丰富的神经末梢,对刺激很敏感。阴道前庭组织深处,有 2 个能分泌黏液润滑阴道口的腺称前庭大腺。

内生殖器官

包括阴道、子宫、输卵管和卵巢。

阴道 是子宫与外界的通道。阴道壁部有富有弹性的皱褶。阴道口及阴道外 1/3 壁部满布感觉神经末梢,对刺激敏感。

阴道 通常有乳白色的黏液排出，它呈酸性，可以抑制细菌生长。

子宫 主要由肌肉构成，是胚胎生长发育的地方。子宫呈倒置的梨形，长6～8cm，宽3～4cm，厚2～3cm。子宫内壁上有一层黏膜，称为子宫内膜。子宫靠周围的韧带以及骨盆底组织等维持它的正常位置。

输卵管 长约10cm，主要功能是输送卵子，其远端呈伞状，称输卵管伞。

卵巢 卵巢是位于子宫两侧的一对呈扁椭圆形器官，是女性最重要的生殖器官，主要产生成熟的卵子、分泌雌激素和孕激素。

□女性自我保健和检查

在正常情况下，女性生殖系统的各器官不会有红肿、灼热、疼痛或痒等异常改变或感觉，而且月经周期和月经量也应该很正常。如果出现痛经、闭经、月经过多、急性下腹痛、阴道不规则出血、阴道排出物呈黄色、带血或有臭味等异常情况，就要及时去看医生。对于一般疾病而言，治疗越早，效果越好。所以不要耽误时间。女性通过自我检查可以及时发现某些平时引不起注意的问题。

处女膜闭锁 是一种处女膜先天畸形，指环绕阴道口的处女膜中央没有排出月经的小孔。如果少女该来月经而未来，并伴有逐渐加重的下腹痛，就应该检查处女膜是否闭锁。只需观察尿道口下的处女膜是否有一个裂口即可。如果没有裂口，应立即去看妇科医生。

腹痛 可能由消化系统、泌尿系统和女性生殖系统疾病引发。如果腹痛发生在下腹部和腰背部，或者伴有月经不正常，阴道排出物多，不正常出血，或者腹痛会随月经呈周期性发作者，一般认为是由女性生殖系统疾病引发。这时应去医院接受正规的检查和治疗。一般来说，月经异常、流产、宫外孕、输卵管炎、子宫内膜异位症等可以引发腹痛。

□阴道窥镜检查

利用阴道窥镜观察阴道分泌物在不同时期的变化，也可以增加对自我的认识。

检查器械

·强光源，如小聚光灯或手电筒；长柄镜子。

·经严密消毒的阴道窥镜。

·润滑药剂和灭菌肥皂。

检查方法

用灭菌肥皂将手及指甲缝隙洗干

净。然后放松身体，背靠结实的支撑物；或站立，双腿稍稍弯曲。使用窥镜前，在窥镜和阴唇边涂上润滑剂。分开双腿，将关着的窥镜侧着慢慢伸进阴道内，窥镜放置好后，将手柄向里推，使镜片张开，转动小螺栓固定。轻轻移动窥镜，使自己找到最好的观察角度然后可以通过镜子观看。

阴道检查

宫颈　①用肉眼可以直接看到阴道尽头的宫颈，呈粉红色，微凸，湿润。②宫颈的形状和颜色因生理阶段而异。③未婚少女的宫颈又圆又紧，像栗子一样凸出，中心有一个小小的圆点开口。④分娩后的宫颈口明显增大了，成为较为规则的横向开口。

宫颈黏液　指宫颈黏膜中的腺体所分泌的黏液。在月经周期的不同时期，宫颈黏液的数量和成分都不一样。一般在月经之后，宫颈黏液相对比较黏稠；在排卵期，宫颈黏液就相对比较稀薄。

阴道黏膜　将窥镜拉出一些，可以看到阴道内部的结构。阴道壁附着很厚的黏膜，而且有纵向和横向的褶皱。阴道壁因含有丰富的血管，而呈红色或深玫瑰色。在排卵期时，稀薄的宫颈黏液会流入阴道，而使阴道黏膜湿润，关上窥镜片，轻轻拉出窥镜。

发现异常症状

有规律的自我检查，可以帮助我们发现某些不正常的情况，比如，宫颈发红，肿，凹凸不平，有划伤，病变或伤口；宫颈口流出过稠、脓状或带黄色、绿色的分泌物。应该立即将这些不正常的情况告诉医生，以争取早日治疗，早日痊愈。

家庭疾病护理

一般性家庭护理

□安排病房

给在家中养病的患者安排病房时，考虑最多的应该是使患者觉得舒适，利于病体康复。

两边留有空地的单人床

单人床比较好整理。病床两边有空地，可以便于患者活动。

将病床放在窗前

把病床放在患者可以望见窗外的地方。窗外的行人、飞鸟及其他小动物，能转移他的注意力，以利于身体康复。

床头放一张摆放药物的桌子

在病床边放一张桌子，将药物、水、纸巾等物品放在桌上。

准备一张便桶椅

如果病者不能去洗手间，可以准备一张便桶椅（椅子上附有便盆）来解决问题。

保持病房空气新鲜

病房中的空气要保持适当的流通，以穿着布袍或睡衣的病者感到舒适为准。

□铺整病床

病床床单被罩等，应选用棉织品，以便吸汗保温。

铺整床单

卧病在床的病者，其床单每天要铺整两次（早晚各一次）；每隔四五天要给他换洗一次床单。垫底的床单要拉紧，以免皱褶，影响病者休息。

安放枕头

枕头应该安放在病者的颈部，最好既能支撑病者的肩部，又能支托患者的头部，以使他维持舒适的卧姿。

提供垫背

病者能坐起来后，会需要垫背的帮助，同时还要垫着病者的双脚，以防他滑向床尾去。

□测体温

测体温前，将温度计的水银柱甩到35℃以下，再用酒精棉球消毒后备用。通常将体温表置于腋下、口腔或肛门内。

腋下测温

腋下测温时，要先擦干腋下的汗，再将体温表置于腋窝深处，并夹紧，10分钟后取出，水银柱所示温度即是腋下温度。

肛门测温

主要用于昏迷患者或婴幼儿。肛门测温时，应先在体温计的水银端涂上少量油类润滑，再慢慢将体温表的水银端插入肛门3～5cm，并用手握住体温表上端，3分钟后取出，水银柱所示温度即是肛门温度。

口腔测温

口腔测温时，应在进食、喝水后半小时进行。将体温表水银端放在舌下，让患者紧闭口唇，并小心不要咬破温度计，3分钟后取出，水银柱所示温度即是口腔温度。

正常人体温

口测法为36.2～37.2℃，肛测法较口测法高0.3～0.5℃，而腋下法通常较口测法低0.5℃。

□ 测量血压

通常用水银柱血压计。患者取坐或卧位，露出一侧上臂，伸直肘部，使患者上臂与心脏在同一水平面上。将驱尽空气的袖带在肘窝上3cm处缠绕于上臂。戴上听诊器将听筒置于肘窝内肱动脉的搏动处，关紧气门，捏皮球打气，让水银柱上升到24.0kpa(180mmHg)左右，然后轻微放开气门，使水银柱缓慢下降，听到第一声脉搏跳动声时，水银柱所在高度即为收缩压；接着水银柱继续下降，当声音突然改变或消失时，水银柱所指刻度为舒张压。正常人的收缩压为12.0～18.7kpa(90～140mmHg)，舒张压为8.0～12.0kpa(60～90mmHg)。

□ 数脉搏

通常选动脉表浅的腕部，特殊情况下可选颈前动脉或足背动脉搏动处。用食指、中指、无名指三指并拢平放在腕部动脉搏动处，用指尖细心体察脉搏搏动，数1分钟。正常人在安静状态下，脉搏均匀和缓，有节律搏动。每分钟脉搏为70～80次，女性稍快。儿童可达每分钟90次，新生儿可达140次。

□ 观察呼吸

在患者安静状态下，不与患者说话和转移患者注意力，通过观察患者呼吸或胸廓起伏次数来计数一分钟呼吸次数，一呼一吸为呼吸一次。正常人在安静状态下，每分钟呼吸为16

~ 20 次，儿童每分钟为 22 ～ 26 次，新生儿每分钟可达 40 次。呼吸与脉搏的比例为 1 ： 4。另外，还要注意观察患者呼吸快慢是否一致，深浅是否均匀，有无呼吸困难等。

□ 注射

皮内注射

皮内注射吸收较慢，常用于皮肤过敏试验，如青霉素过敏试验等。

注射部位及方法　在前臂掌侧下 1/3 处。局部消毒后，用 1ml 的注射器配以 4 号或 4.5 号短针头，针头斜面向上，与皮面成 10°～ 15°角刺入，待针头斜面完全进入皮内后，将试液注入使局部皮肤形成直径为 0.5cm 的隆起（皮丘）。

注意事项　皮肤消毒时不要将皮肤擦红；注射后局部不可用力按摩，进针不宜太深，否则会刺入皮下。个别特异质的人，在做青霉素皮试时也可能发生过敏休克，必须格外警惕。

皮下注射

皮下注射吸收较迅速，主要用于预防疫苗注射（如乙型脑炎疫苗等）及某些药物的注射（如胰岛素）。

注射部位及方法　在上臂外侧三角肌下方或股外侧。局部消毒后，用 1ml 或 2ml 注射器配以 5 号或 5.5 号针头。针头斜面向上，与皮面成 30°～ 40°角，快速刺入皮下，进针约 1/2 或 2/3 针头，回吸证明针头不在血管内后将药液慢慢注入。

注意事项　对皮肤有刺激作用的药物，不宜作皮下注射，否则可引起皮肤溃烂。

肌内注射

肌内注射刺激性小，吸收快。是临床上最常用的给药途径。

注射部位及方法　在臀大肌即臀部外方上 1/4 处，或上臂三角肌（该两处肌肉肥厚，而且又无大血管和大神经通过，比较安全）。局部消毒后，用 2ml 或 5ml 注射器配以 6 号或 6.5 号针头，左手绷紧皮肤，右手持针垂直快速刺入，回吸无血，将药液慢慢注入。

注意事项　有出血倾向或水肿者，拔针后宜用酒精棉球或干棉球压迫局部，以防止针孔漏水或出血。

静脉注射

静脉注射用于需要药物快速产生药效时。

注射部位及方法　一般选用前臂、手背浅静脉，也可选用大隐静脉或足背静脉。按药液多少选择注射器（10ml、20ml、50ml），配以 7 号或 8 号针头。注射部位上端扎好止血带，使静脉显露。局部用碘酒消毒，与皮肤成 25°角穿刺，见到回血后放松止血带，将药液慢慢推入。

注意事项 穿刺后不见回血不能推药；药液外漏至皮下组织，局部肿胀疼痛应立即停止注射。

静脉输液

静脉输液用于输注抗生素等药品和补充体内需要的水分、盐类、糖类等。

注射部位及方法 常选用前臂浅静脉、大隐静脉或手背、足背浅静脉。注射方法同静脉注射。

注意事项 ①操作前，必须仔细检查液体内有无混浊或杂质。②输液如有两种以上的药物时，必须注意有无配伍禁忌。③为患者扎针前，输液管内的空气必须排尽。以后要随时检查输液针头有无滑脱或堵塞。④调整滴速（成人每分钟 40～60 滴），对老年人或心脏病患者，必须减慢滴速，并要控制输液量。⑤输液过程中要严密观察患者有无发冷、发热、发抖等反应或瘙痒等感觉。若有则应立即停止输液或减慢输液滴速。务必在液输完前拔出（或关闭）针头，以防空气进入静脉内。

□ 换药

换药指按时对创面清理、敷药、覆盖敷料的操作，其目的是保护创面、促进愈合。干净、新鲜的创面，可不必敷药，只要覆盖薄层干纱布即可，任其自然干燥；脓多、感染较重、创面水肿者，可用纱布浸渍药液后敷于创面；脓腔可以用镊子塞入引流条引流，脓腔外口过小，引流不畅者，应扩大外口；仔细清除伤口内的坏死组织、死骨或异物（线头等），否则会影响伤口愈合。

换药方法

·需要经过灭菌处理的一只搪瓷碗、一把镊子（放在锅内煮沸 10 分钟后取出也可）。

·搪瓷碗内分开放置生理盐水浸渍的棉球和 70%～75% 的酒精棉球数个。

·轻捷地取下旧的敷料。

·取 70%～75% 的酒精棉球在伤口周围自内向外擦拭皮肤。

·用镊子取盐水棉球轻拭创面。

·再用镊子取 70%～75% 酒精棉球由内向外擦拭伤口周围皮肤。

·创面有脓，可用新霉素湿敷；创面干燥清洁，可敷上油纱布或干纱布，然后包扎固定。

换药须知

·手术后第一次换药，在取下伤口上的敷料时，应用生理盐水浸湿内层后顺伤口平行方向撕开，以防止撕裂即将愈合的伤口。

·动作要尽量快，以缩短伤口暴露的时间，防止感染。

·不要在创面上挤脓，否则感染易扩散而引起毒血症。

·伤口要保持干燥，否则伤口易感染。

·一般来说是根据伤口分泌物的多少来决定换药间隔时间。分泌物少可间隔2～3天，分泌物多则可每日更换1～2次。严格的无菌外科切口，无需换药直至拆线。

□ 热敷

热敷可以通过促进局部组织血液循环，提高机体抵抗力和修复能力，促使炎症消散，减轻局部疼痛。热敷又能使肌肉松弛，促进局部血管扩张，减轻深部组织器官充血。

热敷方法

热水袋 将60～80℃热水灌至热水袋容积的2/3，排出气体，旋紧塞子。放置于所需热敷之处。小儿、昏迷、循环不良、局部神经麻痹以及感觉迟钝的患者，应以厚毛巾包好热水袋后再用，以免烫伤。

若无热水袋，可用耐热玻璃瓶盛热水代用。

热湿敷 用毛巾或纱布浸在手腕能忍受的60～80℃的热水中，拧干敷于患处，每3～5分钟更换一次，并应持续15～30分钟。也可在敷布上加放热水袋保持温度。在热敷过程中应防止烫伤。

热水坐浴 适用于会阴部和臀部疾病，以及肛门部充血、炎症和疼痛的患者。无伤者可在清洁盆中装入2/3盆的热水，并在坐浴过程中随时调节水的温度，勿使过冷或过热。将臀部浸入热水中20～30分钟后擦干保暖。有伤口者应注意对伤口坐浴器具的消毒灭菌，可将盆用肥皂洗净后煮沸，或用95%酒精燃烧消毒后倒入所需溶液，水温应在60～80℃之间，坐浴完成后，应用碘酒消毒伤口。妇女月经期禁用，以免引起感染，妊娠末期亦不宜用。

热敷须知

·急腹痛诊断未明时，不应热敷，以免延误疾病的诊断。

·头、面、口腔部化脓性感染不宜用，以免促使细菌进入脑。

·各种出血不宜使用，以防血管扩张，加重出血。

□冷敷

冷敷的作用是促使毛细血管收缩，减轻局部充血；抑制神经细胞的感觉功能，减轻疼痛；还可降低体温。

冷敷方法

冰袋 将冰块打碎装入橡皮袋或塑料袋内排气、旋紧，用毛巾包住冰袋放在所需处，如额部、腹股沟、腋下等处。也可以用温度较低的井水代替冰块。

冷湿敷 将纱布或毛巾浸湿在冷水或井水中，拧至半干，以不滴水为准，敷于所需处，每隔 2～3 分钟更换一次，连续做 15～20 分钟，保持一定的冷度。发热，可在患者额部放冷敷布一块，经常更换。并以井水、冰块或低于患者皮肤温度的温水（32～34℃）揉擦四肢及背部，在腋部、肘部及腘窝、腹股沟处多停留揉擦，可帮助患者散热，最后，用干毛巾擦干皮肤。

冷敷须知

·发现患者皮肤颜色发紫，不宜继续使用。

·老幼体弱患者对冷敷较敏感，宜局部冷敷。

·冷敷时间不宜过长。

·全身冷疗者，每隔 1 小时应测体温一次，如体温下降到 36℃以下时不宜继续使用。

·胸前区、腹部、后颈部较敏感，不宜冷敷，否则会引起反射性的不良反应。

□传染病的隔离与消毒

传染病的隔离

传染病（传染性肝炎、流行性脑脊髓膜炎、猩红热、白喉、痢疾）患者，应及时就医，同时还要做好隔离工作。

怎样进行传染病隔离 ①传染性肝炎、流行性脑脊髓膜炎者，必须给予住单人房间。若条件不允许，最低限度也应让患者睡单人床，与健康人的床位保持一定距离。凡与患者有密切接触者，需给予必要的预防措施，应在接触 5 天内注射丙种球蛋白以及服用中草药等。②消化道传染病如伤寒、痢疾等应做好床边隔离，即将患者的食具、便器与健康人分开使用，用后并应消毒。不吃患者吃剩的食物。接触过患者之后，健康者一定要清洗消毒双手。③呼吸道传染病如白喉、猩红热、肺结核、流行性感冒等，主要是防止口鼻飞沫传染，接触患者时要戴口罩。患者的食具及用品应与健康人分开使用，用后要消毒。

传染病的消毒

凡与患者接触过的手、衣物、食

具、书报等均需进行清洁消毒。

口罩消毒　口罩用后应每天清洗煮沸 10 分钟后晾干，保持干燥。在使用时，不要用污染的手去接触口罩。

手的消毒　先用肥皂水刷洗 2～3 分钟，注意洗净指甲缝内的污物，最后再用 70% 的酒精浸泡 3～5 分钟。

食具消毒　一般煮沸 10 分钟即可。

衣服、被褥消毒　患者的衣服被褥应经消毒后再拆洗。单、夹衣服可浸泡 0.1% 新洁尔灭溶液内 2 小时。被褥、棉衣、毛毯等可在强烈日光下曝晒 6 小时。

书报、玩具消毒　可在强烈日光下曝晒 6 小时。

住房消毒　①室内使用的拭布和扫除用具应经常煮沸或擦洗消毒。②室内应保持通风，在清晨开窗通风 30 分钟，午睡后开窗通风 30 分钟，使室内空气中的微生物排出。

室内清毒方法　①用 0.1% 新洁尔灭溶液喷射。喷射量为 50～100ml/m²。②乳酸蒸熏法：用乳酸以 12ml/m³ 的量放锅内，再加半量水，可用酒精灯加热蒸熏。③米醋蒸熏：米醋少许放碗内用酒精灯加热蒸发。

器皿消毒　器皿消毒包括便器、痰杯等物的消毒。①用 1% 漂白粉澄清液浸泡 2 小时。如为病毒感染则用 3% 漂白粉澄清液浸泡 2 小时。②蒸气消毒 30 分钟。

□饮食

对于卧病在床的患者而言，一日三餐可能是卧病在床的患者们最主要、最感兴趣的事情。除非医院严格禁止，否则应尽量满足他们的饮食要求。

特殊饮食

特殊饮食包括低盐食品、低蛋白食品等。心脏病、肝脏病、肾病或高血压患者要吃低盐饮食。对某些肾脏病要吃低蛋白饮食。这种饮食要求减少肉类、鱼类、蛋类、奶制品及其他富含蛋白食物的摄取。

给患者喂食

老年患者或重病患者需要以羹匙来喂食。食物应做得熟软一些，以利于吞咽。喂食时，应让患者保持一种舒服的体位。在他颔下塞一片餐巾。最好先尝试一下食物的温度，确定冷热合适时，再用羹匙喂食。在喂患者饮用流质时，最好要用一种可以弯转的吸管来喂食，不但方便而且更容易控制患者摄取流质饮食量的多少。当患者平躺在床上摄取流质时，用弯管来控制其吸食量就变得更为重要。重病患者只能吃流质食物。为使患者获得足够的营养，流质食物应包括牛奶、蛋、糖、水果汁或水果泥在内。总之，给患者喂食，需要耐心和细心。

□服药

给患者服药，一定要遵照医生的指示：每天给药剂量及次数，以及每隔多久服药一次等。不能因为患者病痛减轻就停止服药，否则会促使病情复发。给患者服用药水时，要确保给药量精确。患者服用药片或胶囊时，一般用温开水送服。患者有时会对某种药物产生过敏性反应。所以服药后，如果发生了与病情不相干的症状，应该立刻向医生报告，以便及时处理。

□给患者清洁

给患者使用便盆及尿壶

给患者使用便盆前，要用热水将便盆浸暖，然后擦干，在便盆边沿撒些滑石粉。给完全无法动弹的患者使用便盆，最简单的方法就是将患者推转侧卧，将低矮一些的便盆贴住患者屁股，然后把患者翻过压住便盆。便盆及尿壶在使用过后要用稀释的消毒水彻底加以清洗。尿壶应放在床边，患者可自己拿来使用。

给患者清理卫生

使他觉得自己干净清爽，这样会鼓舞他的精神，甚至会有助于康复。鼓励患者每天洗手脸并刷牙两次，隔一段时间，就协助患者洗身洗头一次。

□防止褥疮

久病卧床的患者，可能会发生褥疮。多发生在承受体重或与被褥摩擦的地方。最常见的部位是肘、膝、肩胛、脊柱及臀部。

褥疮的特点

皮肤上会先出现一块有触痛的红肿发炎区，不久，变成紫色。接着，紫块皱裂，形成溃疡，而且不易收口，对患者的健康不利。

如何预防

·要鼓励能活动的患者做一些运动。

·患者每隔 1 小时动动脚趾，扭动足踝，伸伸手臂与腿部，绷紧再放松肌肉以及伸展全身。这不但可以促进循环，而且能防止关节挛缩或僵硬。

·无法动弹，或是非常虚弱的患者，每天至少要帮他轻轻伸缩关节一次。每隔两三小时至少要帮患者改变体位一次。一般，可用滚动患者的方式来改变其体位。拖拉患者会损伤其皮肤，增加发生褥疮的机会。

·必须永久侧卧的患者，可用软枕使肘膝和踝分开，以防其互相摩擦。

·床单一定要保持平整无皱褶。

·经常为患者洗身，尤其要保证容易发生褥疮的皮肤部位的干燥、清洁。

□善后处理

呕吐

患者呕吐时，可以用手轻拍他的后背，使他觉得舒畅一些。呕吐后，给患者一杯水漱口，后用温毛巾轻轻擦一下脸。呕吐后数小时内，应给予流食、水及果汁以补充流失的水分。如果患者一再发生呕吐，必须送医院看急诊，医生会作进一步诊断治疗，以便及时采取措施。

尿失禁

以妇女压力性尿失禁发生率最高，有些老年人与下身瘫痪的患者也常会有尿失禁发生。处理方法有：定时排尿；加强会阴部肌肉收缩锻炼；保持阴部清洁，及时更换内裤，保持干燥。

鼻塞

可用吸入剂来解除，但不可过度使用。还可以吸入较热的蒸气10分钟，如暖瓶打开盖子后的蒸气。

特殊人群护理

□病孩护理

儿童生病后，一般来说，护理者要花费很多的时间和精力。

照顾孩子的活动

最好将孩子的床放在起居室，这样，既可以照顾他，又能从事家务活动。而你所从事的家务活动也能使孩子的注意力分散。

给孩子服药

婴幼儿一般不会吞服药丸，多服用药水。但给孩子服用药水的剂量一定要精确。如果孩子拒绝服食苦味药，应该将药水尽量放在孩子口腔深部让他服下，因为味蕾大多在舌的前部，用适当美味食品作奖赏，也有利于孩子吃药。若还是拒绝，可请教医生，看看能否将药水改为药片或胶囊喂服。3岁及3岁以上的孩子可以在饮料佐助下吞服整颗药片或胶囊。也可以将药片弄碎（胶囊装的药不可弄碎），掺合在白砂糖或孩子喜欢吃的东西中间，用汤匙喂他吃下。

处理发热

发热并不危险，只有极少数的发热会造成不利的影响。如果孩子的体温低于38.9℃，只需要给孩子多喝水及饮料，身上不要穿太多衣服或盖厚被毯即可。不要相信人家所说的，给孩子盖上被毯"发发汗就好了"的办法，那是错的。若孩子高烧不退，并很痛苦，则应去医院看急诊。

随时量体温，可用温毛巾给孩子拭擦脸部、颈部、手臂及腿部，皮肤上的水分蒸发，会使皮肤凉下来。热性惊厥的孩子，可在医生的指导下，服用镇静药物治疗，或针刺人中、合谷、百会穴。

喂食病童

如果医生未规定给病童吃特别的饮食，那就让孩子吃他喜欢吃的东西。病童的饮食量要比平常少一些，所以他吃得不多，也不要担心。若孩子有发热、呕吐或腹泻的现象，要让他多喝水或饮料。

处理呕吐

儿童比成人更容易发生呕吐，而且呕吐之前经常不会有任何征兆。呕吐后，应该让孩子漱口，并为孩子洗脸。

□护理老人

老年人由于身体各种机能趋于退化，生病的机会很多，对老年患者的护理尤其要注意以下两个方面。

给患者饮食

给老年患者的食物一定要富有营养。每天至少要给老年患者吃一餐包括肉类、干酪、鱼或蛋以及 0.3L 左右的牛奶等富含蛋白质的食物，并且还要鼓励他们多吃一些水果、蔬菜及麦谷物等高纤食物。除非医生限制，否则要鼓励老年患者饮水或饮料，以免脱水。

应付精神错乱

有些老人患者会变得心智及身体都十分脆弱。这时应对他多加照顾和鼓励。如果你正在照顾一位精神错乱、神智不清的患者，你需要与精神病院搞好联系，随时请求援助。万一无法再照顾下去，可送老人去精神病院。

□发热患者护理

发热是内科疾病带有共性的常见症状，以发热为主要特征的内科疾病涉及面广，临床表现错综复杂，尤其老年和生活能力低下的患者，往往需要加强护理。

降温

患者体温超过 39℃ 时，应给患者降温。先采用物理降温法，用冷湿毛巾或冰冷湿毛巾敷于额部，同时用温湿毛巾（或酒精加一半水）揉擦颈部、四肢、腋窝、腹股沟处，并反复揉擦直至皮肤发红。动作应轻柔不可过重，半小时后测量体温。但高热发抖或刚服过退热药的患者不可冷敷或擦浴。

如果效果不明显，可在医生指导下，服用退热药。服药后，若出现大汗淋漓，则多饮糖盐水，并更换湿润的内衣，以防着凉；如有面色苍白、皮肤湿冷和呼吸急促等症状，就可能是虚脱，应立刻报告给主治医生，以便及时处理。

给患者饮食

·选用营养高易消化的流质，如豆浆、藕粉、果泥和菜汤等。

·体温下降病情好转，可改为半流质，如面条、粥，配以高蛋白、高热量菜肴，如鱼类、蛋黄等以及各种新鲜蔬菜。

·恢复期改为普通饮食，食欲好可给鸡、鸭、牛肉、鱼、猪肉、蛋、牛奶等。

□昏迷患者护理

昏迷是高级神经活动受到严重抑制的表现。表现为意识模糊，但听到呼喊时会有反应，吞咽和咳嗽，脉搏、呼吸和血压多在正常范围。像这样因条件限制不能住院需要在家康复的患者，必须做好家庭护理。

特殊防护

·在保证患者不会着凉的前提下，病室要经常开窗通风。

·患者床铺要靠墙壁，床边应用椅子、桌子围起来，防止患者坠地跌伤。

·烦躁不安、不自觉活动的患者除专人看护外，最好对四肢作适当固定。

·假牙、发夹、戒指等物品取下保存。

·要经常修剪患者指甲，防止抓伤。

清洁

·被褥、衣服应时常更换。

·经常为患者擦洗身体，保持皮肤清洁，注意口腔卫生，如有呕吐物或分泌物流出，应随时清理。

·患者眼睛有分泌物时，用手帕蘸水擦净后，可以再涂一些眼膏。

·女患者还要做月经护理和每天清洗会阴部。

·3天不大便要用泻药或开塞露，甚而灌肠。大小便后要揩洗干净。

观察病情变化

对长时间昏迷的患者除了观察好病情变化外，还要认真做好记录。如，三餐的食物内容及量，饮水量，大小便次数、色、量。每天测量体温、脉搏、呼吸4次，以供医生参考。

给患者饮食

根据不同疾病引起的昏迷，营养要求是不一样的，医生会要求给患者特殊饮食。吃多少，既要根据疾病不同而异，又要根据各人情况定，以维持昏迷前情况为原则。可让患者半卧位，把头偏向一侧，慢慢喂。饮菜以软、烂、容易消化为宜。同时还要注意多吃蔬菜、水果，以保证足够营养素的摄入，促进患者康复。

预防并发症

·要定时翻身，并经常按摩，擦身，拍背，扑粉，保持皮肤干燥，骨头突出部位最好用软气垫垫好，防止褥疮发生。

·要注意患者的冷暖，以防伤风感冒和中暑发生。

·发生呕吐时，应将患者头部偏向一侧，并及时清理，以防呕吐物吸入，引起窒息或吸入性肺炎。

□心肌梗死患者护理

心肌梗死是一种比较急重的疾病，严重的可有休克、心力衰竭、心律不齐等症状。

保持精神愉快

平时患者精神上要保持舒畅愉快，消除紧张恐惧心情，注意控制自己的情绪，不要激动。

急性期需绝对卧床休息

卧床期间应加强护理。进食、漱洗、大小便均要全方位给予护理，尽量避免增加患者活动量。休养环境应安静、舒适、整洁和温暖。

预防肢体血栓和便秘

长时间卧床的患者应定期作肢体被动活动，以避免肢体血栓形成。由于卧床及环境、排便方式的改变，容易引起便秘，这就要求在平时应督促患者每天定时排便，而不是怕打扰别人而忍着。还要提醒患者排便时忌用力过度，否则会增加心脏负荷，加重心肌缺氧而危及生命。也可以用轻泻剂或开塞露通便，便前可给予口含硝酸甘油片等。

清淡饮食

要吃易消化、产气少，含适量维生素的食物如青菜、水果和鱼、肉等。每天保持必需的热量和营养，少食多餐，避免暴饮暴食而加重心脏负担。忌烟、酒。尽量不吃或少吃含胆固醇高的食物，如动物内脏、肥肉和巧克力等。有心功能不全和高血压者应限制钠盐的摄入。还需要正确记录每天的出入水量。

心肌梗死发作时

首先应让患者安静平卧或坐着休息，不要再走动，救助者也不要慌忙搬动病人。给患者舌下含硝酸甘油片，如不见效，应观察患者脉搏是否规律，若有出冷汗、面色苍白和烦躁不安加重的情况，应安慰患者使之镇静，并及时送医院就诊。如患者发生心脏突然停跳，可在其胸骨下段进行胸外挤压及人工呼吸。

注意隐性症状

有时心绞痛或心肌梗死的症状很不明显，如有的患者可出现反射性牙痛，也有的心肌梗死先发生胃痛。凡有冠心病病史的患者，遇到不适，均不可忽视，应尽早就医诊治。

在病情平稳恢复期要防止患者过度兴奋，使其保持稳定的情绪，适当的体力活动，以预防病情的反复。

□ 心力衰竭患者护理

科学预防心衰

各种原因所致的心脏病，均应去医院治疗，在医生的指导下休息，服药，定期复查。

·肺心和风心患者主要是预防感染，避免感冒。

·肺原性心脏病患者应注意排痰，或由他人协助拍背排痰。

·风湿性心脏病患者服用阿司匹林时，最好在饭中服用，以减少对胃黏膜的刺激。

·冠心病患者可经常服用软化、扩张血管的药物以减少和避免心绞痛的发生，如舌下含硝酸甘油片。

预防药物中毒

患者服用洋地黄、地高辛等强心药物前，都应测脉搏，如每分钟低于 60 次，应停服 1 次，并把情况告诉医生，根据医嘱酌情减量。药物中毒时会有食欲不振、恶心呕吐、腹泻、乏力、看东西有重影和发黄、总想睡觉或烦躁、心跳不规则等症状表现。如果有，就应停药去医院诊治。使用利尿药加氯化钾时，在饭后服用，以减少对胃刺激及引起恶心反应，并可加用橘子水服药。

饮食

·饮食宜清淡易消化，禁食辣椒、浓茶或咖啡等。

·不吃或少吃含胆固醇高的食品如动物脂肪、内脏等，多吃豆制品、蔬菜和水果，夏天可多吃西瓜，不但可补充维生素 C，还有利尿作用。

·水肿时应少喝水，同时少量多餐以免增加心脏负担。还要根据医嘱，限制每天的食盐量。

进行适当的体能活动

·应当用各种方法使者情绪稳定，精神愉快，并避免紧张激动。还要注意劳逸结合。可在医生指导下参加适当的工作和家务。

·如患者身体条件较好，还可以适当锻炼，如早晨起来散步、打太极拳等，以增强体质，防止感冒。

·养成每天定时大便的习惯，防止便秘。避免因便秘而使心衰加重。

·节制性生活。妇女的怀孕生育要在医生的指导下进行，否则可能会加重病情。

观察病情做好护理

如患者呼吸极度困难，口唇指甲因缺氧而发生青紫，烦躁不安，出冷汗，咯大量白色或粉红色泡沫样血痰；或出现频繁心绞痛，心前区疼痛剧烈时，不可耽误时间，应立即送医院救治。如患者呼吸困难，可采取半卧位，即将上半身抬高，来减轻心脏负担。

应做好心衰患者口腔及皮肤的清洁护理，还要预防褥疮发生。待心脏功能改善后，要鼓励患者适当活动，以免卧床过久，引起下肢静脉血栓，导致肺动脉栓塞而危及生命。

□偏瘫患者护理

偏瘫大多由中风所致，病程持久。由于活动障碍，生活自理困难，所以需要周到耐心的护理。

功能锻炼有助康复

功能锻炼是偏瘫患者家庭护理的重要环节，偏瘫患者由于长期卧床不能活动，全身器官生理功能都有所减退，这不利于病体康复。但功能锻炼不能操之过急，要循序渐进，持之以恒。

完全性偏瘫阶段 可采用按摩、推拿等被动活动，帮助患者功能锻炼。动作应该由轻到重、再轻，用力不要过度。每次全身锻炼15～30分钟。

部分功能恢复阶段 还要继续做前一阶段的各项锻炼。同时帮助患者锻炼翻身、起坐等。如站立锻炼，可以先扶床架、椅背站立，然后徒手站立；肢体简单的运动锻炼，如上肢的上举、外展、外旋、肘关节的伸屈活动、下肢的伸屈和足的伸屈活动。

基本功能恢复阶段 主要是走路，手的精细动作和语言功能恢复。①走路锻炼先在扶持下进行，两腿轮流负重，继之踏步，逐步过渡到手扶拐杖独自行走。最后练习屈膝和提腿动作。②手部练习包括拿碗、汤匙、筷，穿脱衣服以及编织、打算盘等精细活动。③失语者先练习发音，然后对照汉语拼音一字一字练习。

饮食

·饮食宜清淡，多吃新鲜蔬菜、水果，海带、海蜇、虾皮，适当进食鱼肉、鸡肉、蛋和奶及奶制品。

·有高血压患者要控制食盐的摄入，一般每天 5g 为宜。

·进食有困难者要鼻饲。鼻饲前应先抽到胃液后再灌注食物以防食物误入气管。长期鼻饲者应每周换胃管一次。及时清洁鼻和口腔。

使患者心情愉悦、精神愉快

应帮助患者树立信心，最忌讳嫌弃和指责。要经常帮助患者翻身，以免发生褥疮。注意居室卫生，在保证患者不会着凉的前提下经常开窗通风。保持大便通畅，必要时通便。要保证患者有足够时间休息和睡眠。

☐ 截瘫患者护理

帮助患者建立信心

截瘫患者多有急躁悲观情绪，对治疗信心不足，影响疗效。这时应帮助患者正确对待自己的疾病，使患者逐步树立起战胜疾病的信心，促使病情好转。

勤清洁，防褥疮

保持褥单及下身衣裤的清洁、干燥、平整。易患褥疮的部位要垫以橡皮气圈（充气 1/2～1/3 即可）。

做到四勤：勤翻身、勤按摩、勤擦洗、勤换衣。通常每 2～4 小时翻身一次，用温水或 50% 酒精做局部按摩，每天至少一次。失去知觉的肢体不宜滥用热敷，以免烫伤。必须用热水袋时其温度不宜超过 50℃，而且应用毛巾包裹后使用。天冷时注意肢体保暖。出现皮肤湿疹或早期褥疮，可用红外线灯（白炽灯）照射，每次 15 分钟，每天 3 次，以促使干燥收敛。

预防便秘

食用粗纤维的食物，多饮水，定时排便。按摩腹部，促进结肠上端内容物往下蠕动以协助排便，必要时还可以用手指挖出肛门内粪块。

防尿失禁后感染

尿失禁患者的被褥应保持干燥，每天还应该定时清洁患者尿道口，预防感染。

进行功能锻炼

恢复期积极进行瘫痪肢体按摩与被动运动，以预防肢体挛缩畸形，延缓或减轻肌萎缩的发生。

☐ 腹部外科术后护理

腹部手术后患者出院后仍需休养及给予精心的护理。

饮食

·胃肠被部分切除的患者，应少

量多餐，每天吃 4～5 次。不能一次吃得太饱，避免吻合口裂开。

·胆道手术后，宜进食少油饮食。因胆囊切除后，胆汁直接进入肠内，如进食大量油腻食物，可引起消化不良而腹泻。

·胆石症患者术后宜少吃含钙类的饮食，以促进定时排便的习惯形成，并防止消化不良。

·要吃有营养且易消化的食品。

·要注意保持大便通畅，多吃蔬菜、水果等。

·注意饮食清洁卫生，以防发生腹泻及瘘口周围皮肤污染。

腹部疝手术应避免体力劳动

腹部疝手术后，在 3 个月内不能进行重体力劳动，以防疝复发。如较大的手术，半年内不能干重活，只可从事力所能及的家务劳动。还应该进行腹肌按摩，以增强腹肌和肠蠕动能力。

胃肠道术后要定期检查

出院后若出现饭后泛酸、恶心、呕吐或腹胀等情况，应及时到医院检查。

学会使用人工肛门

安装了人工肛门的患者，一定要解除思想顾虑，学会使用人工肛门袋的方法。另外饮食也一定要有规律。

□ 胸外科术后护理

大部分胸部手术患者经过住院治疗，拆线后一般情况好转，就可以出院。但患者经过了大手术的创伤之后，体质虚弱，抵抗力下降，故回家后的休养、护理就显得特别重要，否则会影响身体恢复，甚至引起其他病变。

随时注意呼吸障碍

胸部手术患者出院后，应随时注意呼吸变化，如，有无气急或呼吸困难等。如出现嘴唇青紫等缺氧表现，应及时送医院检查。

注意心跳情况

心跳过快时，患者可能会感觉胸闷、心慌或烦躁不安，这时可根据医嘱服药。如有心跳加快，并伴有下肢浮肿或尿少时，应去医院进一步检查。

鼓励患者咳嗽排痰

鼓励患者大胆咳嗽、咳痰，不要因为怕痛而不敢咳痰，有痰时用手按压伤口部位把痰咳出，以防止肺部并发症。

注意饮食营养

吃高蛋白、高维生素、易消化的食物，如牛奶、鸡蛋、瘦肉、鱼类、蔬菜、水果等。但每次不能吃得过饱，宜少量多餐。口服体积较大的片剂药物可以研碎后服用，以免吞咽困难。

这里需强调一下，食管手术患者的饭菜要做得细软些，进食时要细嚼慢咽，以免对食道造成伤害。

注意锻炼身体

患者不必终日卧床，但锻炼身体不能操之过急，要循序渐进。身体条件较好时，每天上、下午均应起床活动 2 ~ 3 小时，可做深呼吸运动、短途散步，逐渐到练气功、做广播操等。这样做可以促进血液循环、增强体质，有利于早日康复。

戒烟

因吸烟能刺激气管增加分泌物，使气管发炎，还可导致肺炎甚而肺癌，所以胸部外科手术之后的患者必须戒烟。

□ 神经外科术后护理

帮助患者进行心理矫正

患有颅脑疾病或颅脑损伤特别是致残的患者，可能会出现焦虑不安、恼恨、精神忧郁和悲观情绪，因此应注意观察患者的思想情绪，多作安慰和鼓励，使其增强战胜疾病的信心。也可以适当地安排一些劳动和娱乐活动，来帮助患者摆脱悲观情绪。对于有猜疑、强迫观念或迫害妄想等表现的患者，应加强护理，严防意外情况的发生。

观察药物的疗效及不良反应

颅脑损伤患者常需服促使神经功能恢复的药，这可以导致吃饭时手震颤，走路时迈不开步等症状，这时应及时到医院就诊。颅脑手术后在医院内就发生癫痫的患者，要在医生指导下长期服用抗癫痫药物，否则可使癫痫复发。并要按时门诊，调整药量。

注重运动及理疗效果

手术后康复期，可采用运动或理疗促进患者早日生活自理。

按摩和热敷　按摩和热敷可使患肢肌肉萎缩症状减轻，对肌痉挛的患者疗效更明显。可以指导患者用健康的肢体给瘫肢按摩和热敷，以促进肢体的血液循环，可根据不同病情制订计划。热敷时注意水温不能过高，以免烫伤，一般在 60 ~ 65℃为宜。

物理治疗　按照医生的治疗方案进行，一般包括超声波按摩仪等。

语言训练要早

如果患者语言功能受损，当病情好转，神智清醒后，应抓紧训练患者说话以恢复功能。一般来说语言训练越早越好。

饮食

患者无吞咽困难，可给以正常的饮食。如有吞咽困难者，可进半流质或软食，如面条、粥、蛋糕等，而且食物必须细致加工，如肉要吃肉糜，鱼要去骨，菜要切得细小。一般不需要忌口。

注意日常生活护理

·应特别注意神经外科手术患者大小便后的护理。包括保持会阴部清洁，大小便后要擦洗干净，防止尿路感染等。

·要训练便秘和解便困难者定时排便，并给以含纤维素的饮食。必要时可服用润肠剂如麻油等。

·对行走困难者应给予搀扶，但要防止患者有依赖感。

·对长期卧床的患者尤其要注意皮肤护理。要保持被褥的整洁、干燥。定期翻身，拍背，并在容易起褥疮的部位按摩、擦洗，促使血液循环。

·室温要合适，夏天要注意通风，冬天要注意保暖。

□ 泌尿外科术后护理

一般护理

让患者保持良好的精神状态 患者可以通过散步、听音乐等多种休闲活动，放松心情，并使自身保持良好的精神状态，以促进康复。

给食给药 多给予色、香、味俱佳的饮食，以提高食欲，增强机体抵抗力。根据医嘱，按时服药。

如有异常，应及时诊治，以预防疾病的复发。

特殊护理

多喝水，预防尿盐沉积 鼓励患者白天多喝水，特别是有结石病史、长期置引流管者。肾功能良好者，每天饮水量应在 2500 ～ 4000ml，使每天尿量保持在 2000 ～ 3500ml，而达到内冲洗作用，从而预防尿碱沉积堵塞及尿路感染。

·每天用消毒药液棉球擦洗尿道口或造瘘口 2 次，以保持清洁。

·牢固地固定管子，并防止弯曲、受压、脱落等，以保持引流通畅。

·防止污染，保持导管及引流管、瓶的无菌。导尿管或引流管应在严格无菌操作下每 2 周更换一次，以防尿碱沉淀于管壁上，引起管腔阻塞或拔管困难。倾倒尿液时不可将引流管倒置抬高，以免尿液逆流。

·密切观察尿液的色、性状和量，如发现尿液混浊、出血、沉淀或结晶，应及时到医院诊治。

·定期留尿标本作常规检查及细菌培养。

间歇性夹管引流患者的护理 导尿管留置若超过 4 周，为保持膀胱容量，应采用间歇性夹管引流。方法是协助患者将引流管夹住，每 3 ～ 4

小时开放 1 次,以锻炼膀胱的充盈和排空反射功能。

注意清洁,防止褥疮 应注意尿失禁或尿瘘患者的会阴部清洁,同时注意保持床铺干燥整洁,防止皮炎和褥疮。

□ 膀胱肿瘤术后的特殊护理

严密观察膀胱癌的复发倾向

· 定期复查,可以及早发现,及时治疗。再次手术切除仍有治愈的可能。在 2 ~ 3 年内应每 3 个月作一次膀胱镜检查。

· 平时应严密观察有无排尿困难及无痛性血尿。

尿道改道患者的护理

· 永久性皮肤造瘘者应认真地清洁和保护造瘘口周围的皮肤,每天清洗消毒,外涂氧化锌油膏等。

· 手术后改为肛门排尿者,排便后应清洗肛周,并涂氧化锌或鞣酸软膏。

· 直肠代膀胱术后尿液潴留在直肠内,可增加肠道对尿液电解质的吸收,而造成高氯性酸中毒,因此要定期到医院测定血液电解质。另外,还要注意泌尿系统感染的发生,如有突发性高热,应及时去医院诊治。

注意并发症

可能并发肠瘘、肠梗阻等,一旦发现,及时就诊。

□ 肾脏术后的特殊护理

肾肿瘤术后的护理

肾肿瘤术后要积极配合化疗及放疗,定期随访。

肾损伤修补术或肾部分切除术后的护理

手术后 3 个月内避免剧烈活动,还要多注意有无腰部胀痛、血尿及尿量改变等情况。

作好肾结核切除术后的抗痨护理

应至少继续抗痨 3 ~ 6 个月。肾部分切除术后则需抗痨治疗 1 年。女患者在术后 2 年内应避免妊娠。禁用或慎用对肾脏有毒性作用的药物。

□ 前列腺术后的特殊护理

因接受前列腺肥大切除术的患者多是老年人,所以要注意观察患者血压、脉搏的变化,并及时随访。患者应多吃蔬菜、水果,多饮水。培养良好的排便习惯,如有便秘可口服润肠剂或轻泻剂,必要时还可灌肠。排便过于用力时可导致前列腺窝继发性出血。

□骨折患者护理

一般护理

心理护理 骨折多在突发事件中发生，患者常常会因为没有思想准备和对疾病的未知而产生紧张、焦虑的恐惧心理。这时护理者应积极与患者进行交流，以缓解其忧虑的情绪。同时可与患者探讨一些关于疾病的知识，使其产生战胜疾病的积极心态。

功能锻炼 骨折治疗期的功能锻炼原则是：在不影响固定的前提下，鼓励和帮助患者活动固定区内的肌肉、固定区外的关节，防止肌肉的萎缩和关节的僵硬。骨折早期，以锻炼患肢肌肉为主；骨折中期，可以缓慢地活动骨折附近的上、下关节；骨折晚期，以锻炼关节功能为主。但这一切必须在循序渐进的基础上进行，活动的范围要由小到大，以患者不感到疲劳、骨折处不感到疼痛为原则。

预防并发症 在摄入高蛋白促进骨折愈合的同时，还要摄入大量的纤维素和水分，以防止便秘、泌尿系统感染和结石。

□放、化疗期间患者护理

放疗和化疗是治疗恶性肿瘤的重要手段。但放疗和化疗所用时间一般都较长，而且副反应比较严重，这就要求对患者进行细致入微的护理，以使患者积极配合治疗。

什么是放、化疗

放疗指利用放射线的生物学作用，抑制和破坏人体病变组织，来治疗疾病的方法。它能治愈早期肿瘤，而且对中、晚期肿瘤亦有治愈作用，起到解除疼痛，延长寿命的作用。射线是一种无嗅、无味、无形、无声粒子形成的能量波。化疗是指用杀灭病原微生物、赘生物或抑制其在人体内生长的化学药物来治疗疾病的方法。

放、化疗期间的护理

消化道反应 由于放射线和化学药物可以对消化道黏膜产生一定的刺激，致人恶心、呕吐、厌食、吞咽困难、口干和咽喉疼痛。患者如出现了这些症状，应该采取如下措施：

·消除紧张心理。治疗过程中出现消化道反应在某种程度上说是正常的。紧张反而会加重，所以不必过分关注。这些反应在疗程间歇会减轻或消失。

·饮食调理。治疗当天早餐应比往常提早1小时，晚餐应比往常延缓1小时，午餐则应相对地减少进食量，使胃内容物减少，以减少恶心感与呕吐次数。患者宜摄取高蛋白、高维生素、高碳水化合物、低脂肪、易消化食物。吞咽困难的患者可进半流质，如藕粉、芝麻糊、麦片糊等。

·对症处理。消化道反应严重时，可在医生的指导下服用止吐剂或镇静剂，通过静脉补充营养物质、电解质和水。护理者应协助患者清除呕吐物，清洁口腔、颜面、衣物。

骨髓抑制　放、化疗对肿瘤细胞有杀伤和抑制作用，对正常组织也有损伤。可以表现为骨髓抑制，即红细胞、白细胞和血小板的下降，尤其表现为白细胞的下降。密切观察白细胞的变化，尽早对症处理是顺利进行放、化疗的必要前提。

·密切观察白细胞变化。放、化疗期间，每周定时验血，特别是白细胞计数，若患者的白细胞计数低于 $4 \times 10^9 / L$，血小板低于 $50 \times 10^9 / L$，且伴有头晕、乏力、面色苍白和易出现皮下青紫，医生会酌情考虑停止放、化疗。

·对症处理。根据医嘱运用升白细胞药物，或采用中医针灸，艾灸提高白细胞。还可以静脉直接输入白细胞、血小板。

·保护性隔离。若白细胞下降到 $1 \times 10^9 / L$，此时患者抵抗力极低，十分容易感染，所以应独居一室，有条件可运用空气净化器，并尽量减少探视次数。家属入内照料患者应更换干净衣、鞋，戴口罩。患者应保持体表、床褥、衣裤干净和整洁。尽量不在公共场所逗留。饮食以熟食为宜，水果制成水果羹、水果汁饮用。

脱发　头发在足够量的放射线和化学药物作用下，可无痛拔落或自动脱落，可采取如下对应措施：

·不必焦虑。因为通常在停止治疗后 2～3 个月内头发会再生。

·保护头发。采用粗齿梳子梳理头发，洗发时不要多揉搓，不用腐蚀性洗发剂、染发剂，不用带刺激性的护发品，不烫发，不使用电吹风。

·自我装饰。还可以建议患者带帽子、包裹头巾或佩戴假发。

□康复期患者护理

一个人在长时间生病后会需要相当长的一段时间来逐渐恢复体能活动、休闲活动和工作。这段疾病痊愈，而身心又没有完全复原的时期，就叫做康复期或恢复期。

一般性护理

康复期的人如果因为行动受到限制而觉得烦闷苦恼，这时应该转移他的注意力，减少其苦闷。也可以让他在家中办公以免胡思乱想。对于那些康复期的人不能做的事情，应该温和而坚定地劝其停止。

鼓励康复中的老人起床活动

老年人在康复期如果长时间卧床，会导致肌肉萎缩，关节僵硬，还可能并发便秘、褥疮，而且其对膀胱及肠道的控制力也会衰弱。另外，卧床休养者的意志也更容易消沉。因此，应鼓励康复中的老年人下床，保持活动状态。

下床走动 起床后，应先在床边坐几分钟，然后再站起来。还可以试着支托他的手臂走几步。

物理治疗 身体虚弱或暂时行动不便的人需要在康复期间接受物理治疗，以恢复其肌肉力量或肢体的张曲弹性。物理治疗通常包括运动、按摩，有时还要作热敷或电疗。另外，在物理治疗师的指导下，患者可以从事一些积极性的运动。

家庭小药箱

家庭配备小药箱，是全民自我保健意识增强的一个表现。但是，如若选药、保管、应用三者中任何一个环节出现问题，都会事与愿违。因此，应科学合理地配备和使用好家庭小药箱。

□ 配备小药箱的原则及内容

配备小药箱时，以简单和适用为原则。家庭小药箱的内容，需视家庭成员的健康状况而定，一般以治疗常见病、多发病、慢性病的药物为主，且品种要少而精，量不宜多。选购药物时，要了解药物的适用范围。尤其是孕妇、乳母、婴幼儿、老年人的用药，均有特殊的要求，如品种、剂量、禁忌证等，应当特别注意。

□ 内服药

安定

具有镇静、催眠等作用。于睡前服用，但久服易成瘾。青光眼及重症肌无力患者禁用。

晕海宁

晕动病患者，乘车、船、飞机前半小时服用，可避免头晕、呕吐等反应。

扑热息痛

可用于感冒发烧、神经痛、偏头痛及关节痛等。每天用量不得超过2g。3岁以下儿童禁用。

阿司匹林

能退热、止痛、抗炎、抗风湿，长期小剂量使用可以预防血栓。儿童患水痘等病毒性感染者应禁用。

咳必清

宜用于频繁干咳者。但对痰多而黏稠者禁用。

必嗽平

能使痰液变稀而容易咳出，药效可维持 7 小时左右。

氨茶碱

可用于多种哮喘。急性心肌梗死伴有血压显著降低者忌用。贮存时，勿露置于空气中，以免变黄失效。

喘息定

又称治喘灵，适用于高血压兼哮喘。肾功能不良者慎用；冠心病、心绞痛、心肌炎或心肌梗死等禁用。

雷尼替丁

适用于十二指肠球部溃疡、胃溃疡及返流性食管炎等。孕妇与青光眼患者及肾功能不全者慎用。

山莨菪碱

简称 654－2，可用于胃、十二指肠溃疡疼痛与胆道痉挛及三叉神经痛、坐骨神经痛等。青光眼患者忌用。

多酶片

适用于消化不良者，可在就餐时服用。其外包有肠溶衣，不宜咬碎。

硝酸甘油

治疗心绞痛的特效药，使用时将片剂置于舌下含化。青光眼患者禁用。

黄连素

用于红眼病、菌痢和急性肠胃炎等疾病。

复方新诺明

又称抗菌优，可用于支气管炎、肺部感染、尿路感染及菌痢等。对其过敏者禁用。

氟哌酸

又称诺氟沙星，可用于呼吸道、尿道、肠道和阴道等感染。应特别注意少儿及孕妇、乳母均禁止使用。

六神丸

可消肿解毒。可用于急性扁桃体炎、咽炎、痛疽疮疖等症。体质虚弱者慎用，孕妇与新生儿禁用。

牛黄解毒片

可用于咽炎、急性扁桃体炎、口腔溃疡、齿龈炎和疖肿等。用量过大会引起中毒，孕妇忌服。

云南白药

可止血、祛瘀，既可用于外伤，又能治疗胃肠、子宫等内出血。但孕妇忌用。

息斯敏

主要用于过敏性结膜炎、过敏性鼻炎及慢性荨麻疹等，药效可维持较长时间，且无困倦反应。孕妇慎用。

麻仁丸

有通便作用，还能消除腹胀、腹痛等症状。

□外用药

酒精

·75%酒精用于皮肤与体温计消毒。

·50%酒精涂擦皮肤，可防治褥疮，也可用于为高热患者实施降温。

碘酒

2%浓度用于皮肤擦伤、无名肿毒等。已破损的皮肤及黏膜伤口不宜使用。对碘过敏者禁用。

风油精

不仅能提神醒脑，而且还可以防止头痛及蚊叮虫咬等症。

高锰酸钾

又称灰锰氧。其0.1%溶液可用于皮肤伤口、炎症及溃疡处洗涤。0.01%～0.1%溶液可用于瓜果消毒。

创可贴

有抗菌止血的作用，适用于清洁和表浅、较小的刀割伤等。

□避孕药具

避孕药、避孕套、避孕隔膜等等。

□器械敷料类

2、5、20ml消毒注射器（或一次性针筒），体温计，止血带，小剪刀，无菌敷料，酒精棉签，棉签，纱布，胶布，镊子。

□贮存药物须知

贮存药物时，一只药瓶宜只装一种药，且要贴上注明药名、规格、用量、注意点、有效期的标签。另外内服药与外用药应分开放置。书写标签时，也应注明"内""外"字样。凡粉剂结块、变色；片剂发黄、松散、结晶；糖衣片褪色崩裂、粘连；口服药水变色、有异味，等等，都绝对不能服用。平时，药箱应放在儿童拿不到的地方，以保安全。

□使用药物须知

·过敏体质者，应用各种药物时要特别慎重。如速效感冒胶囊中含有阿司匹林或扑热息痛等成分，有过敏者应禁用。

·有慢性肺心病或肺功能不全者，应在医生的指导下使用止咳化痰药。不可滥服，否则会抑制呼吸功能，发生危险。

·有慢性胃炎或胃、十二指肠球部溃疡，尤其是发生过消化道出血者，要避免使用阿司匹林或消炎痛等药物，以防诱发上消化道出血。

·高血压、冠心病患者，不要盲目地自行服药或加大剂量，以防血压下降幅度过大，酿成危险。

·心律失常者的病情错综复杂，必须在医生的指导下用药，绝对不能自行选用。

·不恰当的药物联合应用，不仅会导致药物降效、失效，甚至可以产生毒性反应。因此，用药必须遵循医生处方及医嘱，若在没有医生指导的情况下，仍以使用非处方药物为好。

·用药切忌疗程不足、时断时续、剂量过小或过大、更换过频、突然停药等情况，既达不到预期治愈的目的，又会使病毒或细菌对药物产生耐药性，甚者还能促使旧病复发，病情恶化。

·"禁用"的具体含义是指药物使用后，一定会产生不良反应；"忌用"是指使用后，很可能发生不良反应；"慎用"是指可以使用，但需密切注意有无不良反应；如出现不良反应，应立即停用。

□ 药物的不良反应

药物既有对人体有利的防病治病作用，又可能有对人体不利的不良反应。常见的不良反应有以下几种：

副作用

任何一种药物都有好几种作用，一般只利用其某一作用来防治疾病，即其他的作用成为副作用了。如用阿司匹林退热止痛时，可刺激胃黏膜使胃部不适，甚至出血或加重溃疡等。对于副作用，可采用合并用药、减少剂量等方法加以克服。

毒性作用

大多数药物都有一定的毒性，但一般不会表现出来。只有用药过量或过久，或因肝肾等有病时，才会发生毒性反应，如久用链霉素可致听力障碍甚至耳聋。毒性作用危害较大，故应根据病情合理选药，并严格控制用量和疗程。

过敏反应

一般只发生在具有特异体质的患者中，常见的是药疹（皮肤发疹）、皮炎、发热等。严重的过敏反应，有时可危及人的生命。如个别患者对青霉素可发生过敏性休克，故在用药前应了解患者的过敏史，并做皮肤试验，注射后还需观察一会儿，以防发生意外。

继发反应

长期大量应用广谱抗生素，常会引起继发感染。所以使用广谱抗生素时，必须注意剂量和疗程。

溶血反应

少数有遗传性缺陷的患者，当服用磺胺、抗疟药伯氨喹啉时就容易出现溶血症。

致畸胎作用

药物对胚胎的生长和发育有损害，故妇女在妊娠期（尤其在头3个月中）切不可私自滥用药物。

□如何合理用药

明确疾病诊断

一般小伤小病可行自我诊断，但病情复杂的就要由医生作诊断，并指导用药。

熟悉药物作用

应熟悉常用药物的性能、作用、体内经历、不良反应等。治疗疾病时，

不同年龄者服药量折算表

年龄	剂量
初生至1个月	成人剂量的1/18～1/14
1个月至6个月	成人剂量的1/14～1/7
6个月至1岁	成人剂量的1/7～1/5
1岁至2岁	成人剂量的1/5～1/4
2岁至4岁	成人剂量的1/4～1/3
4岁至6岁	成人剂量的1/3～2/5
6岁至9岁	成人剂量的1/3～2/5
9岁至14岁	成人剂量的1/2～2/3
14岁至18岁	成人剂量的2/3～全量
18岁至60岁	全量～成人剂量的3/4
60岁以上	成人剂量的3/4

最好根据病情、药物的供应条件，选择疗效较高、毒副反应较少的药物。

掌握剂量和用法

常用量是根据治疗作用、不良反应、体内过程和给药方法而定的。理想的药物在常用量时，既能充分发挥治疗作用，又不出现副作用。一般用药时，以使用常用量为主。

安全给药方法

除局敷外，口服最为简便安全。下列情况才考虑用注射法。

·患者不能口服，如处于昏迷或呕吐状况。

·药物不宜口服，如对胃刺激性太强，或药物从消化道不易吸收时。

·其他途径给药法，如舌下给药法，硝酸甘油置于舌下含化治疗冠心病、心绞痛。肛内或直肠内给药，如用开塞露注入肛门内通大便等。

注意影响因素

合理用药，还应注意到许多影响药物作用的因素。年龄和性别上的差别，如新生儿对氯霉素等特别敏感，老年人对升压药比较敏感，孕妇在妊娠期对利尿药和泻药也敏感，如果应用稍不慎，易致流产。

药物反应

由于患者个体差异，每个人对药物的反应总有差别。

高敏感性 指某些人对药物反应特别敏感，用比一般人小得多的剂量，就可产生较强的作用。对这些个体，治疗疾病时的药物用量应相对地减小为妥。

特异体质 由于体质特殊，对某些药物可出现特殊的反应。对这些个体，应谨慎给药。

耐受性 对某些体质特殊的人，某些药物的常用量对其不起作用。对这些个体，应请教医生，设法改换药物或治疗方法。

疾病影响

巴比妥类催眠药、氯霉素、呋喃及磺胺类，异烟肼等抗结核病药、保泰松、锑剂等等都要慎用，因为它们在治疗疾病的同时会损害身体的某些器官，使用时要根据病情和药物的特点小心应用，以免产生意外的毒性反应。

预防接种

预防接种是把杀灭或减弱并控制数量的细菌、病毒及其毒素接种在人体内，使人体不患病便能获得免疫力的一种预防疾病的方法。尤其适用于免疫系统还未发育成熟的婴儿。

□卡介苗

卡介苗是牛型结核杆菌经过人工培养灭毒的活菌悬液，接种后可使婴儿获得对结核病菌的抵抗能力。

接种时间及反应

新生儿在出生后24小时内作一次接种（常在婴儿左肩皮内注射或用皮上划痕法接种）。两周后出现疱疹，严重的可能会破溃或溃疡，2～3个月结痂。如果出现了局部化脓、腋下淋巴腺肿大就应请医生治疗。接种2～3个月后有免疫力，并可维持3～4年，一般还需在3、6、12岁时各复种一次。

哪些情况下不宜接种

出生体重2500g以下、腹泻、呕吐、发烧在37.5℃以上；患湿疹及皮肤病、肝炎、结核、癫痫、心脏病、有过敏反应、免疫缺陷，在两周内已作过其他预防注射等都应缓种或不种。

□OT 试验针

即结核菌素试验针，用以测定小儿是否曾受过结核感染或接种过的卡介苗是否已产生效果。3岁以下未种卡介苗如果OT强阳性，说明体内已有活动性结核病灶，应及时治疗。已种卡介苗OT强阳性时应做肺部X光透视检查，看是否有早期肺结核，以便早期治疗。新生儿3个月内首次种卡介苗不必先作 OT 检查。有接触结核史的3个月以上婴儿以及1岁以上的幼儿复种卡介苗之前都应先作 OT 试验，阴性反应者才可复种。

□百白破三联疫苗

三联疫苗是百日咳菌苗、白喉类毒素和破伤风类毒素3种抗原所组成的有可靠免疫效果的疫苗。

注射时间及反应

婴儿在第3个月开始注射，每月1次，连续3次，到1岁半时再加强1次。6～7岁时百日咳发病率不高，可减为白喉和破伤风类毒素二联疫苗加强1次，这3种传染病即可预防。一定要1岁之内连注3次，否则免疫能力不足。

哪些情况不宜注射

凡急性疾病、过敏性病、脑炎、癫痫、小儿麻痹患者都不宜注射。另外患重症心肾症、高血压、高烧者不能接种白喉和破伤风毒素。

注意

·不应在接种卡介苗的胳膊上再接种本疫苗。

·注射三联疫苗后机体抵抗力会短暂降低，易感染乙脑和脊髓灰质炎，所以在流行地区和流行季节应将三联

疫苗推迟注射。此外三联针与小儿麻痹糖丸可同时使用。

□麻疹弱毒疫苗

麻疹弱毒疫苗是活疫苗，能刺激人体产生自动免疫力，保护期为3～5年，必须按时加强注射。已出麻疹的婴幼儿不必打麻疹预防针。

注射时间及反应

婴儿从出生8个月后注射第1次，1岁半和6～7岁再各接种1次。未出过麻疹的幼儿都应接受注射。注射后12天就产生抗体。一般来说，及时注射麻疹活疫苗可以防止麻疹流行。部分婴儿在注射后有 37.5℃ 左右的热度，有时口颊可见轻度细小的像麻疹的克氏斑点样小点，甚至身上还有小疹，对此不要担心，1～2天会消失，有这种反应的孩子获得的免疫力要更长些。有反应的婴幼儿不宜入托儿所或幼儿园，应待疹退后3～4天再回去。

麻疹疫苗和蛋白制剂不能在短期内先后注射

接种麻疹疫苗后，就不宜在短期内再注射胎盘球蛋白或丙种球蛋白。反之注射球蛋白制剂后2周内，也不宜注射麻疹弱毒疫苗。因为球蛋白内的抗体会消灭弱毒疫苗。平时冬末春初易

于流行麻疹。托儿所、幼儿园应在流行前一个月，即在 1～2 月接种可避免流行。

哪些情况下不宜注射

传染病、中耳炎、肺结核、肺炎及发烧待查等患者都不宜注射麻疹疫苗。这是因为患儿的抵抗力因疾病而降低，虽然活疫苗已减毒但对抵抗力过低的患儿仍有致病可能。

□ 小儿麻痹糖丸

小儿麻痹糖丸内装脊髓灰质炎病毒活疫苗，Ⅰ型红色、Ⅱ型黄色、Ⅲ型绿色。白色是Ⅰ、Ⅱ、Ⅲ型混合疫苗。脊髓灰质炎是致残的疾病，病毒使脊髓前角的灰白质受到侵害，以致肌肉麻痹，使下肢终生致残。

服用糖丸时间

出生后 2～4 个月要服用糖丸，满 4 岁时加强再服 1 次。需要着重强调的是小儿麻痹活疫苗中的病毒遇热会失去作用，服用时应用冷水送服，绝对不可以用温水、温奶及母乳送服。注意阅读这些文字，因为它可能会改变某个孩子的一生。

哪些情况下不宜服用

体弱、佝偻病、肺结核、营养不良等婴儿先恢复体质后再服用。发烧至 37℃ 或腹泻时要等康复后才可服用。患各种传染病者，也要等退烧一周，身体完全恢复后才可服用。

□ 乙型脑炎疫苗

乙型脑炎，是由蚊子传播的病毒性感染疾病。该病病毒专门侵犯神经系统，而使人出现高烧、抽风、嗜睡等症状。重症会迅速死亡。多见于 2～6 岁的儿童。

注射时间及反应

注射的最佳时间是流行前一个月。满 1 岁的儿童应开始注射（重流行区 6～8 个月婴儿可开始注射）。7～10 天后，进行第二次注射。另外，孩子 2、3、6、7、13 岁时还应各加强注射一次以维持较高的免疫水平。注射后很少出现反应，过敏体质儿童可有 6～7 天的荨麻疹、瘙痒、局部红肿，可在医生的指导下服抗过敏药如苯海拉明、扑尔敏等。

哪些情况下不宜注射

正患其他疾病的，或体质虚弱都不宜注射此疫苗，以防减毒的病毒侵犯神经系统，使病情加重。

□ 流脑疫苗

流脑是流行性脑脊髓膜炎的简称。由脑膜炎双球菌引起。以二、三、四月为流行季节。多侵犯婴幼儿及儿童。此病来势凶猛,主要症状有高烧、脖子强硬、头痛、喷射性呕吐。婴儿还可以有前囟凸出和尖声啼哭。患儿易死亡,愈后也易于影响智力。

注射时间

流脑多糖体菌苗效果好,毒性小,宜于每年秋末或初冬注射。6月龄到5岁儿童都应注射,第二年初冬应再加强一次。

哪些情况下不宜注射

患脑部疾患、癫痫、有反复抽风及心、肝、肾疾病、急性传染病、结核病、发烧及有过敏体质者不宜注射,以防有不良反应。注射后局部有轻微红肿,可用毛巾热敷以助消退,个别低烧者可酌情服用退热药,有严重反应时应请医生诊治。

□乙型肝炎疫苗

乙肝表面抗原阳性无症状的携带者所生的婴儿中,约40%感染乙肝。乙肝核心抗原阳性母亲所生的婴儿中有85%～95%已被感染。感染以上两种抗原的人中95%会转化为慢性携带者,渐发展为慢性肝炎,有可能衍变为肝硬化和肝癌。

接种时间

产前应对孕母进行检查,若其表

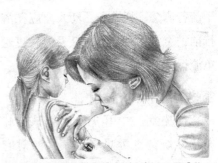

乙肝疫苗预防接种已推广到5岁以下易感儿。

面抗原阳性应进一步查核心抗原。如果两种均为阳性,则新生儿在出生后6小时和1个月时各接种高效免疫球蛋白,2、3、6个月时还应接种乙肝疫苗。只有单项表面抗原阳性母亲所生的婴儿以及无化验条件地区全体新生儿均应在24小时、1个月、6个月各依次接种乙肝疫苗。这个方案为0、1、6程序免疫。患急性肝炎或血中发现e抗原的乳母不应母乳喂养。应将乙肝疫苗预防接种推广到5岁以下易感儿和有肝炎接触的人群中。

□腮腺炎疫苗

流行性腮腺炎俗称痄腮,病毒通过呼吸道传染,侵犯患儿的三对唾液腺使之红肿,可伴有全身发烧,偶有惊厥,甚者会合并腮腺炎、脑炎和睾丸炎。本疫苗由减毒处理的活腮腺炎病毒制成。用吸入法接种,让儿童擤去鼻涕后坐好,头后仰,用喉头喷雾器插入鼻孔,挤压皮球使疫苗的喷雾进入鼻内。儿童需头后仰1

～2分钟以利于吸收。患急性传染病及发烧时不宜接种。

□狂犬病疫苗和血清

狂犬病又称恐水病，由狂犬病毒所引起，经猫、狗、狼、狐狸等动物的唾液，通过伤口而侵犯人的神经系统。如发病，死亡率很高。

咬伤伤口的紧急处理

应用止血带在咬伤的部位的上方止血。同时用饱和碳酸氢钠溶液冲洗伤口，或用20%软肥皂彻底冲洗伤口。冲洗时间应不少于20分钟。在咬伤的24小时内，应清洗伤口一次，而且愈早愈好。伤口处理得当能延长潜伏期，有利于疫苗在体内充分发挥作用。最根本的预防方法是不让儿童与可能带有狂犬病毒的动物接触。

注射时间

在咬伤当天及第3、7、14、30天各注射一针狂犬疫苗。如果咬伤头面和颈部、手指有3处以上咬伤，或伤口深、出血多、肌肉撕裂等，除在当天，及第3、7、14、30、40、50天各注射一针狂犬疫苗外，还应同时在过敏试验后注射狂犬病血清。因为头面咬伤者病情发展快，潜伏期短，用血清被动免疫可使伤者更安全。如果已注射全程狂犬疫苗5针，在3个月内再被咬伤可不必再注射疫苗。3～6个月内再被咬伤，应在当天和第10天作加强注射一次。如6个月之后再次咬伤应重新再作全程注射。

□全程免疫

从孩子出生到13岁共注射16次防疫针，吃4次糖丸。每种疫苗产生的免疫力和保持时间长短不同，每次接种间隔亦不相同。注射疫苗都会引起程度不同的反应，有时会互相干扰，因此，应在医生的指导下进行，而且必须在流行季节之前作预防。

□隐匿性疾病的预防

各种疾病多会导致人体出现一些症状，但有些疾病在某些人身上不表现出症状，以致疾病长期没被发现，这就是隐匿性疾病。防治隐匿性疾病，平时做好自我护理很重要，尤其应该注意自身的某些轻微变化，特别是定期作健康检查。

急救自救护理

急救方法

□评估危险情况

一旦发生紧急事故，在采取行动之前首先要通过以下 4 个步骤估计一下情况的严重性。

·保持镇定，权衡轻重。

·若是单独一人而别人可能听得见呼叫声，应大声呼救，求助其他人帮忙。

·先帮助伤者脱离险境，再进行急救。

·确定伤者的人数及受伤程度，实行人道主义救助。

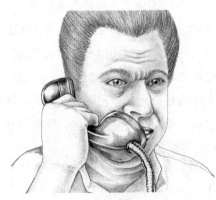

电话呼救

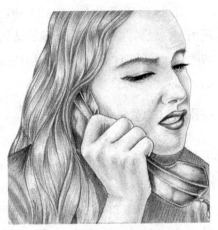

打电话呼救

□检查伤者情况

急救之前，应先估计伤者伤势的严重程度。

检查伤者的知觉

向伤者大声问话，或轻轻摇动其肩膀，如伤者全无反应，说明已不省人事，倘若眼皮微微颤动或发出痛苦的呻吟声，则伤者可能处于半昏迷状态。

观察呼吸状况

观察伤者胸部有无起伏，有无呼吸声。若有使其呼吸道保持畅通。

搭脉

可在伤者颈部的颈动脉按脉。

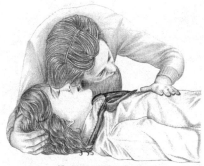
检查伤者有无呼吸

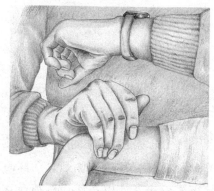
检查脉搏

对于不足 1 岁的婴儿，可按压其上臂内侧中央的肱动脉。

□ 施行急救程序

有其他人在场

让会急救的人施救，同时打"120"急救电话叫救护车。

单独一人

必须根据伤者情况采取措施：

不省人事，无脉搏和呼吸 这时伤者复苏的机会很微，应打电话叫救护车，然后施行人工呼吸和胸部按压术。

不省人事，无呼吸，但有脉搏 先做 10 次口对口人工呼吸，然后叫救护车，接着继续人工呼吸。

不省人事，有呼吸和脉搏 把伤者安置成侧卧式并使伤者的气管保持畅通，注意防止舌头堵住气管。若伤者背部或颈部受伤，就不要移动他，等专人来救治。

有知觉，有呼吸和脉搏 护理伤者。如有需要寻求协助。

医护人员抵达现场

目击者尽可能向医护人员提供现场第一手资料，包括伤者曾出现的症状，现场的危险情况等。

急救常识

□ 止血

失血症状及影响

成人的血液占其体重 8%。失血量达总血量 20% 以上的，会出现头晕、头昏、脉搏增快、血压下降、出冷汗、肤色苍白和尿量减少等症状。失掉总血量的 40% 就有生命危险。大出血时禁止饮水。

外伤出血类型

内出血 主要从两方面判断。①从吐血、便血、咯血或尿血，判断胃、肠、肺、肾或膀胱有无出血。②根据有关症状判断，如出现面色苍白、出冷汗、四肢发冷、脉搏快而弱，以及胸、腹部有肿胀、疼痛等，这些是重要脏器如肝、脾、胃等的出血体征。

外出血 可分为三种。①动脉出血：血液呈鲜红色的喷射状流出，失血量多，危害性大。②静脉出血：血液呈暗红色的非喷射状流出，若不及时止血，时间长、出血量大，会危及生命。③毛细血管出血：血液从受伤面向外渗出呈水珠状。

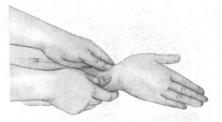

手掌出血止血法

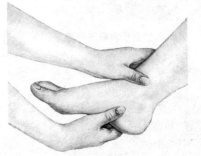

足部出血止血法

夜间出血判断

凡脉搏快而弱，呼吸浅促，意识不清，皮肤凉湿，表示伤势严重或有较大的出血灶。

止血法

迅速、准确和有效地止血，是救护中极为重要的一项措施。

指压止血法 用手指压迫出血血管（近心端），用力压向骨胳，以达到止血目的。适用范围：①头项部出血：在伤侧耳前，对准耳屏上前方1.5cm处，用拇指压迫颞动脉，即太阳穴。②颜面部出血：用拇指压迫伤侧下颌骨与咬肌前缘交界处的面动脉。③鼻出血：用拇指和食指压迫鼻唇沟与鼻翼相交的端点处。④头面部、颈部出血：四个手指并拢按压颈部胸锁乳突肌中段内侧，将颈总动脉压向

颈椎处。但需注意不能同时压迫两侧的颈总动脉，按压一侧颈总动脉时间也不宜太久，以免造成脑缺血坏死，或者引起颈部化学和压力感受器反应而危及生命。⑤肩、腋部出血：用拇指压迫同侧锁骨上窝，按压锁骨下动脉。⑥上臂出血：一手抬高患肢，另一手四个手指在上臂中段内侧，按压肱动脉。⑦前臂出血：抬高患肢，用四个手指按压在肘窝肱二头肌内侧的肱动脉末端。⑧手掌出血：抬高患肢，用两手拇指分别压迫手腕部的尺、桡动脉。⑨手指出血：抬高患肢，用食指、拇指分别压迫手指两侧的指动脉。⑩大腿出血：以双手拇指在腹股沟中点稍下方，用力按压股动脉。⑪足部出

血：用两手拇指分别压迫足背动脉和内踝与跟腱之间的胫后动脉。

屈肢加垫止血　当前臂或小腿出血时，可在肘窝、腘窝内放入纱布垫、毛巾、衣服等物品，然后屈曲关节，用三角巾作8字形固定。注意有骨折或关节脱位者不能使用。

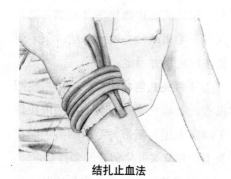

结扎止血法

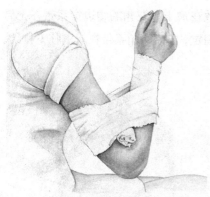

屈肢加垫止血法

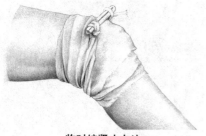

临时绞紧止血法

橡皮止血带止血　掌心向上，止血带一端留出15cm，一手拉紧，绕肢体2周，中、食两指将止血带的末端夹住，顺着肢体用力拉下，压住"余头"，以免滑脱。

使用止血带要领　①快——动作快，可以争取时间。②准——看准出血点。③垫——垫上垫子，不要把止血带直接扎在皮肤上。④上——扎在伤口上方（禁止扎在上臂中段，这样做易损伤神经）。⑤适——松紧适宜。⑥标——加上红色标记，注明止血带扎系日期，时间要准确到分钟。⑦放——每隔1小时放松止血带1次，每次时间不超过3分钟，并用指压法代替止血。

绞紧止血　把三角巾折成带形，打一个活结，取一根小棒穿在带形外侧绞紧，然后再将小棒插在活结小圈内固定。

□包扎

包括三角巾包扎和毛巾包扎法。可以用来保护伤口，压迫止血，固定骨折，减少疼痛。

三角巾包扎法

伤口封闭要严密，以防止污染，包扎的松紧要适宜，固定要牢靠。具体操作可以用28个字表示：边要固定，角要拉紧，中心伸展，敷料贴紧，包扎贴实，要打方结，防止滑脱。

包扎部位 头部、面部、眼睛、肩部、胸部、腹部、臀部、膝（肘）关节、手部。

使用三角巾包扎要领 ①快——动作要快。②准——敷料盖准后不要移动。③轻——动作要轻，不要碰撞伤口。④牢——包扎要贴实牢靠。

毛巾包扎法

毛巾取材方便，包扎法实用简便。包扎时注意角要拉紧，包扎要贴实，结要打牢尽量避免滑脱。

头部帽式包扎 毛巾横放在头顶中间，上边与眉毛对齐，两角在枕后打结，下边两角在颌下打结。

面部包扎法 毛巾横盖面部，剪洞露出眼、鼻、口，毛巾四角交叉在耳旁打结。

单眼包扎法 用折叠成"枪"式的毛巾盖住伤眼，毛巾两角围额在枕后打结，用绳子系毛巾一角，经颌下与健侧面部毛巾打结。

单臀包扎法 将毛巾对折，盖住伤口，腰边两端在对侧髂部用系带固定，毛巾下端再用系带绕腿固定好。

双臀包扎法 将毛巾扎成鸡心式放在两侧臀部，系带围腰结，毛巾下端在两侧大腿根部用系带扎紧。

膝（肘）关节包扎法 将毛巾扎带形包住关节，两端系带在肘（膝）窝交叉，在外侧打结固定。

手臂部包扎法 将毛巾一角打结固定于中指，用另一角包住手掌，再围绕臂螺旋上升，最后用系带打结固定。

双眼包扎法 把毛巾折成鸡心角，用角的腰边围住伤者额部并盖住两眼，毛巾两角在枕后打结，余下两角在枕后下方固定。

下颌兜式包扎法 将毛巾折成四指宽，一端扎系带一条，用毛巾托住下颌向上提，系带与毛巾的另一端在头上颞部交叉并绕前在耳旁打结。

单肩包扎法 将毛巾折成鸡心角放在肩上，在角的腰边穿系带在上臂固定，前后两角系带在对侧腋下打结。

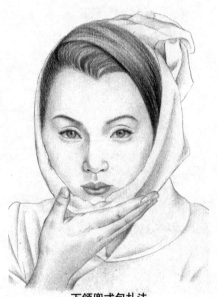

下颌兜式包扎法

双肩包扎法 毛巾横放背肩部，两角结带，将毛巾两下角从腋下拉至前面，最后把带子同角结牢。

单胸包扎法 把毛巾一角对准伤侧肩缝，上翻底边至胸部，毛巾两端在背后打结，并用一根绳子再固定毛巾一端。

双胸包扎法 将毛巾折成鸡心状盖住伤部，腰边穿带绕胸部在背后固定，把肩部毛巾两角用带系作 V 字形在背后固定。

腹部包扎法 在腰带一旁打结；毛巾穿带折长短，短端系带兜会阴；长端在外盖腹部，绕到髂旁结短端。

足部靴式包扎法 把毛巾放在地上，脚尖对准毛巾一角，将毛巾另一角围脚背后压于脚跟下，用另一端围脚部螺旋包扎，呈螺旋上绕，尽端最后用系带扎牢。

□骨折固定

骨受到外力打击，发生完全或不完全断裂时称骨折。按骨折端是否与外界相通分为：闭合性骨折（骨折端未刺出皮肤）和开放性骨折（骨折端刺出皮肤）。

骨折固定材料

有木制、铁制、塑料制夹板。临时夹板有木板、木棒、树枝和竹杆等。骨折处还可固定于伤者躯干或健肢上。

骨折固定要领

先止血，后包扎，再固定；夹板长短应和肢体长短相对称，骨折突出部位还应该加垫；先扎骨折上下端，再固定上下两关节；四肢露指（趾）尖，这是为了观察血循环情况。

骨折固定的方法

前臂骨折固定法 ①夹板固定法：在骨折前臂外侧放置夹板，加垫于骨折突出部分，最后固定腕肘两关节，将前臂用三角巾屈曲悬胸前，最后固定伤肢于伤者胸廓。②无夹板固定法：先用三角巾将伤肢悬挂胸前，将伤肢固定于胸廓。

上臂骨折固定法 ①夹板固定

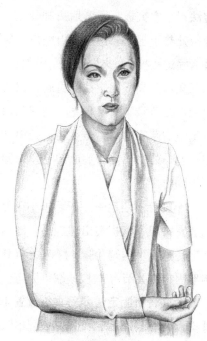

前臂骨折固定法

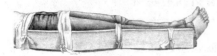

腿部骨折固定法

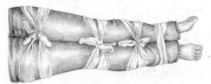

下肢自体固定法

法：在骨折上臂外侧放置夹板，骨折突出部分要加垫，然后固定肘、肩两关节，最后将上臂屈曲悬胸前，并将伤肢固定于伤员胸廓。②无夹板固定法：用三角巾先将伤肢固定于胸廓，再将伤肢悬挂胸前。

锁骨骨折固定法 ①丁字夹板固定法：丁字夹板放置背后肩胛骨上，骨折处垫上棉垫，用三角巾绕肩两周最后固定在板上，夹板用三角巾固定。②三角巾无夹板固定法：挺胸，双肩向后，在两腋下放置棉垫，用三角巾分别绕肩两周打结，然后将三角巾结在一起，伤侧下前臂屈曲用三角巾固定于胸前。

小腿骨折固定法 于骨折小腿外侧放置夹板，骨折突出部加垫，然后固定伤口上下两端和膝、踝两关节（8字形固定踝关节），夹板顶端再固定。

大腿骨折固定法 将夹板放置于骨折大腿外侧，骨折突出部分要加垫，然后固定伤口上、下两端和踝、膝关节，最后还要固定腰、髋、踝部。

下肢自体固定法 将患者两下肢合并，在膝关节处，膝关节上、下和踝关节处及大腿根部各扎一条三角巾，在健侧下肢上打结，踝关节以"8"字固定。

脊椎骨折固定法 伤员仰卧于木板上，用绷带将伤员胸、腹、髋、膝、踝部固定于木板上。

颈椎骨折固定法 伤员仰卧在木板上，在颈下、肩部两侧加垫，为防止头部左右摇晃在头部两侧用棉垫固定，然后用绷带将额、下颌、胸固定于木板上。

□ 搬运伤者

搬运是在对伤者进行初步救护后，将其迅速安全地送到医院或救护站使伤员能迅速得到抢救治疗的过程。

搬运伤者的要求

·搬运前应进行初步的急救处理。

·要根据伤情灵活地选用不同的搬运工具和方法，以及伤员的体位。

·搬运时，动作要轻而迅速，避免震动，以减少伤员痛苦，并争取在短时间内将伤者送到医院。

搬运方法

单手搬运　抱持法，扶持法，背负法。

双人搬运法　椅托式，轿杠式，拉车式，椅式搬运法，平卧托运法。

就地取材　没有担架时，也可以采用简易的担架：如用椅子、门板、毯子、大衣、绳子、竹竿或梯子等代替。

抬担架方法

救护者在伤者一侧，将伤者抱上担架，并做适当固定。担架员步伐要交叉，即前者先跨左脚时，后者应先跨右脚，上坡时，伤者头在前，下坡时，伤者头在后，并时常观察伤者情况。

□ 心肺复苏

心跳呼吸骤停的急救，简称心肺复苏，通常采用人工胸外按压和口对口呼吸方法抢救伤者。

心肺复苏操作程序

判定有无意识　可轻轻摇动、轻轻拍打或大声呼唤伤者以判定伤者有无意识。

呼救　呼救、请人打急救电话通知救护单位时，应讲清伤员伤情、出事地点。

安置成侧卧式　将伤者安放成侧卧的适当体位。

开通气道　使伤者仰头以保持气道畅通，口内若有假牙或异物、污物要尽快取出及清除。

确定有无自主呼吸　将耳贴近伤者口鼻并侧头注视伤者胸部和上腹部（观察 3～5 秒钟）以确定有无呼吸。①看：胸上腹部有无呼吸起伏；②感觉：抢救者面颊部有无气体吹拂感觉。若有自主呼吸，要继续保持气道通畅，若无自主呼吸，则迅速作两次人工呼吸。同时要注意吹气时胸廓是否因吹气而抬起。如无呼吸，就应进行人工呼吸。如伤者不省人事，但呼吸正常，

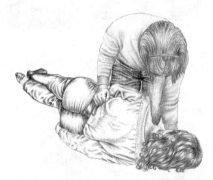

将伤者的下颌托高，头向后仰，伸直其颈部，以利于其顺畅呼吸。

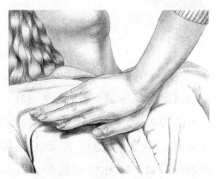

把另一只手掌叠在前掌上，五指翘起，压下4cm，然后放松，再让胸部鼓起来，反复进行。

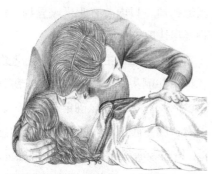

检查有无呼吸。

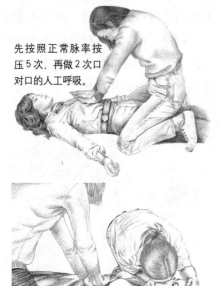

先按照正常脉率按压5次，再做2次口对口的人工呼吸。

双人施术：一人口对口人工呼吸，一人按压心脏。

就应该将其安置成侧卧式，等待救援。

判定有无脉搏　检查颈动脉，在5秒钟内完成，动作应轻柔，不要加压。若无颈动脉搏动，立即开始口对口人工呼吸和胸外心脏按压术。

胸外心脏按压术　①抢救者跪于伤者一侧（一般为右侧）。②抢救者左手的掌根部，长轴与胸骨长轴重合；再把右手掌根叠在左手掌背上。③两手手指交叉抬起，使手指脱离胸壁，以免压伤肋骨。④抢救者伸直双肘，利用上身重量有节奏地垂直下压。⑤下压距离3.8～5cm（儿童2.5～3.8cm）。⑥按压至适当深度后即开始松弛。抬手时掌根部不能移位。⑦在按压间歇期内，不能使胸部受压。⑧按压速率：每分钟80～100次，人工呼吸的速率是按压速率的2/5。

经过一段时间的按压和通气后，要通过检查颈动脉及有无自主呼吸来检查复苏效果。心肺复苏还可由两位抢救者分别进行口对口人工呼吸及胸外按压术。两位抢救者各在一边。

胸部按压　频率与人工呼吸数的比例为5∶1。等待轮换的抢救者要负责检查脉搏和呼吸。

转移、终止　①转移：现场抢救时，每1秒钟都可能关系着伤者的生和死，尤其是呼吸、心跳骤停者，更应做好心肺复苏。把伤者从现场送上救护车的中断操作时间不得高于36秒。②终止：只有医生才有权作出终止心肺复苏操作的决定，操作者应坚持抢救，不得凭主观意识放弃抢救。

□ 电话呼救

熟记呼救电话号码

大部分地区一般都把救护电话号码与其他紧急电话号码放在电话号码簿的显著位置，很容易查到。

电话报告内容顺序

·先要报告伤病者所在的详细地址或具体位置，发音要准确。

·简述伤病者的主要病情，如抽搐、吐血、高空坠落等，以便救护者有效地投入抢救。

·报告呼救者的姓名、呼救地的电话号码，以便救护车找不到现场时，可以取得联系。

·还要报告对伤者已经做过何种现场处理。

·询问对方是否听清楚后再挂断电话。

呼救后的准备

·派人在现场附近显眼处挥舞衣帽以引导救护人员迅速进入现场。

·现场在楼上，应清除楼梯或走廊里的杂物，还要检查电梯运行是否正常以利伤病员顺利通过。

·准备好伤者必须携带的物品。

·呼救 20 分钟后，若救护人员仍未到达，可再次电话联系。

日常意外自救

□ 遭遇雷击

遭雷击后，如衣服着火应马上躺下，以免火焰灼烧脸部，并用水、厚外衣、毯子、毛巾隔绝空气灭火。遭电击者如失去知觉，应让其在侧卧式下等待救援。用清洁的手帕或布条盖住伤处。尽快送往医院救治。

□ 预防火灾

火灾致死原因

·首要原因是烟雾中毒窒息死亡。因为大火烟雾中含有大量一氧化碳，吸入过多时，会使人中毒甚至窒息死亡。

·被火烧伤而致死。

·跳楼摔死，多数发生在高楼失火。

火口怎样脱险

沉着冷静 根据火势选择最佳自救方案。

防烟堵火 这是非常关键的一步，当火势未蔓延到房内时，应紧闭门窗，堵塞孔隙，防止烟火窜入室内。若发现门、墙发热，说明大火逼近，这时不可开窗、开门，应该用棉织物或浸湿的棉被等堵封，同时用折成 8 层的湿毛巾捂住嘴、鼻，其除烟率达

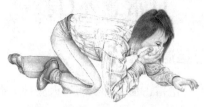

若房内有浓烟，应匍匐而行。并用湿手帕掩住口鼻。

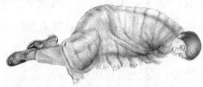

若身上着火，可以用水浇湿毛毯裹在身上，然后倒卧在地上打滚，把火闷熄。

60% ～ 100%，可滤去 10% ～ 40% 一氧化碳。

设法脱离险境 利用各种条件选择比较安全的办法下楼。首先是在正常楼梯下楼，若火势不大，可以裹用水浸湿的毯子、棉被（尼龙、塑料禁用）快速从楼梯冲下去。若楼梯外火势太大，可利用墙外排水管下滑或用绳子悬吊而下；二楼、三楼可将棉被、席梦思垫等扔到窗外，然后跳在这些垫子上。

显示求救信号 发生火灾时，呼叫不易被发现，应该用竹竿撑起鲜明衣物，如红色、白色等，或敲击面盆、锅、碗等，不断摇晃。还可以打手电或不断向窗外掷不易伤人的衣服等软物品。

□ 灭火器种类及用途

干粉灭火器

主要用来扑灭易燃液体或电气用具失火。

水剂灭火器

主要用来扑灭木材、布料等的失火。严禁用来扑灭未截断电源的电器失火，或易燃液体（如汽油、酒精和食用油）的失火。显像管、电视机或电脑屏幕失火，即使截断电源，也不能使用水剂灭火器。

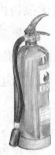

灭火器

二氧化碳灭火器

可用来扑灭各类失火，但不适宜油炉失火或小火。

泡沫灭火器

专用于扑灭易燃液体失火。

挥发液体灭火器

主要用于扑灭各种物品上较大的火焰，包括电器失火。使用该种灭火器会挥发出有毒气体，故不宜在不通风处使用。

中医诊治

主治：烧伤。

方：蜂蜜适量。

用蜂蜜涂伤面，每日 3 ～ 5 次。

□ 高空坠落伤

指人们不慎从高处坠落，由于受到高速的冲击力，使人体组织和器官受到一定程度破坏而引起的损伤。常见于建筑工人、儿童等。

危害

高空坠落时，足或臀着地，外力可沿脊柱传导而致颅脑。由高处仰面跌下时，背或腰部受冲击，易引起脊髓损伤。脑干损伤时可引起意识障碍、光反射消失。

急救措施

· 先除去伤者身上的用具和硬物。

· 在搬运和转送过程中，应保证脊柱伸直而且不扭转。绝对禁止一个抬肩一个抬腿的搬法，这样会导致或加重截瘫。

· 创伤局部应妥善包扎，疑为颅底骨折和脑脊液漏患者切忌填塞，以免引起颅内感染。

· 颌面部伤者首先应保持呼吸道畅通，清除口腔内移位的组织，同时松解伤员的颈、胸部纽扣。若口腔内异物无法清除时，尽早行气管切开。

· 复合伤伤者，要持平仰卧位，畅通呼吸道，解开衣领扣。

· 周围血管伤，压迫伤部以上动脉，直接在伤口上放置厚敷料，绷带加压包扎止血，还要注意不能影响肢体血循环。以上方法都无效时可慎用止血带，并应尽量缩短使用时间，一般以不超过 1 小时为宜。做好标记，注明扎止血带时间，精确到分钟。

· 有条件可迅速给予静脉补液，补充血容量。

· 迅速平稳地送往医院救治。

□ 中暑

中暑多在高温和热辐射的长时间作用下发生，如各种冶炼炉，各种窑炉、锅炉等。炎日曝晒，行军，劳动，特别是在同时伴有湿度高、风速较小和体力劳动过重的情况下易发生。

症状

先兆中暑 在高温下劳动，出现全身疲乏、头昏、眼花、心悸、胸闷、口渴、恶心、欲吐等症状，若在阴凉处短时休息，症状可消失。

轻度中暑 有先兆中暑症状同时伴有下列表现之一者为轻度中暑：①因暑热被迫停止工作者；②体温在 38℃以上，但无神志改变；③面色潮红、皮肤灼热者；④有呼吸及循环衰竭的早期症状，如面色苍白、皮肤湿冷、恶心、呕吐、血压下降、脉搏弱而快但无明显休克及昏厥。

重症中暑 分以下 4 型。

· 中暑高热。体温在 40℃以上，

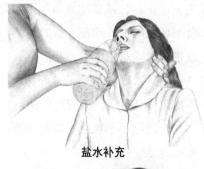

盐水补充

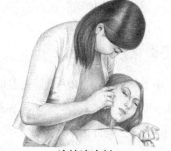

涂抹清凉剂

并伴有头痛、烦躁不安或嗜睡，甚至昏迷。

·热衰竭。面色苍白，皮肤湿冷，脉搏弱而快，血压下降甚则神志不清。

·中暑痉挛。主要表现为四肢肌群抽搐和痉挛性疼痛，常伴明显脱水。

·日射病。头痛，恶心呕吐，烦躁不安，甚至惊厥或昏迷。

预防措施

·高温生产场所要加强通风和安装降温设备。

·暑热期间，要合理安排劳动、工作时间。

·加强个人防护。

·注意补充盐和水。

·可选用荷叶、薄荷等中草药作清凉饮料。

急救措施

先兆与轻型中暑 立即将患者移至阴凉通风处，并给予清凉饮料，或服用仁丹、十滴水和藿香正气水等；也可用风油精等涂擦太阳、合谷和风池等穴位。体温高者可以采用冷敷或酒精擦浴。有条件的话，也可以滴注5%葡萄糖生理盐水1000～2000ml。

重型中暑 ①中暑高热。冷敷或酒精擦浴，最好戴冰帽，静脉补液，必要时可应用氯丙嗪。②热衰竭。快速大量补充5%葡萄糖生理盐水（2000～3000ml），血压低者可适当用升压药，心力衰竭者用西地兰0.3～0.6mg加在10%葡萄糖20ml中静注。③中暑痉挛。大量补液，必要时可静脉注射10%葡萄糖酸钙10～20ml。④日射病。首先应补足体液，并可酌情用安痛定2ml或颅痛定60mg肌注。必要时可加入地塞米松5～10mg静脉注射。

□触电

低压电流可使心跳停止或发生心室纤颤，而不影响呼吸；高压电流则先使呼吸停止。两者最后均可引起死亡。

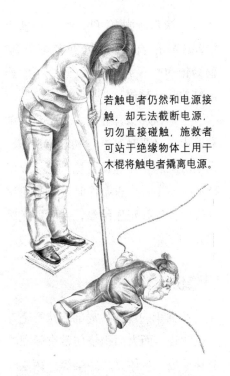

若触电者仍然和电源接触，却无法截断电源，切勿直接碰触，施救者可站于绝缘物体上用干木棍将触电者撬离电源。

症状

全身症状 触电后轻者只感到麻木、惊吓、头晕、心悸、四肢软弱等；重者立即出现昏迷，并伴强直性肌肉收缩和叫声，阴茎勃起，甚至可有短暂的惊厥，随之心跳、呼吸停止而死亡。

局部症状 电击局部皮肤出现灼伤、焦化或炭化，并有组织坏死。

预防措施

· 应认真做好安全用电的宣传教育。

· 定期检修电气装置。

· 严格执行和检查安全操作制度，穿戴劳动防护设备。

· 雷雨时应避免在大树下躲雨。

急救措施

· 迅速切断电源或用木棍、竹竿等绝缘物将电源与触电者分开。

· 将患者与电源分开后移至通风处，并行人工呼吸（包括口对口、口对鼻），有条件者可给予氧吸入或气管内插管。此外，还可以用尼可刹米、洛贝林等呼吸兴奋剂。

· 遭电击后，患者出现循环障碍时，应立即施行胸外或胸内心脏按压，直到把患者送到医院抢救时再停止。

· 现场抢救如无电除颤设备时，应忌用肾上腺类药物，以免引起或加重心室颤动。

· 可以用针灸治疗昏迷和休克，主要选用人中、十宣、合谷、涌泉等穴。

□ 溺水

溺水者的呼吸道及肺部被水所堵塞，常会引起缺氧及窒息，造成呼吸、心跳停止。淡水淹溺时，大量低渗淡水从肺泡渗入血管中，常能引起血容量增加及溶血，使血钾溶浓度升高而血钠和血浆蛋白浓度降低，并最终导致心力衰竭及肺水肿。如为海水淹溺，则高渗的海水，会通过肺泡将液体从组织中吸出，并引起严重肺水肿，血液浓缩及血容量减少，使血钠、钾、氯化物增高。

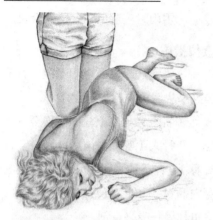

溺水者恢复呼吸后，应将其身体安置成复
原卧式。

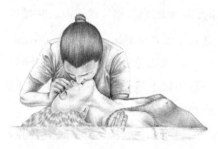

如溺水者停止呼吸，应尽快施行口对口的呼吸。

症状

患者面部青紫肿胀，鼻和口腔充
满泡沫，烦躁不安或神志不清，昏迷，
甚至可伴有抽搐。胃内积水，上腹胀
大。呼吸频速但不规则，两肺有弥散
性湿啰音。心音弱或心律失常，最后
呼吸和心跳先后停止。

急救措施

·清除呼吸道和胃内的积水污
物。方法是使溺水者俯卧，用衣物将
其腹部垫高或将其腹部放在急救者膝
盖上；头倒悬，急救者轻压溺水者背
部，使水从口鼻流出。

·淡水淹溺者可用 3% 高渗盐水
500ml 静脉滴；海水淹溺者可用 5%
葡萄糖 500 ～ 1000ml 或低分子右旋
糖酐 500ml 静滴。

·心跳呼吸停止者，须进行心肺
复苏术，必要时可进行胸心脏按压，
或用心脏起搏器起搏，抢救至少要坚
持 3 ～ 4 小时。有条件时可及早采用
气管内插管，正压给氧，并立即送医
院。

□ 烧伤

小面积的烧伤，局部症状及全身
反应较轻，而大面积烧伤常有强烈的
全身反应，如休克、感染等。休克的
防治及正确处理感染，是烧伤处理中
非常重要的一环。

烧伤程度判断

烧伤面积计算 ①手掌法。伤者
五指并拢，单掌面积相当于 1% 体表
面积。②九分法。头，面，颈部为 1
个 9%；两上肢为 2 个 9%(18%) ；躯
干前后为 3 个 9%(27%) ；两下肢及臀
部为 5 个 9%(45%)，会阴面积为体表
面积的 1%。③小儿体形与成人不同，
具体表现为头大，下肢小，故小儿头
颈部面积 % ＝ 9+(12－ 年龄)，双下
肢面积 % ＝ 46－(12－ 年龄)，小儿上
肢及躯干部与成人同。

烧伤深度 一般按三度四分

法估计烧伤的深度。即Ⅰ度烧伤，浅Ⅱ烧伤，深Ⅱ度烧伤和Ⅲ度烧伤。临床将Ⅰ度，浅Ⅱ度烧伤，一般称为浅度烧伤；深Ⅱ度及Ⅲ度烧伤称深度烧伤。Ⅱ度创面坏死组织称为"痂皮"，Ⅲ度则称为"焦痂"。

烧伤程度区分 ①轻度烧伤。成人＜10%的Ⅱ度烧伤，小儿减半。②中度烧伤。成人11%～30%Ⅱ度（Ⅲ度＜10%）烧伤，小儿减半。③重度烧伤。成人31%～50%Ⅱ度（Ⅲ度10%～20%）烧伤，小儿减半。如面积＜30%，但有如下情况之一，则属重度烧伤：①身体一般情况较差，或有休克者。②合并严重创伤或化学中毒者。③伴重度呼吸道烧伤者。④特重烧伤。总面积在50%以上，或Ⅲ度在20%以上。

急救措施

迅速消除致伤因素 热液烫伤应立即脱去有热液的衣帽鞋袜，衣服着火时应就地打滚或用水浇，电烧伤应及时切断电源，化学烧伤除生石灰烧伤外，均可用大量的凉水冲洗烧伤部位10分钟以上。

冷却疗法 小面积烧伤后应立即把伤肢浸泡于凉水中30分钟，越快越好，这样可以减轻余热的损伤作用。

保护创面 以清洁敷料、被单或

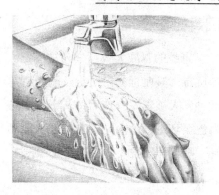

若属于轻度烧伤，立即把伤肢浸泡在冷水中。

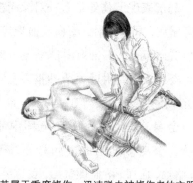

若属于重度烧伤，迅速脱去被烧伤者的衣服。

雨衣简单覆盖以保护创面。注意，不要敷涂任何药物。为防水肿后压迫呼吸道而窒息，面颈部烧伤可不予包扎。

止痛、补液 一般服用止痛片。重者肌注度冷丁或吗啡。口渴者可饮淡盐水，大面积烧伤应静脉补液。

急救处理 对有危及患者生命的大出血、窒息、气胸及急性中毒等，应迅速急救处理，骨折及其他开放伤口应包扎固定。

送医院妥善处理 大面积烧伤要争取在2小时内将患者送到医院以期更为妥善地处理。

□毒蛇咬伤

毒蛇的毒液大致可分为神经毒、心脏毒、凝血毒、出血毒及酶类毒等数种。人被毒蛇咬伤后，其毒液会随淋巴循环进入体内，若直接进入血循环，则可导致被咬伤者迅速死亡。

症状

一般依毒蛇毒素类型而不同。

局部表现 伤处常有一对深而粗的毒牙痕，局部红肿、瘀血或血疱等。伤口流血不止，局部有淋巴结炎、淋巴管炎等。伤处附近关节肿胀、皮肤感觉障碍或麻木。

全身表现 ①血液循环中毒症状。全身多处出血，如鼻衄，便血，咯血，血尿，溶血性贫血，黄疸等。还可出现中毒性心肌病，心律失常，脉搏弱而且快速，还能出现呼吸及肾功能衰竭。②神经毒症状。主要有头晕、头痛、嗜睡；流涎、恶心、呕吐、吞咽困难；声嘶、言语不清等。严重者可有休克、昏迷、惊厥，共济失调，肢体瘫痪，甚至可因呼吸循环衰竭而死亡。

急救措施

处理 彻底冲洗伤口，如急救者口腔内没有伤口，可以直接用嘴吸净伤处口渗血。在伤口近心端结扎止血带，每15分钟放松1分钟。

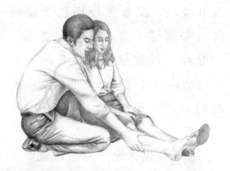

帮伤者坐下，并使患肢低垂，通过观察伤口，鉴别是何种毒蛇咬伤，如有可能，最好将伤人的毒蛇打死，来判断是何种毒蛇。伤口一般为一对粗而深的毒牙痕，局部红肿、瘀血，伤口流血。

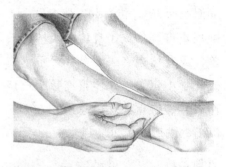

把伤口周围的毒液擦掉，须从伤口往外擦，再用棉垫或消毒敷料盖住伤口。

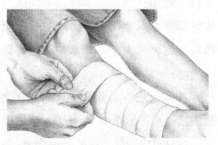

用绷带或者毛巾把伤口包扎起来，然后迅速送医院。

在未明确为何种毒蛇咬伤时，应该用多价抗毒血清，已明确毒蛇种类时，应尽量选用相对应的抗蛇毒血清。

蛇药 中药的抗蛇毒成药，有明显解毒作用，使用安全，疗效较高。有南通蛇药、上海蛇药、群生蛇药、湛江蛇药等。可口服和外敷用。

在抢救中忌用下列药物 ①抑制药：吗啡、苯海拉明、巴比妥类、氯丙嗪。②肾上腺素。

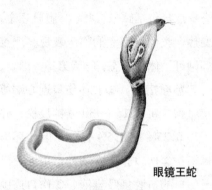

眼镜王蛇

中医药方

毒蛇咬伤情况较危急，应在医生的指导下进行中西医结合治疗。这里介绍两个效方。

证方①主治：毒蛇咬伤。

方：天南星5g。为细末，用醋调涂患处，日2～3次。

证方②主治：毒蛇咬伤。

方：细辛、白芷各15g，雄黄1.5g。共为细末，每服6g，好酒调服。

☐ 毒虫咬伤

蜈蚣咬伤

蜈蚣的尖形腭牙可咬伤人，其毒液可顺尖牙注入皮下。

症状 被小蜈蚣咬伤，仅表现为产生局部刺痛与红肿。被热带型大蜈蚣咬伤可致局部坏死、淋巴管炎、发热、头晕、头痛、呕吐等全身症状。

急救措施 ①局部敷以3%氨水或5%～10%碳酸氢钠溶液。忌用碘酊。②伤口周围搽南通蛇药。③冷敷或用0.25%～0.5%普鲁卡因作伤口周围封闭。④对症及支持疗法。

中医诊治

证方①主治：蜈蚣咬伤。

方：马桑根皮、盐各适量。

将二物捣烂如泥，敷于伤口上。

证方②主治：蜈蚣咬伤。

方：茄子1个。

切片擦患处，日3～6次。

蝎子螫伤

蝎子尾部末节有带刺毒液腺，其毒液在人体中主要作用于神经系统和心脏。

症状 被小蝎子螫伤仅引起局部灼痛与红肿。被大蝎子螫伤除局部病状外，还可出现流泪、畏光、恶心、流涎、呕吐、口与舌肌麻痹、头昏、头痛、嗜睡、呼吸急促等全身症状，

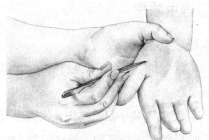

迅速拔出毒针（刺）

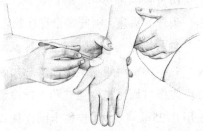

将伤口做十字切开，用针筒抽吸毒液，再用高锰酸钾清洗伤口。

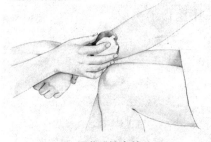

用茄子擦患处

甚至还可引起胰腺炎、蛋白尿或糖尿。严重中毒者可表现为惊厥、昏迷、肺水肿，直至呼吸循环衰竭。

急救措施 ①迅速拔出毒针，局部冷敷或喷以氯乙烷，肢体伤口近心端缚以止血带。②切开伤口，用一次性针筒抽吸毒液，然后用3%氨水、石灰水、高锰酸钾液洗涤。伤口周围用0.25%普鲁卡因封闭。③对症及支持疗法，如镇静止痛、抗惊厥等，必

要时可适量地应用肾上腺皮质激素。④用冷开水把南通蛇药数片溶化成糊状，敷于伤口周围。⑤中毒较重者，可用特效抗蝎子毒血清。

毒蜘蛛螫伤

症状 ①蜘蛛毒液的毒性并不大，一般可引起局部肿痛，或可伴有头昏、呕吐、精神萎靡等。②"黑寡妇"毒蜘蛛的毒液含有神经性毒素，人体被螫伤处可呈苍白、发红或起荨麻疹。全身症状包括眩晕、恶心、腹肌痉挛、发热，类似急腹症的临床表现。严重病例可呈休克状态，呼吸窘迫、谵妄。

急救措施 ①肢体伤口近心端缚止血带，每隔15～30分钟放松，并可用0.25%～0.5%普鲁卡因作环形封闭。②伤口作十字切开，用针筒或无伤口的口腔抽吸毒液。③伤口周围敷南通蛇药。④可适当选用肾上腺皮质激素治疗。⑤对症及支持治疗，加止痛等。

蜂类螫伤

蜂毒主要包括蚁酸及神经毒素。

症状 ①螫伤处的局部有明显红肿和刺痛，一般数小时后可自行消失。②若全身多处螫伤，往往可伴有头晕、恶心、发热、烦躁不安等。对蜂毒过敏者可能会发生过敏性休克，其表现为颜面（唇与眼睑）肿胀、荨麻疹、喉头水肿、血压下降、神志不清、昏

中医诊治

证方①主治：蜜蜂螫伤。

方：七叶一枝花10g。为细末，好酒调涂患处，日2～3次。

证方②主治：毒蜘蛛螫伤。

方：苎麻全草100g，青黛10g。将苎麻捣绞取汁，调青黛，涂患处。

迷等。

急救措施 ①立即拔出蜂刺，并用肥皂水、3%氨水、5%碳酸氢钠等碱性液洗敷伤口；若为黄蜂螫伤则应用食醋洗敷伤口。②伤口周围搽南通蛇药。③出现了过敏反应者，应迅速静注地塞米松5～10mg或肾上腺素，并肌注抗组胺药物。④对症及支持治疗。

□狗咬伤

急救措施

被狗咬伤后应采取果断措施。

· 就地用大量清水（10000ml以上）冲洗伤口。

· 冲洗伤口时尽可能把伤口扩大，并设法把沾污在伤口上的狗唾液和伤口上的血液冲洗干净。

· 若伤口出血多，可以上止血带，然后再送医院急救。但切忌包扎伤口！

中医诊治

被狗咬伤后，应立即就地处理伤口，之后，必须送伤者到医院接受正规治疗，同时可以配合如下中医疗法：

证方①主治：狂犬咬伤。

方：韭菜500g。捣绞取汁，分次服下，每日1剂。

证方②主治：狂犬咬伤。

方：蜂蜜15g，大黄9g，桃仁、地鳖虫各6g。加水煎，去渣，顿服，日1剂。

□猫咬伤

被猫咬伤，局部可有红肿、疼痛，甚者可致淋巴管炎、淋巴结炎或蜂窝组织炎；猫如染有狂犬病，其后果就更严重。因此，现场处理就显得很重要。

急救措施

若四肢受伤，应先在伤口近心端结扎止血带，再作清创处理。先用清水、盐开水或1：2000高锰酸钾溶液冲洗伤口，然后再用碘酒烧灼伤口。在狂犬病流行区，猫咬伤也应给予注射狂犬病疫苗，以防狂犬病。

□骨折

开放性骨折诊断容易，闭合性骨折局部多有肿胀、畸形。此外，压痛及轴心叩击痛是判断骨折的重要依据。伤处的异常活动及骨擦音是诊断骨折的确定性体征。

急救措施

骨折固定 肢体骨折应该用夹板和木棍、竹竿等将断骨及其上、下方两个关节固定。若无固定物，可将受伤的上肢缚扎在胸部，将受伤的下肢同健肢一并缚扎起来，以避免骨折部位移动，防止伤势恶化。

开放性骨折处理 伴大出血者，应先止血，再固定，并用干净纱布覆盖伤口，然后速送医院救治。还需要注意，切勿将外露的断骨推回伤口内，以免损伤神经。若在包扎伤口时骨折端已自行滑回创口内，也必须向负责医生说明，以提请注意。

颈椎损伤处理 使伤员平卧，并放置沙土袋于伤者头部两侧以固定颈部不动。

搬动要平稳 腰椎骨折伤员应平卧在硬木板（或门板）上，并将腰椎躯干及两下肢一同进行固定以防止瘫痪。搬动时应绝对保持平稳，不能扭曲。在平地上搬运伤员，其头部在后；上楼、下楼、下坡时头部在前。搬运途中应严密观察伤员，以防止伤情恶化。

□断肢（指、趾）伤分类

主要可分为切割性、碾压性和撕裂性三大类。

切割性断肢 多由锐利的刀具切割断造成，其断面较整齐。

碾压性断肢 多由冲床冲压或火车等碾压造成，受伤部位的组织损伤广泛且严重。

撕裂性断肢 多由滚动的轮带或离心机等将肢体撕断。

急救措施

保护好断肢 若断肢仍在机器中，切勿将肢体强行拉出或将机器倒转，以免增加损伤。应设法拆开机器，取出断肢。

包扎止血 创面可用清洁敷料压迫包扎。大血管出血，可用止血带止血，但要标注上止血带的时间。

迅速转送 不完全性断肢应用夹板固定，并迅速转送到有条件的医疗机构处理。

保藏断肢 断肢无需冲洗，可用无菌或清洁敷料包扎好，先放入塑料袋中再放在加盖的容器内，外围以冰块保存，不可使断肢与冰块直接接触，

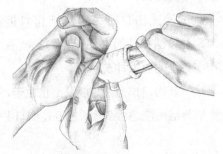

创面可用清洁敷料压迫包扎。

以防冻伤。另外，不要用任何液体浸泡断肢。

□ 胸部外伤

胸部损伤多以肋骨骨折、气胸和血胸多见。心前区有外伤时，要注意防止心包出血及心包填塞。

致伤原因及影响 多由刀伤、钝器、火器伤和车祸所致，其中严重损伤可威胁生命，紧急处理后，应迅速送往医院诊治抢救。

急救措施 胸部开放伤要立即包扎封闭，但不要用敷料填塞胸腔伤口，以防敷料滑入胸腔。

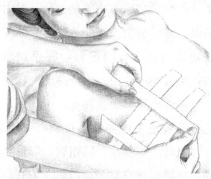

用一块干净手帕盖住胸部伤口。

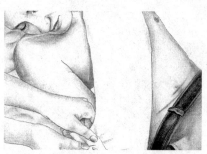

把受伤一侧的手臂斜放在胸前，以保护受伤部位，用三角巾固定。

清洁气道 清洁呼吸道的血液和黏液，如有必要可行紧急气管插管或切开术。

特殊处理 多根肋骨骨折导致胸壁反常呼吸运动时，可用厚敷料等压在伤处，外加胶布绷带固定。

气胸穿刺 如伤者呼吸困难，经检查发现气管偏于一侧，这是对侧张力性气胸，此时应立即在伤侧前胸壁锁骨中线第二肋间穿刺排气，并送往医院。可保留穿刺针头，在针头上连接单相引流管持续排气。

半坐体位 胸部受伤者在送往医院急救时应取 30° 的半坐位，有休克者可将下肢抬高，但不可采用头低脚高位。

□ 腹部外伤

腹部轻伤急救

只伤及腹壁层，表现为伤处疼痛、肿胀和血肿等。这时应让伤员平卧休息，并选用热敷和止痛，以观察疼痛是否好转。

腹部重伤急救

是指腹部外伤累及内脏，如肝脾破裂引起大出血，可表现为面色苍白、血压低、脉搏微弱、神志烦躁，主诉口渴；若胃肠穿孔还可以引起腹膜炎，伤员主诉全腹持续性疼痛，不敢深呼吸或翻身，腹部拒按。患者自诉口渴，也不要给予饮水，应让伤员安静平卧，等待送医院急救。

开放性损伤急救

　　腹壁有伤口深达腹腔的，称为开放性损伤。如大网膜或小肠脱出腹壁外，就暂时用消毒纱布覆盖保护即可，不要强行推回腹腔内否则会加重污染。简单处理后应急送医院做清创手术，并检查有无内脏损伤。

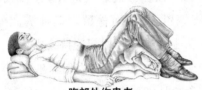

腹部外伤患者

□急腹症

　　是一组以急发腹痛为主要表现的腹部外科疾病。其共同点是变化大，进展快，若延误治疗会造成严重后果。患者一般都应立即送往医院。

症状

　　按腹痛的性质可分为吵闹型和安静型两大类。

　　吵闹型腹痛　是指阵发性的剧烈绞痛，患者大吵大闹，翻身打滚。①肠绞痛。多由肠梗阻引起，伴有呕吐、腹胀和停止排便、排气，如阵发性疼痛转为持续性，表明肠壁有血循环障碍。②胆绞痛。右上腹和中上腹绞痛，可由胆囊炎、胆石症或胆道蛔虫症引起，若疼痛剧烈或伴有高热和黄疸者，必须及时到医院急诊。③肾绞痛。可由肾结石或输尿管结石引起，疼痛由腰部向下腹部放射，可伴有血尿。

　　安静型腹痛　是指持续性疼痛，患者平卧，不敢随意翻身或做深呼吸，腹部拒按，否则这些动作会加重腹痛，仅是静静地呻吟，呼痛。①内脏炎症。疼痛位置固定，如胆囊炎在右上腹，阑尾炎在右下腹。②内脏穿孔。如胃肠穿孔，疼痛剧烈，甚者会有虚脱，消化液刺激腹膜，会出现压痛、反跳痛和腹肌痉挛等腹膜刺激征。③内出血。肝脾破裂、宫外孕破裂等都可引起大出血，血液可引起腹膜刺激征；患者面色苍白，冷汗淋漓、脉细弱，甚或出现失血性休克。④此外，还有些腹痛可由内脏器官缺血引起，如脾扭转、脾梗塞、肠扭转和卵巢囊肿扭转等，疼痛剧烈而持续，或有腹膜刺激征。

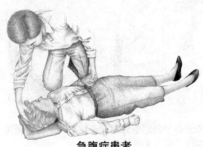

急腹症患者

急救措施

急腹症患者去医院急诊前不要饮水或进食，再则不要给止痛药。否则可能会引起穿孔或掩盖症状。

□ 脊柱、脊髓损伤

脊柱、脊髓损伤常见房屋倒塌、高处跌落、车祸等，造成闭合性脊椎压缩性骨折、脱位，甚至发生截瘫，有时还会合并胸、腹及盆腔脏器伤。同时，伤口污染会发生化脓性脑脊髓膜炎、脑膜外脓肿及骨髓炎等严重并发症。

急救措施

加厚包扎 有伤口者，应紧急包扎，有脑脊液漏要加厚包扎，但不要轻易翻动伤员。

清理口腔 要及时清理呼吸困难和昏迷伤者的口腔分泌物，以保持呼吸道通畅。

小心搬运 搬运过程中，应保持伤员头颈部和躯干的伸直位，绝对不要使脊柱屈曲和扭转。颈椎伤更应小心搬动，并应固定头颈部。不可抬起伤者的头部、躯干或让患者坐起。最好选用平板担架或门板。

给药 可能发生感染时，应合理应用抗生素。并同时防止尿路及呼吸道并发症。

特殊处理 高位截瘫者，可早期

行气管切开。若需长时间搬动，应取出伤员衣袋中的硬物等，以防发生褥疮。

□ 泌尿系统损伤

尿道损伤

表现症状 骑跨时发生的尿道损伤，主要表现为会阴部的肿胀疼痛，而且排尿时疼痛加重，后尿道破裂伴骨盆骨折，患者移动时疼痛会加剧，并伴血尿、排尿困难和尿潴留等症，甚者会发生休克。

急救措施 ①及时输液、输血、镇静和止痛等以防治休克，合理应用抗生素预防感染。②尿道损伤较轻排尿不困难者，仅需多饮水，保持尿量。③根据排尿通畅程度决定是否行尿道扩张。

肾损伤

症状 主要是伤侧腰肋部疼痛，甚者可引起肾绞痛、血尿及不同程度的休克。

急救措施 肾损伤较轻者可通过非手术支持疗法，如绝对卧床休息、监测生命体征，补充血容量，并选用止血、镇痛、抗菌药物。严重肾裂伤、肾粉碎伤及肾开放性损伤，应早期手术处理。

膀胱损伤

症状 有下腹部外伤史，排尿困难，或有血尿，体检耻骨上压痛等应考虑可能是腹膜内膀胱破裂。

急救措施 及时送医院抢救。

□颅脑外伤

症状

颅脑外伤后多有一段昏迷时间，有的患者不久便会苏醒。

昏迷时间较短 在几分钟到30分钟内清醒的多是脑震荡。有的伤者无昏迷但对受伤前的事件记忆丧失，

医学上称为逆行性遗忘。这类伤员要绝对卧床，并严密观察，因为一部分此类伤员会因颅内血肿压迫脑组织而再度昏迷，这时就需要急诊抢救。因脑水肿而有头痛症状的伤员可给脱水剂治疗。

昏迷不醒 脑挫伤、脑裂伤、颅内出血或脑干损伤，要迅速送往医院治疗。

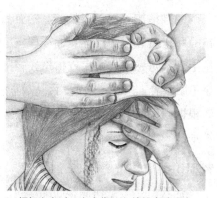

1. 颅部出血时，应在伤口上盖纱布垫止血。

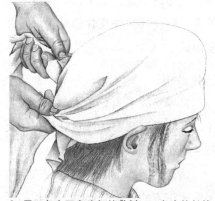

3. 用三角巾固定头部的敷料，三角巾较长的一边绕过前额，巾尖放在颈后，再把长边的两端拉到颈后相交。

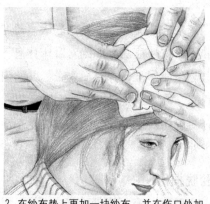

2. 在纱布垫上再加一块纱布，并在伤口处加一环形垫以保护伤口。

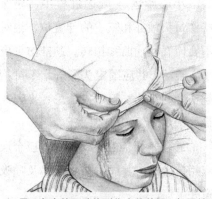

4. 用三角巾的两端绕到伤者的前额，打平结系牢。

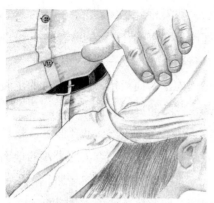

5.一手按住三角巾，另一手把巾尖拉下，使其在伤者的颈后平行。

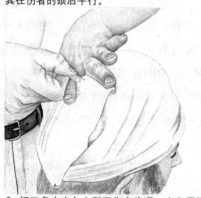

6.把三角巾尖向上翻至伤者头顶，小心用别针或胶布固定。或把巾尖掖于前额巾边内。

急救措施

·送医院前让伤者平卧，不用枕头，头转向一侧，以防呕吐物进入气管而致窒息。

·不要摇动伤者头部以求使之清醒，否则会加重脑损伤和出血的程度。

·头皮血管丰富，破裂后易出血，只要用纱布用手指压住即可。

□自发性气胸

症状

自发性气胸起病急，病情重，不抢救及时，常可危及生命。无明显外伤而突发越来越严重的呼吸困难，而且胸部刺痛，口唇青紫。青壮年常因大笑、用力过度、剧烈咳嗽而引发，老年人以慢性支气管炎、肺结核、肺气肿患者多见。

急救措施

·患者应取半坐半卧位，而且不要过多移动，有条件的情况下可以吸氧。家属保持镇静。

·及早在锁骨中线外第二肋间上缘行胸腔排气，这是抢救成败的关键。

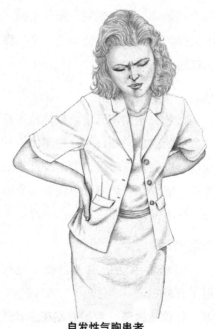

自发性气胸患者

可将避孕套紧缚在穿刺针头上，在胶套尾端剪一弓形裂口。吸气时，胸腔里负压，裂口闭合，胶套萎陷；呼气时，胸腔呈正压，胶套膨胀，弓形口裂开，胸腔内空气得以排出。同时应争分夺秒送患者去医院救治。

□气管异物

原因

儿童在吃豆类、花生或口含扣子等物时，常可因突然惊吓、跌倒、哭笑等将异物吸入气管。成人多因口中含物，如铁钉等不慎吸入。另外，昏迷者也常将呕吐物、假牙吸入气管。

症状

突然出现剧烈咳嗽、喘鸣、呼吸和吞咽困难、声音嘶哑、面色苍白，继之变为青紫，最后会失去知觉，昏倒在地。

危害

异物完全堵塞气管，如抢救不及时会危及生命，超过4分钟即使抢救成功，也会留下瘫痪、失语等严重后遗症。部分气管堵塞，可能会发生肺炎、肺不张。

急救措施

海利希手法适用于自救，也可用于互救。

站位急救法 救护者站在患者身后，双臂围绕患者腰部，一手握拳，握拳手的拇指侧顶在患者的上腹部（脐稍上方），另一手压住握拳的手，迅速向上、向后猛烈挤压患者的上腹部，并随即放松。

卧位急救法 患者仰卧，救护者两腿分开跪在患者大腿外侧的地面上，双手掌根叠放在患者脐稍上方，向下、向前快速挤压，并随即放松。

儿童急救法 让患儿俯卧头低脚高，用手掌适当用力在患儿的两肩胛骨间拍击4次。若不见效，可让患儿背贴于救护者的腿上，然后，救护者用两手食指和中指用力向后、向上挤压患儿中上腹部，压后即放松，可重

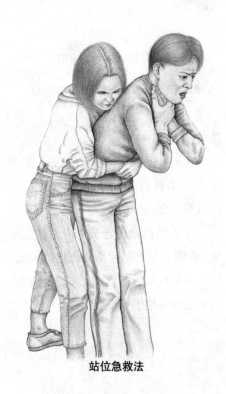

站位急救法

复几次。若不见异物排出，须立即送医院。

□ 外阴损伤

多由意外跌伤，如会阴骑跨在硬性物件上，或暴力冲撞、脚踢、外阴猛烈落地等引起，主要临床表现为疼痛及出血症状。

急救措施

·出血量不多的外阴浅表损伤，局部清洁，加压止血，并严密观察随访。

·出血量较多的外阴深裂伤，应注意局部清洁，加压止血，注射止血剂，并及时送医院处理。

·无裂伤的小血肿，应注意加压止血，24 小时内局部冷敷，24 小时后改热敷。还可用枕垫高臀部，并严密观察血肿情况。经处理后，血肿可逐渐吸收。

·大血肿且伴继续扩大者，在清洁创口、压迫止血时，可以同时止血补液。

□ 阴道损伤

阴道损伤除外伤史外，还可以由性交不当引起。多由阴道发育不全，或哺乳期和绝经期内分泌改变，阴道组织变脆，粗暴性交引起。

症状

主要症状为阴道出血，在性交中或后发生阴道流血，甚至可导致失血性休克，且伴有剧痛。多发生于初次性交或绝经期性交或与不同种族的人性交。

急救措施

需急送伤者去医院急诊检查，并用缝合法及阴道填塞法进行止血。

□ 产后出血

产后出血是一种严重的并发症，病情进展很快，可导致休克，甚至死亡。产后 24 小时至 6 周内有阴道出血者称晚期产后出血。

原因

常由胎盘或羊膜滞留，胎盘剥离不全，产道损伤，凝血机理障碍等引起。出血可阵发性大量向外排出，也可积滞在宫腔内，在压迫子宫底时突然排出。

症状

失血过多时产妇会自觉头晕、恶心、呕吐，同时呼吸急促，面色苍白、四肢发冷、血压下降、脉搏弱而快等。

急救措施

·发现阴道出血，患者应取头低足高位，并监测血压和脉搏。

·及时吸氧补液。

·按摩子宫底，以挤出积留血块，并注射宫缩剂。

·可在宫腔内填无菌纱布，以起止血作用，并迅速送往医院处理。

□自杀

自杀是一种社会现象，形式很多，如自缢、触电、服毒、跳楼、焚身、投河、刎颈、割脉和煤气吸入等。急救时注意以下几点共性问题：

·应及时疏散围观人员，避免过多的刺激，以免激化矛盾。

·应关注自杀者动态，防止其再次轻生。应及时通知家属并报案。

·烦躁不安的自杀者，可适当给予镇静药物。

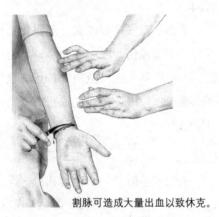

割脉可造成大量出血以致休克。

割脉

割脉可造成大量出血，若延误抢救时间可能会造成休克死亡。

急救方法 ①迅速用多层无菌棉垫或消毒纱布压迫止血，或加压包

扎伤口。②严重者，可在心脏近端行止血带止血，或用血管钳夹持动脉止血。③为保证胸部和重要脏器的血液供应，自杀者应取头低足高位。④迅速送往医院急救。

自缢

自缢（俗称上吊）可造成颈部血管、神经、食管和呼吸道受压，继而引起呼吸障碍、脑部缺血缺氧和心跳停止。

急救方法 ①割断吊绳前应先抱住自缢者，以免坠地摔伤。②伤者呼吸停止，应立即人工呼吸。颈部组织影响人工呼吸效果时，可行气管切开术。③伤者心跳停止时，应行胸外心脏按压和人工呼吸，越早越好，可持续 2～3 小时，不应轻易放弃。④呼吸心跳微弱者，可静脉或肌内注射尼可刹米 0.5～1ml，以兴奋呼吸中枢。

刎颈

刎颈可能会造成颈部动静脉或气管、食管断裂，致脑部无血供及过多失血而休克死亡。其中血管断裂更为致命。

急救方法 ①最重要的是止血，无论动脉还是静脉破裂，均应迅速用无菌棉垫或消毒纱布压迫止血。②气管、食管破裂而出血不多应及时擦尽血污或食物残渣等，以防止异物吸入

气道或造成窒息。③立即送医院救治。

□ 车祸

车祸，是当今社会人口死亡的四大原因之一。其伤害大体可分为减速伤、撞击伤、碾挫伤、压榨伤及跌扑伤等，其中以减速伤、撞击伤为多。减速伤由车辆突然的减速所致伤害，如颅脑损伤、颈椎损伤，以及"方向盘胸"等。撞击伤多由机动车直接撞击所致。碾挫伤及压榨伤多是由车辆碾压挫伤所致，或被变形、车身挤压而致伤。通常是这几种伤害同时发生，故而伤势重、变化快、死亡率高。

急救措施

现场组织 应先扑灭火焰或排除发生火灾的一切诱因，如熄灭发动机、关闭电源、搬开易燃物品。同时向急救中心呼救报告事故地点、受伤人数等。自救互救，做好检伤分类，以便得到及时救护。

根据情况，抢救伤者 ①对心跳停止者，立即进行心肺复苏。②对意识丧失者，宜用手指清除伤员口鼻中泥土、呕吐物、假牙等，随后让伤员侧卧。③对出血者立即止血包扎。开放性气胸，应行封闭包扎。张力性气胸，可在第二肋骨与锁骨中线交叉点行穿刺排气或放置引流管。固定骨折。

④对呼吸困难并有胸壁浮动（呼吸反常运动）者，应立即用衣物等充填，并适当加压包扎。

正确搬动

抢救人员要特别预防颈椎错位、脊髓损伤，应做到：①凡重伤员搬动前，首先应谨慎地放置颈托。可用硬纸板等依照颈托剪成前后两片，用布条包扎固定。②昏倒在坐椅上的伤员，安放颈托后，可以将其颈及躯干固定在座椅上，然后拆卸座椅，与伤者一起搬出。③对抛离座位的危重、昏迷伤员，应原地上颈托。包扎伤口，动作要轻柔，平放在木板或担架上。④根据伤员的轻重缓急伤势先后及时送医院救治。

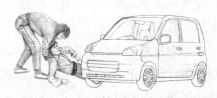

车祸，是当今社会人口死亡的四大原因之一。其伤害大体可分为减速伤、撞击伤、碾挫伤、压榨伤及跌扑伤等，其中以减速伤、撞击伤为多。

疾病中毒急救

□惊厥（抽搐）

俗称抽风，以儿童高热惊厥最常见，其次是癫痫和癔病所致的惊厥。

高热惊厥

以高热为主要表现。6个月至5岁间的儿童因中枢神经系统发育不全，大脑皮层调控能力差，容易因高热而发生惊厥。

症状 突然起病，常伴有寒战、四肢发冷及青紫，随后体温升高，颜面充血潮红，呼吸加快，先是眼球及面部的小抽动，继之两眼固定或向上斜视，全身或部分肢体绷紧强直，或阵歇性地痉挛性抽动，伴有不同程度意识障碍或昏迷。

急救措施 ①让患者平卧，头偏向一侧，以防止舌后坠和口腔分泌物堵住气管而引起窒息。②可在患者臼齿间嵌填毛巾或手帕，以防咬伤舌头。③还可以通过头部敷冷毛巾，针刺合谷或用手指甲掐入人中穴止痉，然后急送医院救治。

癫痫

俗称羊角风、羊癫风。

症状 发作时，患者常突然大叫

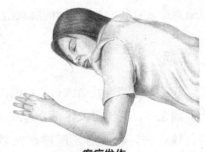

癫痫发作

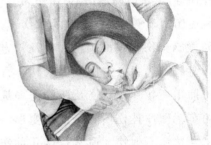

用筷子或木棒包上手帕塞在病人上下牙之间，防止咬伤舌头。

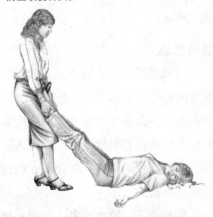

一声摔倒在地，两眼固定不动发直，四肢伸直，拳头紧握，呼吸暂时停止，随后全身肌肉强烈地抽搐，咬牙、口吐白沫、眼球上翻、眩眼、瞳孔散大，可伴有小便失禁。持续10秒钟后停止并进入昏睡，醒来自觉疲乏，但对发作情况不能记忆。

急救措施 ①癫痫发作时，救护者应注意患者体位，防止意外损伤。若患者俯卧、口鼻朝地，应立即改变其体位，以防止窒息。②用筷子或木棒包上手帕塞在患者臼齿之间，以防咬伤舌头。③若发作后能在短时间内自行停止，就不需用药。若抽搐不止，就很容易发生意外或危险，需立即送医院救治。

癔病

癔病是神经官能症的一种表现，常因强烈的精神刺激而发病，但全身并没有主要脏器的损伤。患者多为青年女性。

症状 常在大庭广众之下发病，表现为抽搐（一般只是四肢轻微抽动或挺直）、两眼上翻并眨动。有的患者还可表现为癔症性昏厥或假性痴呆。发作可持续几小时。本病患者无大小便失禁及摔倒现象。但有时也可出现过度换气、四肢强直、昏睡等。

急救措施 ①首先要保持患者安静休息，不要在患者面前惊慌喧闹。可以让患者服1～2片安定等镇静药。②患者若牙关紧闭、抽搐不止，可针刺人中、内关、劳宫、涌泉（足心）穴使之苏醒。③利用氨水刺激其嗅觉可终止发作。④如无合适针、药，服用维生素也能起到一定的治疗作用。急救后应让患者安静入睡，不要打扰。

□ 昏厥

也称晕厥、昏倒。是由一时性脑缺血、缺氧引起的短时间的意识丧失现象。

原因

以过度紧张、恐惧而昏倒最多见，这属于血管抑制性昏厥，又称反射性昏厥或功能性昏厥。另外，体位性昏厥、排尿性昏厥也属此类。其他尚有心源性、脑源性、失血性、药物过敏等引起的昏厥。

症状

患者突然头昏、眼花、心慌、恶心、全身无力，随之意识丧失，昏倒在地。

急救措施

·应先让患者躺下，取头低脚高位，解开衣领和腰带，注意保暖。

·针刺人中、内关穴，同时喂患者热茶或糖水，使患者慢慢恢复知觉。

·若大出血、心脏病引起的昏厥，需立即送医院急救。

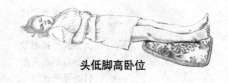

头低脚高卧位

□ 休克

可分为低血容量性休克、感染性休克、心源性休克、过敏性休克和神经性休克等。

症状

主要症状是迅速发生的精神呆滞或烦躁不安；体力不支、四肢不温；皮肤白而湿冷或有轻度发绀；脉细弱而快速、血压下降；抢救不及时常可危及生命。

急救措施

·尽量少搬动或扰动患者，应解开患者衣扣，让患者平卧，头侧向一方。有心源性休克伴心力衰竭者，则应取半卧位，严重休克的，应放低头部，抬高双脚。但头部受伤、呼吸困难或肺水肿者可稍微提高头都。

·注意保暖，但不可太热。可适当饮用热饮料。有条件的可吸氧。

·针刺人中、十宣、内关、足三里等穴位。

·观察心率、呼吸、神志改变，并作详细记录。

·出血者，应立即止血。

·及时送医院抢救。

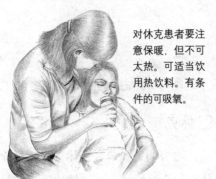

对休克患者要注意保暖，但不可太热。可适当饮用热饮料。有条件的可吸氧。

□昏迷

昏迷是大脑中枢受到严重抑制的表现，患者意识丧失。

急救措施

·仔细清除患者鼻咽部分泌物或异物，保持呼吸道通畅。

·取侧卧位，防止痰液吸入。若无禁忌证，应将患者安置为无枕平卧位。

·加强防护，防止坠地。

·及时送医院急救。

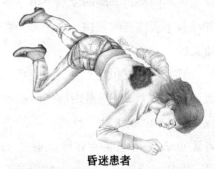

昏迷患者

□高血压危象

是一种在不良诱因影响下，血压骤然升到 200/120mmHg 以上，并出现心、脑、肾的急性损害的危急症候。

症状

患者突然感到头痛、头晕、视物不清甚或失明；恶心、呕吐；心慌、气短；两手抖动、烦躁不安；甚至可出现暂时性瘫痪、失语、心绞痛、尿混浊；更严重的可表现为抽搐、昏迷。

急救措施

·不要在患者面前惊慌失措，应让患者安静休息，取半卧位，并尽量避光。

·患者若神志清醒，应立即服用双氢克脲噻2片，安定2片，或复方降压片2片。

·应少饮水，并尽快送患者到医院救治。送患者的运输工具应尽量平稳，以免因过度颠簸而引起脑溢血。

·发生抽搐时，可手掐合谷、人中穴。

·应格外注意保持昏迷者呼吸道的通畅，最好让其侧卧，将下颌前伸，以利呼吸。

□中风

脑血管意外又称中风、卒中。其起病急，病死和病残率高，为老年人三大死因之一。对中风患者的抢救若不得法，会加重病情。中风可分为脑溢血和脑血栓两种。

脑溢血症状

脑溢血多在情绪激动、过量饮酒、过度劳累后，因血压突然升高导致脑血管破裂而发病。少数患者有头晕、头痛、鼻出血和眼结膜出血等先兆症状，而且患者血压素较高。患者突然昏倒，随即出现昏迷；口眼歪斜和两眼向出血侧凝视，出血对侧肢体瘫痪、握拳；牙关紧闭，鼾声大作，或手撒口张、大小便失禁。有时可有呕吐，甚者呕吐物为咖啡色。

脑血栓症状

脑血栓引起的中风通常发生在睡眠后或安静状态下。发病前可有短暂脑缺血，如一般性的头晕、头痛、突然不会讲话、肢体发麻和沉重感等。患者往往在早晨起床时突然发觉半身不遂，但神志多清醒，而且其脉搏和呼吸明显改变，以后逐渐发展成为偏瘫、单瘫、失语和偏盲。

急救措施

发生中风时，患者必须绝对安静卧床（脑溢血患者头部应垫高），松开领扣，取侧卧位，以防止口腔分泌物流入气管，同时应保持呼吸道通畅，并立即就近送到医院救治。同时要避免强行搬动，搬动时尤其要注意头部的稳定，否则会错过最有利的治疗时机而加重病情。

□心动过缓

成人每分钟心率在60次以下者称心动过缓。如无任何不适者就不属于病态。

症状

若平时心率每分钟70～80次，降到40次以下时，患者有心悸、气短、头晕和乏力等感觉，严重时可有呼吸不畅、脑闷甚至心前区有冲击感，更重时可因心排血量不足而突然昏倒。

急救措施

·出现胸闷、心慌，每分钟心率在 40 次以下者，可服用阿托品 0.3～0.6mg(1～2 片)，每天 3 次，紧急时可肌肉注射阿托品 0.5mg(1 支)。或口服普鲁本辛 15mg(1 片)，每天 3～4 次。

·若因心脑缺血而晕厥者，应使患者取头低足高位静卧，并注意保暖。

·松开领扣和裤带，指掐人中穴使患者苏醒，并及时送医院救治。

□ 心动过速

成人每分钟心率超过 100 次称心动过速。

分类

心动过速分生理性和病理性两种。

生理性心动过速 跑步、饮酒、重体力劳动及情绪激动时心律加快为生理性心动过速。

病理性心动过速 若高热、贫血、甲亢、出血、疼痛、缺氧、心衰和心肌病等引起的心动过速，称病理性心动过速。病理性心动过速又可分为窦性心动过速和阵发性室上性心动过速

两种。①窦性心动过速症状。特点是心率加快和转慢都是逐渐进行，通常心率不会超过 140 次，患者多数无心脏器质性病变，有时可有心慌、气短等症状。②阵发性室上性心动过速症状。心率可达 160～200 次，以突然发作和突然停止为特征，无论心脏有无器质性病变都可发生。发作时患者突然感到心慌和心率增快，持续数分钟、数小时至数天，后又突然恢复正常心率。患者自觉心悸、胸闷、心前区不适及头颈部跳动感等。但若发作时间长，心率在 200 次以上时，因血压下降，患者可自觉眼前发黑、头晕、乏力和恶心呕吐，甚至突然昏厥、休克。冠心病患者在心动过速时，常会诱发心绞痛。

急救方法

可试用以下几种方法：

·让患者大声咳嗽。

·嘱患者深吸气后憋气，然后用力做呼气动作。

·通过用手指刺激咽喉部，来引起恶心、呕吐。

·指压眼球法。嘱患者闭眼向下看，用手指在眼眶下压迫眼球上部，先压右眼。同时搭脉搏数心率，一旦心动过速停止时，应立即停止压迫。每次 10 分钟，压迫一侧无效再换对侧，注意切忌两侧同时压迫。青光眼、

高度近视眼不可用本法。同时口服心得安或心得宁片。

· 在急救的同时，应立即送患者去医院救治。

□ 心力衰竭

类型

心力衰竭是心脏病后期发生的危急症候，可分为左心衰竭、右心衰竭和全心衰竭。

左心衰竭表现症状 早期表现为体力劳动时呼吸困难，到后期，患者常常在夜间被憋醒，并不得不坐起，同时伴有哮鸣音的咳喘，咳粉红色痰，口唇发紫，大汗淋漓，烦躁不安，脉搏细而快。

右心衰竭表现症状 早期可表现为咳嗽、咯痰、哮喘，面颊和口唇发紫，颈部静脉怒张，下肢浮肿；严重者还伴有腹水和胸水。

全心衰竭 同时出现左心和右心衰竭的为全心衰竭。表现为两者间的综合症状。

急救方法

· 应首先让患者安静，并尽量减少患者的恐惧躁动。

· 有条件的马上吸氧（急性肺水肿时可吸入通过 75% 酒精溶液的氧气），并松开领扣、裤带。

· 让患者取坐位，两下肢随床沿下垂，必要时可用绷带轮流结扎四肢，每一肢体结扎 5 分钟。通过减少回心血量，来减轻心脏负担。

· 可在医生的指导下口服氨茶碱、双氢克脲噻，并限制饮水量，同时立即送病人去医院救治。

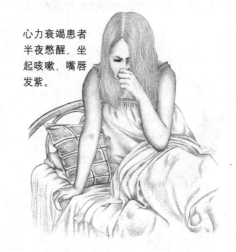

心力衰竭患者半夜憋醒，坐起咳嗽，嘴唇发紫。

□ 心跳骤停

又称猝死，是心脏突然停止跳动而使血循环停止。这可导致重要器官如脑严重缺血、缺氧，并最终使患者死亡。

急救方法

千万不要坐等救护车的到来，要当机立断进行心肺复苏。

叩击心前区 握拳，用拳底部小鱼际多肉部分，离胸壁 20～30cm 处，瞄准胸骨中段上方，突然、迅速地捶击一次。若心脏未重新搏动，应立即做胸外心脏按压，同时做口对口人工呼吸。心肺复苏时，患者背部应垫一块硬板。

观察瞳孔　若患者的瞳孔缩小（这是最灵敏、最有意义的生命征象），说明抢救有效。

针刺法　针刺人中穴或手心的劳宫穴、足心涌泉穴，也能起到抢救作用。

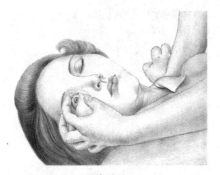

观察瞳孔

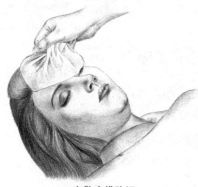

头敷冰袋降温

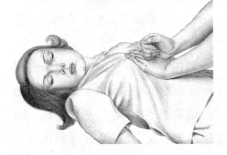

叩击心前区

防窒和降温　清理患者口、咽部的呕吐物，以免堵塞呼吸道或返流入肺，引起窒息和吸入性肺炎。用冰袋冷敷额部降温，并立即送医院救治。

□心绞痛

心绞痛由心肌缺血引起，多见于40岁以上中、老年人，男性多于女性。频繁发作时应警惕心肌梗塞。

症状

常发生在劳累、饱餐、受寒和情绪激动时，典型表现为胸骨后突然发作的闷痛、压榨痛，而且疼痛可以向右肩、中指、无名指和小指放射。患者还可以有心慌、窒息，有时伴有濒死的感觉。发作多持续1～5分钟，很少超过15分钟。不典型者，仅有上腹痛、牙痛或颈痛。

急救措施

给服硝酸甘油片　立即让患者停止一切活动，坐下或卧床休息。舌下含化硝酸甘油片，1～2分钟即能止痛，且可持续作用半小时。也可将亚硝酸异戊酯在手帕内压碎并深深嗅之，10～15秒即可奏效。本类药物有头胀、头痛、面红、发热的副作用，高血压性心脏病患者应忌用。

点内关穴　若现场无解救药，指掐内关穴也可起到急救作用。

送入医院　休息片刻，待疼痛缓解后再送医院检查。

□ 心肌梗死

当心肌的营养血管完全或近乎完全阻塞时，相应的心肌由于得不到相应的血液供应而坏死，就是心肌梗死。

症状

主要表现是胸痛，和心绞痛相似，但更为剧烈，而且疼痛持续的时间较长，往往可达几小时，甚至1～2天，甚者可波及左前胸与中上腹部。或伴有恶心、呕吐和发热等。严重的可发生休克、心力衰竭和心律失常，甚至猝死。

急救措施

立即休息　心肌梗死急性发作时应绝对卧床休息，大小便也应在床上进行，还要尽量少搬动病人。室内必须保持安静，以免刺激患者加重病情，并立即与急救中心取得联系。

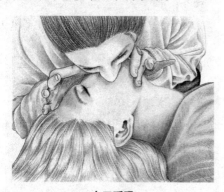

人工呼吸

头低足高放置　若发现患者脉搏无力、四肢不温，应轻轻地将病人头部放低，足部抬高，以增加血流量，防止发生休克。若并发心力衰竭、憋喘、口吐大量泡沫痰以及过于肥胖的患者，头低足高位会加重胸闷，一般应取半卧位。

及时给药　让患者含服硝酸甘油、消心痛或苏合香丸等药物。烦躁不安者可服用安定等镇静药，但不宜多喝水，而且还应禁食。

吸氧保暖　解松领扣、裤带，吸氧；注意保暖。

进行心脏复苏术　患者心脏骤停时，应立即做胸外心脏按压和人工呼吸，而且中途不能停顿，必须一直持续到医院抢救。

□ 咯血

咯血一般是由肺结核、支气管扩张、肺部肿瘤和心脏病引起的。

急救措施

做好护理　让患者取侧卧位，头侧向一方，嘱其不要大声说话，也不要用力咳嗽，在注意保暖的情况下，用冷毛巾或冰袋冷敷胸部以减少咯血。出血量多的可用沙袋压迫患侧胸部限制胸部活动。一般应在咯血缓解后再送患者到医院治疗，否则运送途中的颠簸会加重病情。

服药 口服三七粉、安络血或云南白药，必要时服镇静药。

中医诊治

证方①主治：矽肺、咯黑痰、胸闷、咳嗽。

主：鲜萝卜、鲜荸荠各100g。

长期食服。日1～2剂。

证方②主治：矽肺，喘咳上气，唾痰稠浊。

方：鲜枇杷叶1000g(去毛)，川贝母15g(研末)，硼砂9g(研末)。先将枇杷叶加水适量，煎取浓汁，去渣，再浓缩成约150ml药汁，然后加入川贝母、硼砂调匀即可。上药共分5日服完，每日早晚各服1次，用蜜糖或温开水冲服。

防止窒息 大咯血常造成窒息，要嘱咐患者把血吐出，以免血块堵住气管。若患者在咯血，突然咯不出来，张口瞪目、烦躁不安、不能平卧、急于坐起、呼吸急促、面部青紫和喉部痰声辘辘，这表明发生了窒息。有些患者还会自己用手指指着喉部，示意呼吸道堵塞。此时应迅速排除呼吸道凝血块，恢复呼吸道畅通。

□ 铅中毒

铅及其化合物主要通过吸入或摄入进入人体。职业性铅中毒主要由于吸入。有机铅化合物可通过皮肤吸收。人体吸收的铅90%～95%长期存在于骨骼中。

症状

急性中毒 多因误服大量铅化合物引起，口有金属味、流涎、口腔黏膜变白、恶心、阵发性腹痛、头痛、抽搐。重者有瘫痪、昏迷、循环衰竭、中毒性肝炎。

慢性中毒 ①轻度中毒时，主要表现为神经衰弱综合征、肌肉关节酸痛，或伴有消化系统症状。②中度中毒时，症状加重，可出现腹绞痛。③重度中毒时，症状继续加重，可出现多发性神经炎、垂腕、垂足的铅麻痹、瘫痪、铅中毒性脑病。

急救措施

急性中毒 洗胃，给鸡蛋清

中医诊治

证方①主治：铅中毒。

方：金钱草35g，甘草、菊花各15g。

加水煎，去渣，分服，日1剂。

证方②主治：铅中毒。

方：麻油、蜂蜜、饴糖各20g。

调食服，日1～2剂。

证方③主治：铅中毒。

方：萝卜1000g。

捣绞取汁，每次服30ml，日3～4次。

或牛奶保护胃黏膜，并用硫酸镁导泻。急性症状缓解后用依地酸二钠钙驱铅。

慢性中毒　依地酸二钠钙、二巯基丁二酸钠等。腹绞痛可静注10%葡萄糖酸钙10～20ml，阿托品0.5～1mg肌注等。

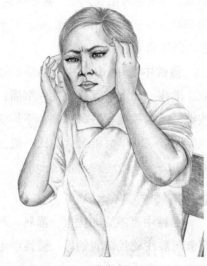

头痛

流涎

预防

·改善工作及生活环境，定期进行卫生监测。

·加强个人防护。

·定期体检。

□汞中毒

汞又称水银，其蒸气或化合物可经呼吸道、消化道或皮肤进入人体，引起中枢神经和植物神经系统功能紊乱、消化道和肾脏损害。多见于开采冶炼汞矿者及制造加工汞制品及化合物者。亦可见于接触被汞污染的大气、水和食物的居民。

症状

急性中毒　①有低热或中度发热、发冷等金属烟雾热症状。②流涎、牙痛、口腔黏膜溃疡。③恶心、呕吐等消化道症状。尿少、头晕、头痛、睡眠障碍、情绪易激动、手指震颤等症状。④肝、肾损害。

中医诊治

证方主治：汞中毒。

方：金钱草、忍冬藤、夏枯草、蒲公英各15g，谷精草、乳香、花椒、猪苓、贯众、甘草各10g，黄连5g，蔗糖适量。

加水煎沸15分钟，过滤取液，渣再加水煎20分钟，去渣，两煎液兑匀，分服，日1～2剂。

⑤皮肤上散在红斑、丘疹，数日后消退。⑥严重中毒患者可有脱水、休克、急性肾功能衰竭。

慢性中毒　主要症状为易兴奋症、震颤和口腔炎。①轻度中毒有神经衰弱综合征，以及急躁、易怒、手心多汗等；有轻度手指、舌、眼睑震颤；可有口腔炎症状；尿汞含量增高。②中度中毒出现易兴奋症，患者性情急躁、孤僻、抑郁、记忆力减退。③重度中毒时发生明显的性格改变、智力减退，手、足震颤，共济失调等，形成中毒性脑病。④女性患者可出现月经失调。

急救措施

主要采用驱汞疗法，药物常用二巯基丙磺酸钠和二巯基丁二酸钠。急性口服中毒应用2%碳酸氢钠溶液洗胃（注意，忌用生理盐水），洗胃后给予牛奶或鸡蛋清，必要时导泻。慢性中毒采用驱汞和对症治疗。

预防

个人卫生防护，定期体检，改善工作生活环境，定期进行卫生监测。治理"三废"污染。

□铬及其化合物中毒

在合金和电镀业中广泛应用。三价铬是动植物的必需元素，而六价铬有毒性，可干扰多种重要酶的活性和损伤肝、肾。铬酸还可引起肺癌。

症状

急性中毒　多因误服药用六价铬化合物引起。进食后几分钟至数小时出现恶心、呕吐、腹泻、血便、吞咽困难，严重者可出现紫绀，甚至休克。肾和肝可受损害，出现蛋白尿，甚至发生急性肾衰。

慢性中毒　①皮肤和黏膜的过敏、溃疡。②上呼吸道炎症：咽痛、咳嗽、哮喘等症状。③肺癌：平均潜伏期 10 ～ 20 年，相对危险比一般人群高 10 ～ 30 倍。

急救措施

急性中毒应立即洗胃、灌肠，严重者可静注硫代硫酸钠等；慢性中毒主要是对症治疗。

□镉中毒

镉毒性很大而且蓄积性很强，吸入含镉烟尘、食入含镉的食品，均可导致肾和肺的损害。长期接触高浓度镉的工种均可引起镉中毒。主要包括蓄电池、颜料、陶瓷、塑料制造等。

症状

急性食入性中毒　10 ～ 20 分钟即可发病，主要表现为恶心、呕吐、腹痛、腹泻，严重者有眩晕、大汗、虚脱、上肢感觉迟钝、麻木，甚至出现抽搐、休克。

急性吸入性中毒 ①潜伏期在 2～10 小时，主要是呼吸道刺激症状，有口干、口有金属味、流涕、咽干、咽痛、干咳、胸闷、胸痛、头晕、头痛、高热寒颤。或有急性胃肠炎症状。②重症者经 24～36 小时后发展为典型的中毒性肺水肿或化学性肺炎。

慢性中毒 ①无慢性支气管炎症的肺气肿；②肾损害，蛋白尿、糖尿和氨基酸尿；③嗅觉减退或丧失；④ X 线显示有骨软化和佝偻病样改变；⑤贫血。

急救措施

·急性中毒治疗应适当使用镇静剂、吸氧、10% 硅酮雾化吸入；短程大量使用肾上腺皮质激素，来预防化学性肺水肿。

·巯基类化合物。

·慢性中毒对症处理，服用维生素 D 和钙剂。

□铍中毒

铍及其化合物为高毒物质，主要以粉尘或烟尘形式经呼吸道吸入。胃肠道不吸收，也不能经完整皮肤进入体内。铍中毒主要见于铍及其化合物的生产工人中。

症状

急性铍病 少见。大量吸入可溶性铍化合物后 3～6 小时即可引起以下症状：头痛、乏力、低热、咳嗽、呼吸困难、胸钝痛，1 周后好转。严重者可有阵发性剧咳、血痰、心率和呼吸增快。X 线检查有肺门阴影。

慢性铍病 在接触较高浓度铍尘 5 年左右发病。以呼吸困难、咳痰、胸痛、杵状指和肺心病为主要表现。胸透可表现为肉芽肿型、网状型及结节型。

皮肤黏膜损害 主要为接触性皮炎，有少许脱屑。也可引起黏膜刺激，如眼结膜炎、鼻咽炎等。

急救措施

急性中毒者应予解痉止喘、镇咳、吸氧；化学性肺炎可用肾上腺皮质激素治疗；慢性中毒者可用肾上腺皮质激素及依地酸二钠钙治疗。

□砷及其化合物中毒

砷化合物有一定毒性，其中砷化氢是剧毒气体。可经胃肠道、呼吸道或皮肤吸收，并在体内蓄积。砷中毒主要发生在冶炼和加工者中。

症状

急性中毒 误服砒霜（砷的化合物）后，主要症状有口有金属味、恶心、呕吐、腹痛、腹泻等消化道症状，甚至有血水样便、尿少甚至尿闭，循环衰竭。重症可有中枢神经系统麻痹，四肢痉挛，谵妄，昏迷。吸入大量砷化氢引起的急性中毒可分四期：

·前驱期：血管内大量溶血，出现持续数小时的头痛、腰痛、腹痛、恶心和呕吐，血红蛋白尿。

·血红蛋白血症期：头晕、心悸、黄疸、贫血，肝脾肿大有压痛。尿色棕红甚至呈褐黑、蛋白管型。

·急性肾功能衰竭期：少尿或无尿、水肿；高血压、尿毒症及心衰。

·恢复期：症状逐渐好转。

慢性中毒 神经衰弱、多发性神经炎，恶心、呕吐、腹泻等胃肠道症状，皮肤黏膜病变。

癌变 无机砷可引起皮肤癌，以及肺、支气管、喉等处的呼吸道癌。

急救措施

口服砒霜等急性中毒者应迅速洗胃，或口服氢氧化铁溶液、牛奶或活性炭保护胃肠道，并及时解毒；肌注二巯基丙醇或二巯基丙磺酸钠。吸入砷化氢急性中毒者，可予以换血，静滴大剂量氢化可的松、甘露醇等。慢性中毒者，可肌注巯基类化合物、静注10%硫代硫酸钠10ml及对症治疗。

□ 汽油中毒

汽油的主要成分为 $C_5 \sim C_{11}$ 的烷烃，挥发性强，主要经呼吸道吸收，它可以破坏中枢神经系统神经元的类脂平衡障碍而引起中毒。常见于接触汽油的工种。

症状

急性中毒 ①轻症表现麻醉症状，兴奋、恍惚、步态不稳、震颤，并有恶心、呕吐和黏膜刺激症状。②重症：昏迷、抽搐、肌肉痉挛、瞳孔散大、对光反应迟钝或消失、呼吸局促而表浅、高热、发绀、血压下降，检查肝肿大，肝功异常。③严重者可伴有癫痫、视神经炎等。

慢性中毒 主要表现为中枢及植物神经功能紊乱，如头晕、头痛、失眠、恶梦、乏力、记忆力减退等神经衰弱综合征，或者还有肌无力、震颤、手足麻木、血压不稳、贫血等。重者可有四肢麻木、步态不稳、言语迟钝、视力减退、手指震颤甚至精神分裂症等。皮肤经常接触汽油者，可有皮肤慢性湿疹、皮炎及皲裂。

应对措施

急性中毒者应脱离接触，应用呼吸兴奋剂吸氧。误服者用橄榄油洗胃。慢性中毒者可予对症治疗。

预防

·严格遵守操作规程，禁用口吸油管加汽油。

·加强防护，戴过滤性口罩。

·定期体检。

·定期监测工作环境。

□ 溴甲烷中毒

溴甲烷（CH_3Br）无色、无臭、易挥发，可经过呼吸道、皮肤及消化道进入人体。它能干扰细胞代谢，造成神经系统、肺、肾、肝及心血管系统的损害。

症状

急性中毒　吸入溴甲烷后，初仅有眼和上呼吸道刺激症状。数小时后突发头痛、头晕、恶心、呕吐、视物模糊或复视。甚至有共济失调、精神症状、脑水肿、肾功能衰竭及周围循环衰竭，直至因呼吸抑制而猝死。

慢性中毒　全身乏力、倦怠、头晕、头痛、记忆力减退、视力模糊，较重者可有性格改变、幻觉等，亦可伴有周围神经炎及植物神经功能紊乱。

皮肤损害　皮肤接触溴甲烷液体可有红斑、水疱性皮炎等。

急救措施

急性中毒时应马上脱离接触，用肥皂水或 2% 碳酸氢钠液清洗污染皮肤、吸氧。静滴生理盐水。慢性中毒采用对症治疗。多发性神经炎可用维生素治疗。

预防

·严格执行专业安全操作规程。

·佩戴供氧式防毒面具。

·定期进行健康体检和安全监测。

□ 苯中毒

苯（C_6H_6）为无色、透明、易挥发液体，主要以蒸气形态由呼吸道吸入，皮肤仅吸入少量，经消化道吸收很完全。苯可以对皮肤黏膜、中枢神经系统及造血组织产生损害。

症状

急性中毒　中毒较轻者有头痛、头晕、流泪、咳嗽、行路不稳等。脱离接触后症状即消失；重者有恶心、昏迷、抽搐、瞳孔散大、对光反射迟钝、低血压等。

慢性中毒　除头昏、头痛、失眠等神经衰弱症状外，主要有白细胞总数减少、血小板减低等，甚至发生再生障碍性贫血。

皮肤损害　经常接触苯可致皮肤干燥、皲裂、皮炎或湿疹样病变。

急救措施

急性中毒者应立即脱离接触，吸氧、静脉滴注葡萄糖醛酸丙酯，同时对症治疗。慢性中毒者，若有白细胞减少或再生障碍性贫血，可按贫血治疗。

□甲醇中毒

甲醇又名木醇，为无色、易燃、高度挥发的液体。可经呼吸道、消化道和皮肤吸收入人体内，有蓄积中毒作用。可引起神经系统症状、视神经炎和酸中毒。可见于甲醛、油漆、人造革等生产工业。

症状

急性中毒 人体吸收大量甲醇可出现头晕、头痛、视力模糊以及步态蹒跚和失眠。眼部症状有眼球疼痛、复视、瞳孔扩大或缩小、对光反射迟钝。

慢性中毒 长期接触低浓度甲醇，可表现为黏膜刺激症状和视力减退、神经衰弱综合征和植物神经功能紊乱、视神经炎，以至失明。

急救措施

吸入中毒者应脱离现场，吸氧，应用强心及呼吸兴奋剂。口服中毒者以3%碳酸氢钠洗胃，静滴2%～5%碳酸氢钠液纠正酸中毒。眼底病变试用甘露醇及地塞米松静滴。严重中毒可用腹膜透析或人工肾。

预防

·严格遵守操作规程。

·加强保管，防止误服或将甲醇用于酒类饮料。

·定期进行卫生安全监测。

□一氧化碳中毒

一氧化碳（CO）为无色、无味的气体，进入人体后，可以干扰氧的传递和利用。

症状

急性中毒 轻度中毒者的主要症状有头痛、头晕、颞部搏动感、心悸、恶心、呕吐、无力等。中度中毒除上述症状外，还有面色潮红、口唇樱桃红色、烦躁、步态不稳，甚至昏迷。重度中毒者迅速昏迷，可见瞳孔缩小、对光反射迟钝、肌张力增高、抽搐，出现病理性神经反射，并常伴发中毒性脑病等。

慢性中毒 主要症状为头痛、眩晕、记忆力减退、注意力不集中，心悸，且有心电图异常。

急救措施

·将患者尽快移至空气新鲜处，并注意保暖，吸氧或进行人工呼吸。

·保持呼吸道通畅，如昏迷程度

较深，或有窒息可能者，应行气管切开术，并应用呼吸兴奋剂。

· 应用细胞色素 C 及三磷酸腺苷，以促进细胞功能的恢复。

· 可的松类及甘露醇合用可以防治脑水肿。

· 对昏迷 24 小时以上者，或有高热抽搐者，可用冬眠疗法。

· 注意预防肺部感染，肌注青霉素、链霉素等，用以预防肺部感染。

预防

普及预防煤气中毒知识。矿井要充分通风。另外工作人员需戴防毒面具方可进入工作区。慢性接触工人应定期体格检查。

□ 硫化氢中毒

硫化氢是有臭鸡蛋气味的无色气体，经呼吸道进入人体后，可刺激上呼吸道和眼结膜，损伤神经系统。

症状

急性中毒 ①轻度中毒较常见眼及上呼吸道刺激症状。结膜充血，鼻、咽喉灼热感，干咳和胸部不适。②中度中毒的中枢神经症状明显，头痛、头晕、呕吐、共济失调等，还有呼吸道刺激症状。眼部症状有羞明、流泪

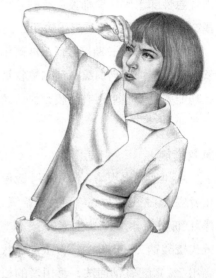

硫化氢中毒，可刺激上呼吸道和眼结膜，损伤神经系统。

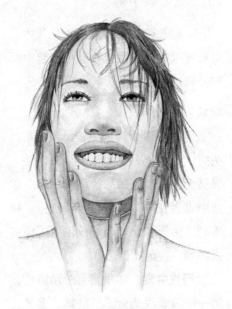

二硫化碳中毒患者哭笑无常的表情。

和角膜水肿或溃疡。③重度中毒有的出现急性肺水肿伴发肺炎。有的意识模糊，甚至昏迷，严重者很快死亡。

慢性中毒　长期接触低浓度硫化氢，可引起神经衰弱综合征和植物神经功能紊乱，同时还有结膜充血、角膜混浊。

急救措施

应迅速脱离现场，吸氧，呼吸停止者应人工呼吸。昏迷者可加压给氧，静注细胞色素 C、维生素 C 或 10% 硫代硫酸钠 20 ~ 40ml。有眼部症状者用 2% 碳酸氢钠冲洗，再用考的松滴眼。慢性中毒采用对症治疗。

□二硫化碳中毒

二硫化碳为易挥发的无色气体，可经呼吸道及皮肤吸收。可引起中枢和外周神经及心血管系统的损害。

症状

急性中毒　轻度中毒出现头晕、头痛、无力以及欣快感；恶心、呕吐；哭笑无常、步态蹒跚等酒醉状态。重度中毒者狂躁、兴奋、出现幻觉。极重时，由于脑水肿而导致谵妄、昏迷或痉挛，甚至死亡。

慢性中毒　①中毒可分两阶段。第一阶段表现为疲乏、嗜睡、多梦、精神忧郁、记忆力减退，消化道症状

和食欲减退，有的人会有植物神经功能障碍；第二阶段出现感觉障碍、无力、肌痛，甚至出现帕金森氏综合征，多发性神经炎及视、听神经和脑神经的损害。②男子精子减少，女性月经紊乱、痛经。

急救措施

急性中毒者应脱离现场，吸氧，葡萄糖或甘露醇等静滴，以促进毒物排泄和防止脑水肿。慢性中毒采取对症治疗。

□氨中毒

氨为无色、有强烈刺激性气味的气体，可经呼吸道、皮肤黏膜吸收进入人体，阻碍三羧酸循环，并对眼和上呼吸道产生强烈的刺激。

症状

轻度中毒　流泪、结膜刺痛、咽痛、咳嗽、胸闷等。

重度中毒　呛咳、咯血痰、呼吸困难、喉头水肿或窒息。患者短时间内出现支气管肺炎、肺水肿，或者出血和感染，甚至谵妄、休克、昏迷、心脏骤停。

眼睛损伤　氨气熏蒸可引起结膜水肿、角膜溃疡甚至穿孔，晶体浑浊。

急救措施

中毒者需尽早吸氧，为防肺和喉

头水肿可予以糖皮质激素，吸入酸性雾液，并对症处理。

□氯中毒

氯是强烈刺激性气体，经呼吸道吸入后，刺激黏膜，可引起炎性水肿、充血和坏死。

症状

急性中毒　①轻者有黏膜刺激症状如球结膜充血、流泪、流涕、咽干、干咳、胸闷等。②中度有持续性咳嗽、咯血、呼吸不畅、头痛、恶心、呕吐、烦躁不安，甚至发生化学性肺炎。③重度可发生肺水肿、昏迷、休克，呼吸抑制，甚至心脏停搏。发生灼伤或急性皮炎。

慢性作用　长期接触低浓度氯气，可引起慢性支气管炎、肺气肿甚至肺硬变；或神经衰弱综合征；皮肤痒、皮疹或疱疹，牙齿酸蚀症皮炎。

急救措施

应立即脱离现场、给予吸氧和支气管扩张剂、碱性溶液雾化吸入。注意防治肺水肿、休克等，慢性中毒应对症治疗。

□氰化物中毒

氰化物包括氰化氢（HCN）、氰化钠（NaCN）、氰化钾（KCN）、黄血盐等含氰根（CN）物质。苦杏仁、桃仁、李仁及木薯等均含有苦杏仁甙，遇水可产生氢氰酸，多食也可中毒。

症状

大量氰化物进入人体后，中毒者呈"闪电式"死亡，昏倒、惊厥，2～3分钟内呼吸停止，继之心脏停搏而死亡。

·前驱期（刺激期）：氰化氢吸入者有呼吸道、眼、口腔黏膜的刺激和结膜充血、咳嗽等症状。

·呼吸困难期：有胸闷、心悸、呼吸紧迫、脉搏快、心律失常。

·痉挛期：阵发强直性痉挛、大小便失禁、冷汗、皮肤厥冷。

·麻痹期：意识消失、瞳孔散大、呼吸逐渐停止。

食入一定量的含氰甙类植物2～9小时后，就会有中毒症状出现，轻者恶心、头痛、烦躁；重者频繁呕吐、气急、抽搐；严重者昏迷、呼吸困难、痉挛，甚至呼吸衰竭及心律失常，救治不当可死亡。

危害

氰化物可通过吸入与口服进入人体，它能使细胞色素的氧化作用受阻，造成"细胞内窒息"，呼吸中枢麻痹常为致死的原因。

急救措施

边抢救、边检查。可用亚硝酸异戊酯吸入解毒，总剂量不超过6支，每隔数分钟重复一次。3%亚硝酸钠10～20ml，继之用25%～50%硫代硫酸钠25～50ml静脉缓注，1小时内可重复注射。口服氰化物者，可用高锰酸钾、硫代硫酸钠或过氧化氢洗胃。也可口服硫酸亚铁，以减慢其吸收。心跳、呼吸停止者应进行心肺复苏。

□服毒急救

催吐

刺激咽后壁致呕 患者可用中指、食指刺激自己的咽后壁来引起呕吐，反复刺激直到呕吐物呈苦味为止。若空腹服毒，抢救时，应先让患者喝大量清水，再行催吐。若中毒者自己不能呕吐，应先张大嘴，再用羽毛或扎上棉花的筷子等刺激咽后壁致呕。

口服催吐剂 口服0.2%硫酸铜液、硫酸锌液也可致呕，但由于准备药物需要时间且效果不确定，还有副作用，事实上宜多用刺激咽后壁致呕。

哪种情况不宜催吐 孕妇、口服腐蚀性毒物者、患有明显心血管疾病患者不宜催吐；伤者神志不清、有肌肉抽搐痉挛或呼吸抑制者也不宜催吐。

胃管洗胃

用温清水洗胃 适合各种毒物而且方便易得。

用1∶5000的高锰酸钾液，可以降低某些毒物的毒性。但也可使部分毒物的毒性更大，如乐果和马拉硫磷。

洗胃方法 插入胃管后，应先抽尽胃内容物（保留备查），再反复注入洗胃液。洗胃每次不超过500ml，以防把毒物冲入肠道，直至洗出液无毒物气味时为止。洗胃结束后应留置胃管，以便隔一段时间后再抽出胃内排泌出的毒物。

哪种情况不宜洗胃 口服腐蚀性毒物者、食管静脉曲张者不宜洗胃。

□碱灼伤

多为氨水、氢氧化钠、氢氧化钾、石灰灼伤。

危害

最常见的是氨沾染皮肤黏膜所引起的灼伤，又因为氨极易挥发，常合并上呼吸道灼伤，甚至并发有肺水肿。眼睛内溅进少量稀释氨液就易发生不易痊愈的糜烂。

急救措施

皮肤碱灼伤 首先应先去除污染

衣物，再用大量流动清水冲洗被碱污染的皮肤 20 分钟或更久。氢氧化钠、氢氧化钾灼伤，要一直冲洗到创面无滑腻感为止，再用 5% 硼酸液温敷 10 ~ 20 分钟，然后用水冲洗。

眼睛灼伤　立即张大眼睛，用大量流动清水冲洗。也可以把面部浸入充满流动水的器皿中，转动头部进行清洗，至少要洗 10 ~ 20 分钟，然后再用生理盐水冲洗，最后滴入可的松液与抗生素。

口服者不宜洗胃　口服者不宜洗胃，可以用食醋、稀醋酸液 (5%)、清水以中和或稀释碱液，最后口服牛奶、蛋清或植物油约 200ml。

□酸灼伤

以硫酸、盐酸、硝酸最为多见。

危害

最常见的是沾染皮肤黏膜所引起的皮肤灼伤，此外吸入酸类的挥发气体可以刺激上呼吸道，甚者可发生化学性支气管炎、肺炎和肺水肿等。

急救措施

迅速用水冲洗灼伤面　立即去除污染的衣服、鞋袜等，并用大量的流动水快速冲洗创面 10 ~ 20 分钟，这样做除了可冲去和稀释硫酸外，还可以带走产生的热量。

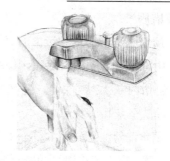

酸灼伤立即用清水冲洗创面 15 分钟左右。

湿敷　用 5% 碳酸氢钠液湿敷 10 ~ 20 分钟，然后再用清水冲洗 10 ~ 20 分钟。

口服者不宜洗胃　口服酸性溶液者，应防止胃穿孔。可口服牛奶或花生油约 200ml。不可以给患者口服碳酸氢钠，以免产生二氧化碳而增加胃穿孔危险。

□有机磷农药中毒

常见的毒物为敌百虫、敌敌畏、乐果、对硫磷、稻瘟净、马拉硫磷等。可分为生产中职业中毒和生活性中毒。前者主要多因皮肤广泛污染而引起中毒；后者多因误服农药而引起，而且病情通常较重。

危害及症状

有机磷农药通过抑制人体的胆碱脂酶的活性而危害人体，主要表现为瞳孔缩小、呕吐、腹泻、肺部分泌物增多；肌肉抽搐、痉挛；头痛、头昏、精神恍惚等。

急救措施

清水冲洗 因皮肤污染而引起的急性中毒，必须立即去除被污染的衣服（包括内衣）、鞋袜等，并用冷水彻底冲洗全身和头发。

清水洗胃 因口服农药而引起的急性中毒，应立即用清洁的冷水洗胃。洗胃液不要超过500ml，并且要反复冲洗，直到洗出液无农药气味为止。清洗后保留胃管。

对症给药 诊断明确，且中毒症状明显者，可按症状与体征静脉注射阿托品、解磷定、氯磷定。

救护者须知 救护人员也要做好个体防护，如戴手套等，因为部分有机磷农药属剧毒，皮肤微量吸收就可产生危害。

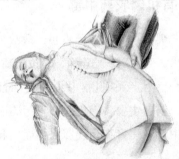

农药中毒患者

□亚硝酸盐中毒

咸菜含有硝酸盐，在一定条件下，硝酸盐可以还原为亚硝酸盐，而亚硝酸盐浓度较高时就能引起中毒。

症状

主要是组织缺氧现象。

·食后0.5～3小时突然发病。

·头晕、头痛、无力、嗜睡，气短、呼吸急促，恶心、呕吐，心慌、脉速。

·口唇、指甲以至全身皮肤发绀呈紫黑色。

·严重者呼吸困难、血压下降、心律不齐，最终可因呼吸衰竭死亡。

危害

亚硝酸盐可以使血液中供给组织氧气的低铁血红蛋白发生氧化，而失去其输送氧的能力，引起组织缺氧。

急救措施

催吐、洗胃、导泻，及时送医院救治。

□酒精中毒

急性酒精中毒，是由于饮入过量的酒精而引起的神经系统异常状态。空腹饮酒90%以上的酒精在1.5小时内吸收，食物能使吸收减慢。

症状

成人酒精中毒可分三期 ①兴奋期。眼及面部发红，并伴有欣快感，感情用事，悲喜无常。②共济失调期。动作笨拙，步履蹒跚，语无伦次而且含糊不清。③昏睡期。皮肤苍白、湿冷，瞳孔可散大，心率快、血压下降、体温低，二便失禁甚至可因呼吸循环衰竭而死亡。

小孩酒精中毒 小儿摄入中毒剂量后，很快进入沉睡状态，不省人事。或可发生惊厥及高热，休克，急性肺水肿。

危害

酒精能抑制皮层及延髓功能，甚者能引起呼吸、循环衰竭。中毒量纯酒精为 70 ~ 80ml，致死量为 250 ~ 500ml，但个体差异很大。

急救措施

· 刺激咽部催吐。

· 严重者，静注 50% 葡萄糖 100ml；正规胰岛素 20U，同时肌注维生素 B_6、维生素 B_1 及烟酸各 100mg。可根据病情，每 6 ~ 8 小时重复注射 1 次。

· 烦躁不安者可用镇静剂，如安定或氯丙嗪。昏迷者可用中枢兴奋药，如苯甲酸钠咖啡因 0.5g 或利他林 10 ~ 20mg 肌肉注射。

· 呼吸抑制者用 5% 二氧化碳吸入，给氧，人工呼吸，也可肌肉注射山梗菜碱 10mg。

· 脱水者补液，血压过低者抗休克。

· 脑水肿者，可用 50% 葡萄糖 50 ~ 100ml 静脉注射，亦可应用甘露醇或山梨醇。

· 严重者也可血液透析。

☐ 老鼠药中毒

鼠药一般对鼠类毒性甚大，对人类毒性较低。但如大量误食，亦可引起中毒，甚至死亡。

误食安妥

安妥可以刺激黏膜，还可以造成肺毛细血管损害和肝、肾变性坏死。

症状 ①胃肠症状和恶心、呕吐、腹泻等；②咳嗽、呼吸困难、咯粉红色痰沫；③肝肿大、黄疸、血尿、蛋白尿；④头晕及意识障碍、昏迷、休克、窒息。

急救措施 ①催吐，高锰酸钾洗胃，硫酸镁导泻；②半坐位，给氧；③半胱氨酸以 0.1 ~ 1g／kg 体重，肌肉注射，亦可用 5% 硫代硫酸钠 5 ~ 10ml 静注；④限制补液量；⑤避免进食脂肪性食物；⑥可用清水冲洗被污染的皮肤。

误食敌鼠钠

敌鼠钠的毒性主要表现在干扰肝对维生素 K 的利用，以致引起凝血障碍，破坏毛细血管，增加其脆性。

症状 ①胃肠道症状，如恶心，呕吐，纳差；②出血症状，如鼻衄，牙龈出血，呕血，便血，紫癜；③严重者，出现全身抽搐休克及死亡。

急救措施 ①催吐，洗胃及导泻；②维生素 K10mg，肌肉注射每天3次；③口服维生素 C 及 B；④高渗葡萄糖加氢化可的松 100～300ml 及维生素 C3～4g，经静脉注射。

□误服药物

误服药物可引起急性中毒，若能及时正确处理，往往可以得救；若处理不当，可能危及患者生命。

危害

误服药物若药物药性平和，不会对身体有太多危害，如毒性较强，则会使患者昏迷、抽搐。腐蚀性的药物可引起胃穿孔；砷、苯、巴比妥或冬眠灵等药物可导致中毒性肝炎；磺胺药可引起肾损害；氯霉素、解热镇痛类药、磺胺类药等可损害造血系统。

急救措施

首先应弄清误服了何种药品 根据中毒反应情况和中毒者身边存留的药袋、药瓶、剩余药物来判断，如中毒者还清醒应注意询问误服了何种药品。

采用应急措施 要在最短的时间内采取应急措施，即催吐、洗胃、导泻、解毒。不可一味地等救护车而不采取任何措施。①可

用筷子、鸡毛等物刺激中毒者咽喉部，使其呕吐。②催吐后立即让中毒者喝温水500ml（不要超过500ml，以免把药物冲入肠道），然后再用催吐法反复进行，甚至在护送中毒者去医院的途中。有条件可用 1∶2000～5000 高锰酸钾溶液洗胃。若中毒者已昏迷，应取侧卧位，以免呕吐物和分泌物误入气管而引起窒息。

□催眠药物中毒

催眠药物主要包括安眠酮、水合氯醛、眠尔通等，这类药物毒性虽小，但过量服用也可导致中毒甚或死亡。

症状

轻度中毒 嗜睡、神志模糊，感觉迟钝，易激动。或有判断力及定向力障碍。基本生命体征，如呼吸、心率和血压正常。

中度中毒 处于不能被唤醒的昏睡中，呼吸变慢，心率和血压基本正常。

重度中毒 深昏迷，呼吸浅慢而且不规则；脉搏无力而且速度快，血压低；瞳孔缩小，反射减弱甚至消失；甚者可致死亡。

急救措施

·洗胃、导泻、吸氧以及补液利

尿、抗休克、防治肺炎等。

· 呼吸抑制时可应用尼可刹米、洛贝林、利他林等。

· 有皮疹时可给予强的松。

· 对症及支持疗法。

· 病情严重者争取作血液透析。

水中急救

□ 汽车沉入水中

在靠近水域的路边行驶，汽车难免有发生事故掉进水中的情况。作为驾驶员，能否实现自我救助全在于时间的把握和方法的对路。

时间的把握

· 汽车掉进水里，通常不会立刻下沉，把握这 1 ~ 2 分钟的有限时间争取从车门或车窗逃生。

· 汽车沉入水底，水注满车厢约需 30 分钟左右，利用此段时间打开车门逃生。

逃生的方法

· 打开车灯，解开安全带，爬到后座部位。

· 关上车窗和通风管道，防止车内的空气外逸。

· 耐心等待至车厢内水位不再上升，即车内外压力相等时再打开车门。

· 深深吸一口气游泳出去。

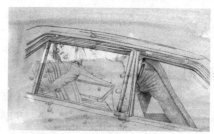

汽车引擎部位重，后座部位会翘起形成空气区域，按逃生方法的第一个步骤去做爬到后座部位。

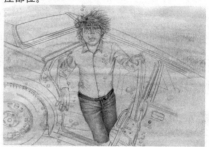

按逃生方法的第二、第三个步骤操作后游泳出去。注意，上升时要慢慢呼气，否则会伤害肺脏。

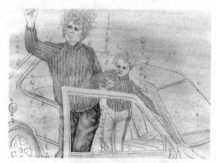

如果车内还有其他人，除按上述步骤操作外，还要手挽手游泳出去，以免使力量较弱者被水冲走，直到上岸为止。

□ 人落水中

不慎掉进水里应保持镇静以利于呼吸。游泳或踩水时，动作要均匀缓慢。倘若水很冷，保持体温很重要，尽量少动，以减低体热消耗。因为体温太低会丧命。

踩水保持平衡

·踩水助浮。办法是像骑自行车那样下蹲，一面用双手下划，以增加浮力，保持平衡。看看身边有没有漂浮的物体可以抓住。

·脱掉鞋子，并卸掉重物，但不要脱掉衣服，因为衣服能保暖，而且困在衣服之间的空气还可起到浮力的作用。

顺水向下游岸边游

不要朝岸径直游去，这样徒然浪费气力。应该顺着水流游往下游岸边。

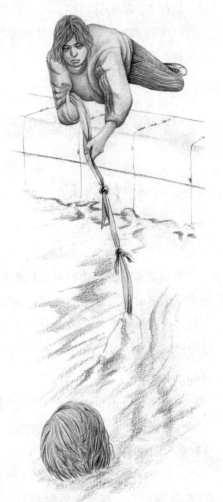

用身边可利用之物结成绳子，从岸上抛给溺水者，然后俯卧堤边，稳住身子，将落水者拖上来。

如河流弯曲，应游向内弯，那里可能较浅，水流比较缓慢。

高声呼救

保持镇定并高声呼救。若有人游来相救，自己应尽量放松，以使拯救者合理采取拯救措施。

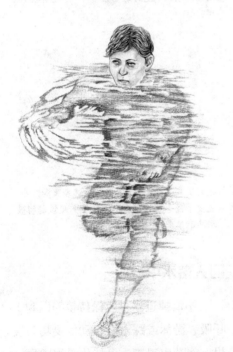

落水后要踩水以保持身体平衡。双脚像骑自行车那样有节奏地下蹲，双手前后划动。

营救落水者

尽快找一条结实绳子或布条、竿子等送过去。然后俯卧堤边，利用任何可利用之支持物稳住身子，或叫人抱住双脚，让溺水者抓住绳子拖回来。

抛救生圈

向溺水者抛救生圈或轮胎一类的东西，然后去求援。

划船过去

将船划近溺水者，小心别撞伤溺水者，从船尾把溺水者拖上来。

□ 游泳抽筋

游泳中常会抽筋是长时间在水里浸泡使体温下降的结果。

应对措施

·仰面浮在水面停止游动。

·拉伸抽筋的肌肉。脚背或腿的正面抽筋时要把腿、踝、趾伸成直线。小腿或大腿背面抽筋则把脚伸直，跷起脚趾，必要时可把脚掌扳近身体。

·抽过筋后，改用别种泳式游回

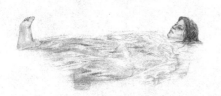

腿部抽筋时，仰面浮在水面，将抽筋部位的肌肉伸直，必要时用手拉直。待症状缓解后改用别种泳式游回岸边。

岸边。如果不得不用同一泳式时，就要提防再次抽筋。

□ 被激浪所困

波浪拍岸之前，要破浪往海中游，或不让浪头冲回岸去，最容易的方法是跳过、浮过或游过浪头。泳术不精者很快就会筋疲力竭，而精于游泳的也有可能出事。如游术平平，经验不多，只宜在风平浪静的水中游泳。

应对措施

·波涛向海岸滚动，碰到水浅的海底时变形。浪顶升起碎裂，来势汹涌澎湃，难以游过。浪头未到时歇息等候，刚到时可借助波浪的动力奋力

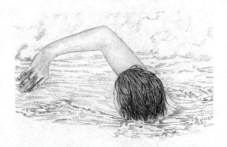

观察浪头的形势，采取对策向岸边奋力游。

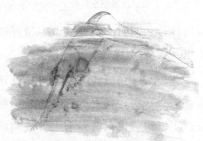

为避过碎浪的动力可朝着浪头潜进水中。

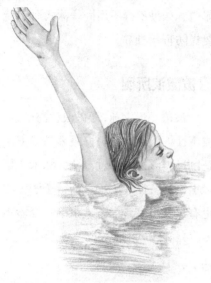

在水中遇上危险，用力踩水使头部浮出水面，直举一臂做大幅度挥动动作。

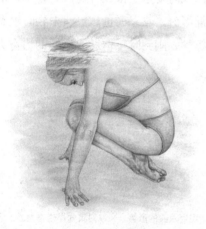

看到浪头逼近时可蹲在海底等浪头涌过后才露出水面，但要注意别正好碰上下一个浪头。

游向岸边，同时不断踢腿，尽量浮在浪头上乘势前冲。

·采用冲浪技术以增加前进速度。浪头一到，马上挺直身体，抬起头，下巴向前，双臂向前平伸或向后平放，身体保持冲浪板状。

·踩水保持身体平衡以迎接下一个浪头涌来。双脚踩到底时，要顶住浪与浪之间的回流，必要时弯腰蹲在海底。

□ 营救溺水者

营救溺水者最重要的是讲科学态度，绝不能感情用事。即使受过训练的救生员，也只在万不得已的情况下才下水救人。没受过救生训练的人，往往力不从心，救人不成反而赔上性命。所以尽量采用绳拉或划船营救的方法。

下水营救措施

·下水救人应避开溺水者相缠。否则必须立刻用仰泳迅速后退。

·将救生圈一类的东西扔过去，让溺水者抓住一头，自己抓住另一头拖他上岸。

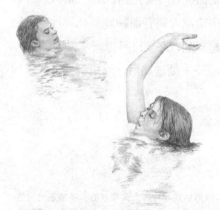

实施营救时，若溺水者有相缠企图，迅速用仰泳游开。一旦一只脚给抓住，用另一只脚把溺水者踹开。

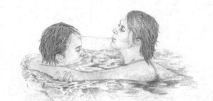

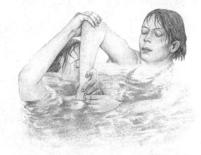

如被溺水者从前面抱住，可低下头来，抓住其双臂，向上推过头顶，脱身游开。

如果被溺水者从后抱住，可低下头来并抓住其上面一只手的肘中和手腕使其松动。然后把溺水者肘部往上推，手腕向下拉，自己的头则从抬起的肘下钻出来，游到溺水者背后或干脆游开。

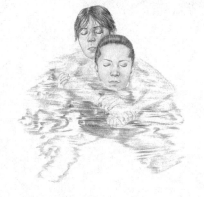

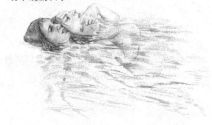

对于不省人事的溺水者，可用手抓住溺水者的下巴，伸直手臂牵引，用侧泳游回岸去。

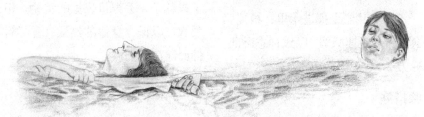

对于神志清醒的溺水者可递给毛巾的一端，仰卧水中，营救者自己拉着毛巾的另一端将溺水者拖上岸边。

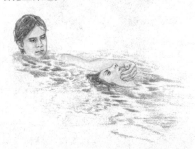

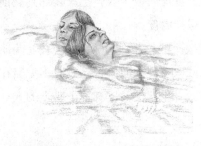

对于张皇失措的溺水者，可在其背后抓住其下巴，使之仰面向上，与自己头靠头，然后用肘挟住其肩膀，仰泳游回岸去。

如遇到激浪，营救者须使溺水者头部完全露出水面，然后抱住其下肋，用臂部顶住其腰部，侧泳游回岸去。

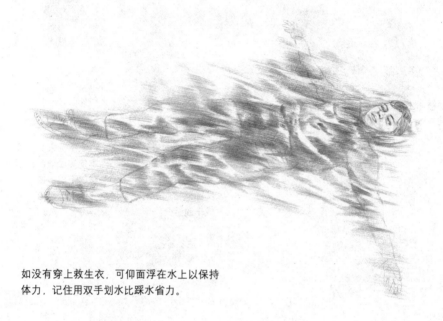

如没有穿上救生衣，可仰面浮在水上以保持
体力，记住用双手划水比踩水省力。

□ 从船上落水

不小心从船上掉进水里，极度紧
张会使体力迅速减弱，以致神志混乱、
筋疲力尽，身体失去平衡。

自救措施

·给救生衣充气使自己浮到水面
上。如穿着救生衣，把双膝屈到胸前
以保持温度。

·呼救并举起一臂，会较易为船
上的人发现。即使自己已看不见船在
何方，举起手臂也有助于船上的人寻
找。

·如没穿救生衣，脱去笨重的靴
子或鞋子，丢掉口袋里的重物，但勿
脱衣，以保存身体的热量，并尽可能
仰面浮在水上。

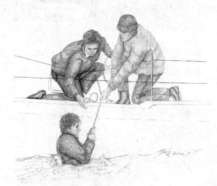

将缆绳抛下，把落水者拖上来。

营养与疾病篇

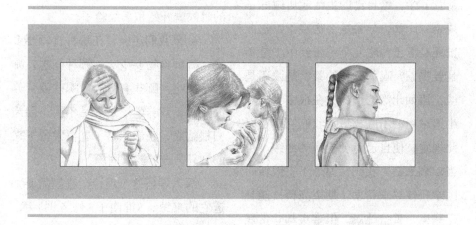

被严重误读的营养学

营养学与"药食同源"

我们研究养生，追求长寿，希望身体健康，百病不侵，所以我们信奉营养学，给自己的生活起居做好了规定。比如，早餐是否吃鸡蛋？吃煎蛋还是煮蛋？吃几个鸡蛋？中午是不是要喝茶？喝什么样的茶？是浓还是淡？诸如此类的情况，在很多人的养生追求中，不胜枚举。我们都期望以此规定，使自己免受疾病的纠缠。可当疾病来临，我们又惶恐不安地转向医学科技寻求帮助，期望高科技能赶走病魔，重拾健康。但事实却非常残酷，无论如今的科技如何发达，死在医院里的人却与日俱增。那些整日与疾病和科技打交道的医生本身，也逃不过疾病的打击。心血管疾病的专家死于心肌梗死，肝病专家倒在脂肪肝下，精神科的医生整夜失眠，依靠安眠药才能入睡。

为什么会有这么讽刺的情况出现？

答案是，我们的营养学完全偏离了原本的正确思路，走进了迷信高科技的歧途。我们以为，人类凭借高科技可以上天入地，无所不能，登月探海，无往不利。然而，从历史的角度看，科技进步至今为止才不过几百年时间。而营养和养生，却在人类出现的时候就开始积累经验了。

如果我们还停留在哪种食物要多吃，哪种食物要少吃，哪种能吃，哪种不能吃，哪些有营养，哪些没营养的阶段，营养学还是裹足不前。因为归根结底，我们忽略了老祖宗留下来的智慧——"药食同源"。

深入理解这个理论，我们需要知道它的来源。《淮南子·修务训》称："神农尝百草之滋味，水泉之甘苦，令民知所避就。当此之时，一日而遇七十毒。"可见，神农时代药与食不分，无毒者可就，有毒者当避。

随着经验的积累，药食才开始分化。在使用火后，人们开始吃熟食，烹调加工技术才逐渐发展起来。在食与药开始分化的同时，食疗与药疗也逐渐被区分开来。

中医学自古就有"药食同源"理论。这一理论认为：许多物品既是食物也是药物，食物和药物一样能够防治疾病。在原始社会中，人们在寻找食物的过程中发现了各种食物和药物的性味和功效，认识到许多食物可以药用，许多药物也可以食用，两者很难严格区分。这就是"药食同源"理论的基础，也是食物疗法的基础。

常见食材的药用功效	
绿豆	消肿通气，清热解毒，安神补气
红枣	补气养血，健脾益胃
葱	祛风发汗，解毒消肿
姜	开胃止呕，发汗解表
蒜	温中健胃，消食理气
小米	清热解渴，健胃除湿，和胃安眠
南瓜	补中益气，益心敛肺，美容养颜

中医药学还有一种中药的概念是：动植物、矿物质等也属于中药的范畴，中药是一个非常大的药物概念。凡是中药，都可以食用，只不过食法与用量上有差异——养生与治病。因此，严格地说，在中医药中，药物和食物是不分的，是相对而言的：药物也是食物，食物也是药物；食物的副作用小，而药物的副作用大。这是"药食同源"的另一种含义。

中药的治疗药效强，即人们常说的"药劲大"，用药正确时，效果显著，而用药不当时，易出现明显的副作用；

而食物的治疗效果不及中药那样显著和迅速，配食不当，也不至于立刻产生不良的反应。然而，不可忽视的是，药物虽然作用强，但一般不会经常吃，食物虽然作用弱，但天天都离不了。我们的日常饮食，除供应必需的营养物质外，还会因食物的性味功效或多或少地对身体功能产生有利或不利的影响，日积月累，从量变到质变，这种影响作用就变得非常明显。从这个意义上讲，食物的作用并不亚于药物的。因此，科学饮食也会起到药物所不能达到的效果。

很多疾病，不是一朝一夕突然出现的，而是日积月累形成的。"病从口入"，我们身体的疾病，很多都是吃出来的。反过来，身体的健康，也是可以通过合理地吃来维持的；许多疾病，也可以用吃来防治。

□营养学的基础

营养学的基础，就是我们通常所说的七大营养素和植物营养素。营养素是指食物中可给人体提供能量、机体构成成分和组织修复以及生理调节功能的化学成分。凡是能维持人体健康以及提供生长、发育和劳动所必需的物质均可被称为营养素。

□水

水是生命的源泉，人对水的需要仅次于氧气，水是维持生命必需的物质。机体的物质代谢、生理活动均离不开水的参与。人体细胞的主要成分是水，正常成人身体中水分大约占70%，婴儿体重的80%左右是水，老年人身体里55%是水。每天每千克体重需水量约为150毫升。

水的重要性不言而喻，人如果不摄入某一种维生素或矿物质，也许还能继续活几周或带病活上若干年，但人如果没有水的补给，却只能活几天。水有利于体内化学反应的进行，在生物体内还起到运输物质的作用。水对于维持生物体温度的稳定起了很大作用。

我们摄入水的方式有很多，除了通过饮用流质的食物和饮品外，还通过饮食获得水分，比如吃水果、蔬菜。养生中饮水，我们不能等到口渴才饮。因为感觉到口渴的时候，身体的细胞已经非常缺水了。正确的做法是即时饮用。当然，水也不能多喝，以防水中毒。

目前，只有弱碱性的离子态水完全符合这个标准。

健康水的标准
1．不含有害人体健康的物理性、化学性和生物性污染
2．含有适量的有益于人体健康，并呈离子状态的矿物质（钾、镁、钙等含量在100mg/L）
3．分子团小，溶解力和渗透力强
4．含有溶解氧（6mg/L左右），含有碳酸根离子
5．呈负电位，可以迅速、有效地清除体内的酸性代谢产物和多余的自由基及各种有害物质
6．硬度适度，介于50～200mg/L（以碳酸钙计）

□蛋白质

蛋白质是维持生命不可缺少的物质。人体组织、器官由细胞构成，细胞结构的主要成分为蛋白质。机体的生长、组织的修复、各种酶和激素对体内生化反应的调节、抵御疾病的抗体的形成、维持渗透压、传递遗传信息，无一不是蛋白质在起作用。婴幼儿生长迅速，蛋白质需要量高于成人，平均每天每千克体重需要2克以上。肉、蛋、奶、豆类含丰富优质蛋白质，是每日必须提供的。

蛋白质的摄入既不能多，也不能少。过多会引发身体炎症，过少则让人营养不良、抵抗力下降和发育滞后。

在一天中，我们可以均匀地摄入蛋白质。比如，每餐吃少量含蛋白质的食物，感到饥饿的时候再吃一些。吃饭的时候必须要细嚼慢咽，让食物得到充分咀嚼，以便能完全消化。

□脂肪

脂肪是储存和供给能量的主要营养素。每克脂肪所提供的热量为同等重量碳水化合物或蛋白质的两倍。机体细胞膜、神经组织、激素的构成均离不开它。脂肪还有保暖隔热，保护内脏、关节、各种组织，促进脂溶性维生素吸收的作用。婴儿每天每千克体重需要4克脂肪，从动物和植物获取而来的脂肪均为人体之必需，应搭配摄入。

不过现实情况却是，我们对脂肪有些谈虎色变。因为现代人普遍都摄入了太多的热量，而运动量又少，脂肪堆积下来，造成肥胖，带来了一系列的问题。对此，我们归咎于脂肪，总是在控制饮食中的脂肪含量。肥肉不敢吃，油脂也尽量不用。客观地说，其实脂肪是无罪的。

过多的脂肪确实可以让我们行动不便，而且血液中过高的脂肪，很可能是诱发高血压和心脏病的主要因素。不过，脂肪实际上对生命极其重要，它的功能很难一一列举。要知道，

正是脂肪这样的物质在"远古海洋"中划分出界限，使细胞有了存在的基础。依赖于脂类物质构成的细胞膜，将细胞与它周围的环境分隔开。使生命得以从原始的"浓汤"中脱颖而出，获得了向更加复杂的形式演化的机会。

因此，毫不夸张地说，没有脂肪这样的物质存在，就没有生命可言。

□碳水化合物

碳水化合物是为生命活动提供能源的主要营养素，广泛存在于米、面、薯类、豆类、各种杂粮中。杂粮每日提供的热量应占身体需要总热量的60%～65%。

碳水化合物在体内经生化反应最终均分解为糖，因此亦称之为糖类。除供能外，它还促进其他营养素的代谢，与蛋白质、脂肪结合成糖蛋白、糖脂，组成抗体、酶、激素、细胞膜、神经组织、核糖核酸等具有重要功能的物质。

碳水化合物只有被消化分解成葡萄糖、果糖和半乳糖才能被吸收，而果糖和半乳糖又经肝脏转换变成葡萄糖。血液中的葡萄糖简称为血糖，少部分血糖直接被组织细胞利用与氧气反应生成二氧化碳和水，放出热量供身体需要，大部分血糖

则存在于人体细胞中，如果细胞中储存的葡萄糖已饱和，多余的葡萄糖就会以高能的脂肪形式储存起来，多吃碳水化合物会发胖就是这个道理！

□维生素

维生素，根据字面意思理解，就是维持生命的必需品。而事实也的确如此，人体长期缺乏维生素，就会引发疾病。人体犹如一座极为复杂的化工厂，不断地进行着各种生化反应。其反应与酶的催化作用有密切关系。酶要产生活性，必须有辅酶参加。现经过研究，已知许多维生素是酶的辅酶或者是辅酶的组成分子。因此，维生素是维持和调节机体正常代谢的重要物质。可以认为，最好的维生素是以"生物活性物质"的形式存在于人体组织中的。

维生素的种类很多，广泛存在于食物中。大致说来，维生素可分为两种，一种是脂溶性，另一种是水溶性。脂溶性维生素溶解于油脂，经胆汁乳化，在小肠吸收，由淋巴循环系统输送到体内各器官。体内可储存大量脂溶性维生素。维生素 A 和维生素 D 主要储存于肝脏，维生素 E 主要储存于体内脂肪组织，维生素 K 储存较少。水溶性维生素易溶于水而不易溶于非极性有机溶剂，吸收后体内储存很少，过量的多从尿中排出；脂溶性维生素易溶于非极性有机溶剂，而不易溶于水，可随脂肪为人体吸收并在体内蓄积，排泄率不高。

主要维生素的作用		
名称	作用	缺乏的症状
维生素 A	保护视力，保证发育，抗衰老	眼干燥症、夜盲症
维生素 B_1	维持人体的正常新陈代谢，以及神经系统的正常生理功能	脚气病
维生素 B_3	维系神经系统健康和脑功能正常运作	糙皮症
维生素 B_6	抑制呕吐，促进发育	呕吐、抽筋
维生素 B_{12}	生成红细胞，保证神经系统健康	恶性贫血症
维生素 C	增强免疫力	坏血病
维生素 D	骨骼的必需品	佝偻病

□ 矿物质

矿物质是人体主要组成物质，碳、氢、氧、氮约占人体总重量的 96%，钙、磷、钾、钠、氯、镁、硫占 3.95%，其他则为微量元素，共 41 种，常被人们提到的有铁、锌、铜、硒、碘等。每种元素均有其重要的、独特的、不可替代的作用，各元素间又有密切相关的联系，在儿童营养学研究中这部分占很大比例。矿物质虽不供能，但有重要的生理功能：是构成骨骼和酶的主要成分，可维持神经、肌肉正常生理功能，维持渗透压，保持酸碱平衡。

矿物质缺乏与疾病相关，比如说缺钙易导致佝偻病；缺铁易导致贫血；缺锌易导致生长发育落后；缺碘易导致生长迟缓、智力落后等，均应引起足够的重视。

各种矿物质的作用		
名称	作用	缺乏的症状
钾	维持酸碱平衡，参与能量代谢以及维持神经肌肉的正常功能	全身无力、疲乏、心跳减弱、头昏眼花，呼吸肌麻痹，甚至死亡
钙	保持心脏健康、止血、神经健康、肌肉收缩以及皮肤、骨骼和牙齿健康	肌肉痉挛或颤抖、失眠或神经质、关节痛或关节炎、龋齿、高血压
镁	增强骨骼和牙齿强度，有助于肌肉放松，从而促进肌肉的健康	肌肉颤抖或痉挛、四肢无力、失眠或神经质、高血压、心律不齐、便秘、惊厥或抽搐、多动症、抑郁、精神错乱、缺乏食欲、软组织内钙质沉淀（如肾结石）
钠	保持体内水分平衡，防止脱水；有助于神经活动和肌肉收缩，包括心肌活动，也利于能量产生，同时可将营养物质运送到细胞内	眩晕、中暑衰竭、低血压、脉搏加快、对事物缺乏兴趣、缺乏食欲、肌肉痉挛、恶心、呕吐、消瘦和头痛
铁	血红蛋白的组成成分；参与氧气和二氧化碳的运输和交换；是酶的构成物质，对能量产生也是必需的	贫血、面色苍白、舌痛、疲劳、无精打采、缺乏食欲、恶心及对寒冷敏感

锌	生长发育的必需物质，对于伤口愈合也很重要。促进神经系统和大脑的健康，尤其是对处于发育期的胎儿。对于骨骼和牙齿的形成、头发的生长以及能量的恒定都是有帮助的	味觉和嗅觉不灵敏、至少有两个手指甲出现白斑点、易感染、皮肤伸张纹、痤疮或皮肤分泌油脂多、生育能力低、肤色苍白、抑郁倾向、缺乏食欲
磷	骨骼和牙齿的构成物质，是乳汁分泌、肌肉组织构成的必需物质，有助于保持机体酸碱平衡、协助新陈代谢以及能量产生	肌肉无力、缺乏食欲、骨骼疼痛、佝偻病以及软骨病

□膳食纤维

膳食纤维的定义有两种，一种是从生理学角度将膳食纤维定义为哺乳动物消化系统内未被消化的植物细胞的残存物，包括纤维素、半纤维素、果胶、抗性淀粉和木质素等。另外一种是从化学角度将膳食纤维定义为植物的非淀粉多糖加木质素。

膳食纤维可分为可溶性膳食纤维和非可溶性膳食纤维。前者包括部分半纤维素、果胶和树胶等，后者包括纤维素、木质素等。其中苹果胶原作为一种天然大分子水溶性膳食纤维，具有强力吸附、排出人体"辐射物"的作用，是人体必需的营养平衡素。它具有独特的分子结构，不能被人体直接消化，可以自然吸附"毒素""负营养""重金属""自由基"等人体内难以自我代谢的有害物质排出体外，从而达到营养平衡。

经常食用苹果胶原可以预防和抑制心血管疾病、肠胃疾病、呼吸道疾病、代谢性疾病和肿瘤等多种疾病。

□植物营养素

植物营养素是指存在于天然植物中对人体有益处的非基础营养素，每种植物所含的植物营养素都不相同。研究发现，在植物中有大约25000种植物化学成分。这些特定的化学成分，都是植物用来自我保护的工具。它能帮助植物抵御疾病、害虫、细菌、病毒和紫外线、严寒等。而人在吃了这些植物中的化学成分后，也可以获得类似的保护。举例来说，存在于西红柿、西瓜中的茄红素，可能是最有效的抗氧化剂之一，对于破坏力很强的自由基有很好的抵御效果。茄红素在降低前列腺癌和胃病的患病风险上，有很大的帮助。

□健康危机始于营养断层

许多情况下，我们的身体出现问题，是因为营养断层了。说到这里，肯定有人不相信，每天的每顿饭、每次的饮食都非常讲究的我们，怎么还会出现营养断层呢？

原因就在于，还有一些未知的领域，我们都没有关注。

常见的食品添加剂	
类型	名称
防腐剂	苯甲酸钠、山梨酸钾、二氧化硫、乳酸等
抗氧化剂	维生素C、异维生素C等
着色剂	胭脂红、苋菜红、柠檬黄、靛蓝等
膨松剂	碳酸氢钠、碳酸氢铵、复合膨松剂等
甜味剂	糖精钠、甜蜜素等
酸味剂	柠檬酸、酒石酸、苹果酸、乳酸等
增白剂	过氧化苯甲酰(面粉增白剂，已禁用)

最为普遍的一种情况，就是垃圾食品。何为垃圾食品？就是那些能够让人产生满足感，但营养价值非常低的食物。细分下来，精制的糖和淀粉，还有许多化学添加剂以及变质油脂，都是垃圾食品。这些食物所含的营养，

不能充分滋润人体的细胞。而且，它还会迫使我们的身体为了适应它而调整，长此以往，必然导致我们身体出现问题。很多时候，垃圾食品并不是我们从外面的汉堡店里买来的，而是我们自己在家制作的。所以，为了避免这种情况，请把厨房里的那些精白面粉、烘烤和油炸食物都丢进垃圾桶吧。

经过多次加工的食物，也是不健康的。因为多次加工之后，食物中原有的营养素所剩无几，吃到胃里，消化之后能产生的营养寥寥可数，但是对身体的危害却更大了。举例来说，速溶燕麦片能使血糖升高的速度超过糖块，号称的"全麦食品"所含的盐分，要比一大碗汤都多。许多所谓的美味面包，都含有各种添加剂，而且经过高温烘烤，营养素几乎被破坏殆尽。

化学添加剂是又一个影响很大的因素。因为现在的食品工业中，添加剂变成了食物的伴侣。不管我们如何回避，食品添加剂总是会出现在我们的餐桌上。研究证明，许多疾病与添加剂相关，比如过敏、癌症、糖尿病、恶心、肥胖症等。

农药残留也是危害身体健康的一大杀手。现在的农产品，为了有个更好的卖相或产量，或多或少都会带有残留农药。回顾一下在超市里买水果

的经历，是不是有很多橙子和苹果，上面都有一层光亮的蜡？在农场里摘了水果，一定要洗干净才敢吃。所以，农药残留也是导致我们营养断层的一个原因。

再有一个，就是食物的产地和品种。各种植物的营养成分，都受到生长条件、收获、运输和储存的影响。更确切地说，就是不同的产地和品种，会影响到营养成分的高低。现在的农业生产环境下，土壤的肥力已经大不如前了。所以，能够产出的食物质量，也在退化。而且，由于转基因食物大行其道，我们想要吃到真正原汁原味的食物也更加困难。因此，食物的营养不足也就导致了我们的营养断层。

最后一点，就是营养补充剂的困惑。我们知道自己的营养断层，所以想方设法地食用营养补充剂。可是，市面上琳琅满目的营养补充剂让人困惑。并且，关于是否应该服用营养补充剂的争论，也充斥着整个社会。因为我们自己并不知道吃下去的药片到底是什么，即便知道，也不能确定生产厂家是否严格遵守了标准。换个角度来说，吃下去的药片，还要跟食物混合，能否发挥作用也不得而知。

导致营养断层的原因太多了，而要改善这个状况所面临的困境也非常

大。所以，对于健康，我们不仅要用眼，更要用心去呵护。

□吃得不健康，你就不健康

吃的学问，实在是非常广博。

若要吃得健康，我们就需要从很多方面注意自身。

首先是必须要吃对，而不是吃贵。每个人的健康与寿命60%取决于自己，无论从什么角度上来说，其实人完全可以是自身健康的规划者。养生是什么？养生就是一种生活方式。养生是自己的一种生命理念，一种生命态度。它不是商业运作，不用精明计算。养生，养的不仅是身体，其至高境界是养心，是很内在的东西。

现代人生活压力大，谁都不想生病，生病了花钱是小事，耽误时间也损伤身体，那是令人最痛苦的。其实，很多疾病我们的祖先已经帮助我们寻找到了解决的良方，而那些可怕的现代病，也一样能够防治。方法在哪里？从吃开始。

吃已经不再是个低端的问题——果腹，吃得好是基础；吃得对是智慧。因为，我们从吃这个方面来讲养生，是非常根本的，是抓住本质的。其至可以说，只要我们吃得对，我们就可以不生病。

（1）吃得均衡，不能挑食偏食。

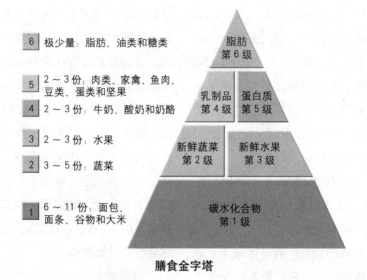

6　极少量：脂肪、油类和糖类

5　2～3份：肉类、家禽、鱼肉、豆类、蛋类和坚果

4　2～3份：牛奶、酸奶和奶酪

3　2～3份：水果

2　3～5份：蔬菜

1　6～11份：面包、面条、谷物和大米

脂肪
第6级

乳制品
第4级　蛋白质
第5级

新鲜蔬菜
第2级　新鲜水果
第3级

碳水化合物
第1级

膳食金字塔

人天生就是杂食动物，看看你的牙就可以看出来，一口牙，有管磨的，有管切的，还有管撕扯的，磨牙用来磨碎谷物，切牙用来切断蔬菜，犬齿用来撕扯肉类，所以《黄帝内经》中说人要以"五谷为养，五果为助，五畜为益，五菜为充"，这里的"五"实际上是泛指各种蔬菜谷物，意思是让我们在饮食的品种上要多样化，不能偏食，这也是中国传统饮食膳食平衡的一个基本原则。

所以，饮食有偏颇本身就是违反自然规律的。

从现代营养学角度讲，各种食物提供给人体的营养素也不同。谷物主要提供人体所需的能量，家畜肉类主要提供动物蛋白和脂肪，果类、菜类主要提供人体必需的维生素、微量元素和纤维素。这些食物，缺了哪种都不利于身体健康。

（2）注意节制，不乱吃。吃饭的时候，每种食物都有个先后顺序，不能乱了。人在肚子饿的时候，容易控制不住。此时吃了大量的高热量、高蛋白食物，就会导致肠道吸收过多，长此以往，必然肥胖。饮酒应该在饭后进行，而不是配合着各种菜肴喝到尽兴，最后才胡乱地吃点儿主食。各种甜点也应该在饭后食用，而不是作为主食。还有，很多地方菜都具有地域特性，不是所有人都适合的。因为"一方水土养一方人"，不同地域的饮食习惯也不尽相同。乱吃特色食物，轻则腹泻呕吐，重的会有水土不服。

（3）细嚼慢咽。现代人因为工

作的原因，吃饭狼吞虎咽已经习以为常，可是经年累月，消化系统和心血管就会出问题。殊不知，细嚼慢咽能给身体带来太多好处。不光是消化系统和心血管方面的健康，还能帮助防癌和预防口腔疾病。相反，吃饭太快，也会导致很多疾病。

饮食能带来健康，当然也会带来疾病。病从口入，疾病很大程度上是与饮食相关的。

最轻微的表现，就是饮食不正确导致身体免疫力下降。脱发以及头发质地或颜色发生变化、干枯或多油、生长缓慢；头部钝痛、活动时疼痛、脸红有烧灼感，眩晕，视物模糊，头昏眼花；消化不良、打嗝、胃灼热，胀气、疼痛、便秘、腹泻等，都与饮食不当有关。

肥胖是又一种表现。许多肥胖症患者，都是因为管不住自己的嘴而导致的。他们饮食不规律，有的时候吃饭很少，有的时候又暴饮暴食，通常晚上还会吃很多夜宵；经常在外就餐，点的东西多了，不忍心浪费；偏爱各种"垃圾食物"，长期摄入过多热量；饮水不多，喜欢喝碳酸饮料。如此种种，让他们的身材逐渐走样，陷入了肥胖的痛苦中。

另外一个危害，就是饮食不健康会导致我们身体早衰。造成衰老的是过氧脂质，它进入人体后会对人体内重要的酶有所破坏。长期摄入富含过氧脂质的食品可直接导致人的衰老，据测过氧脂质也是致癌的物质。过氧脂质是一种不饱和脂肪酸的过氧化物，例如炸过鱼、虾、肉等的食用油，放置久后即会生成过氧脂质；长期晒在阳光下的鱼干、腌肉等；长期存放的饼干、糕点、油茶面、油脂等，特别是易产生哈喇味的油脂，油脂酸败后会产生过氧脂质。

错误的饮食还会导致心脏病和癌症。红肉、油炸食品、奶制品以及咸味零食组成的西式饮食容易诱发心脏病，全球大约30%的心脏病例会由这种饮食方式导致。多吃新鲜水果和蔬菜是最有益健康的一种饮食方式，能将心脏病发病概率降低30%～40%；以豆腐和黄豆为主的饮食方式对心脏病发病没有明显影响；而西式饮食最容易诱发心脏病，能将心脏病发病概率提高35%。

科学研究发现，1/3的癌症是与饮食相关的，尤其是消化系统的癌症。结直肠癌的发生与长期的高脂肪饮食及食物纤维的摄入不足密切相关。摄入食物纤维不足，容易引起便秘，便秘时粪便通过肠道时间延长，可使致癌物与肠道接触机会增加，成为结直肠癌的危险因素之一。胃癌的产生，是因为食物被吃下后首先停留在胃，又在胃内消化，胃要经常受到物理、化学、生物学因素的刺激，而食物中存在的各种致癌物、促癌物也要接触胃。食物霉变、贮藏时间过久，喜欢吃腌制、高温煎炸的食品等都可导致胃癌发病率增高。主要是由于这些食物中含有致癌危险的亚硝酸盐，可在胃酸及细菌作用下转化为亚硝胺而诱发癌变。

总之，吃得不健康，你就不健康，因为饮食决定了我们的健康，疾病也与饮食相关。若想要长寿，必须在"吃"上下功夫。

亚健康，疾病的早期阶段

被严重误解的"亚健康"

先来说说，我们所理解的亚健康是什么。很多人在生活中，感觉头晕眼花、身体疲劳了，就说是亚健康；失眠烦躁、注意力不集中了，也认为是亚健康；浑身不对劲儿，情绪低落了，还说是亚健康。似乎无论是何种状态，我们都能以亚健康为借口，自我安慰一番，然后得过且过。

事实真的如此吗？我们真的理解了亚健康吗？而各种不理想的身体状态又能用亚健康来解释吗？先来看看亚健康的权威解释。

亚健康是一种临界状态，处于亚健康状态的人，虽然没有明确的疾病，但精神、活力和适应能力却有所下降，如果这种状态不能得到及时的纠正，非常容易引起疾病。亚健康即指非病非健康状态，这是一类次等健康状态，是介于健康与疾病之间的状态，故又有"次健康""第三状态""中间状态""游移状态""灰色状态"等称谓。世界卫生组织将机体无器质性病变，但有一些功能改变的状态称为"第三状态"。

用通俗的话来解释，我们的身体有两种状态，健康和疾病。如果我们感觉自己的身体并不处于健康状态，那么就是疾病了。所谓的亚健康，从本质上来说，就是疾病状态。只不过，这种状态还比较轻微，没有让我们感觉到急切的危害罢了。

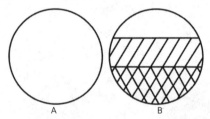

示意图　A 为正常血管　B 为堵塞血管

我们以血栓疾病为例，把血管的横切面拿来做比较。正常情况下，我们的血管是通畅的，没有堵塞。好比是宽广的高速公路，血液在里面正常流动。血栓的状态，则是血管被堵塞了，形成栓塞。但是血管在完全堵塞之前，还是能传送血液的，只不过功能下降了。就像是公路上有一块儿破开的路面，车辆无法行驶，必须要绕行通过。此种状态，就是亚健康。

亚健康不是没病，而是病得还轻，没到出现危害的地步。就像血栓一样，没有完全堵塞的时候，我们只会感觉到心慌、胸闷、气喘，自我调节一下，就可以感觉好一些。

既然如此，我们误解了亚健康，那所谓的"生病"状态又是什么呢？平时我们遇到的那种需要进医院的"生病"，已经是疾病的"晚期"了，或者叫作疾病的"临床阶段"。再举个例子，如今癌症已经很常见了。很多癌症，都有早期的表现，只是大部分人并不在意，认为身体只是出了点儿小毛病，能撑则撑。然而，一旦感觉到问题严重了，到医院检查，却发现是癌症晚期。再想治疗，也非常困难了。

平常我们理解的亚健康，并不是小事儿，一定要认真对待，否则肯定会出大问题。

亚健康的本质是消耗储备的过程

经过以上的了解，我们知道了亚健康是身体处于疾病的早期阶段。接下来，我们要对亚健康进行更深入的分析。总的来说，亚健康的本质就是消耗我们身体储备的过程。

那么，何为储备呢？用我们生活中的例子来解释，储备就是我们的储蓄。比如，我们生活富裕了，手里有了闲钱，存在银行里，等着以后用来养老或者应急。国家在和平时期，虽然不打仗，但也要生产军火，之所以这么做，就是为了以防万一。从这个角度来说，储备就是我们留用的物资，以备不时之需的。

再用身体方面来举个例子。每个人都有两个肺，但是在平静状态下，人的呼吸很浅，只能用半个肺。那么剩下的半个肺做什么用呢？很简单，在我们身体需要剧烈运动的时候使用。这也就是为什么我们跑步或者游泳的时候，呼吸很深，肺活量增大的原因。那么剩下的一个肺干什么用呢？还是储备。

假设突然有一天，肺部出现了肿瘤。开始只是很小一点儿，感觉不到。这时，我们不会认为自己身体出了问题，当然也不会去看医生。可是它不停地长大，直到有一天，我们稍微剧烈运动一下，就感觉到心慌气短。这就是肿瘤把我们的储备消耗完了，让我们无法再应对突发状况，而此时肺癌也已经进入了晚期。如此比喻虽然有些耸人听闻，但的确非常形象。亚健康也就是这么回事儿，身体的健康储备不停地消耗，直到有一天我们突然倒下。

换个例子，假设我们新买了一

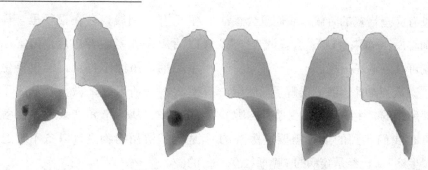

肺癌的发生示意图，右肺上一个肿瘤从小到大的过程

部手机，非常喜欢，整天拿在手里，摆来摆去。遇到别人还不忘说"看我这新手机怎么样？"过了几天，这手机还是新的，过了几个月，看上去也还好。过了一年，自己再拿出这部手机，就不敢在别人面前招呼了。突然发现自己的手机特别烂，特别难看，跟新出的手机没法比了。这个变化的过程，就和亚健康类似。一开始，手机是新的时候，我们的身体也是最好的。当手机被用得多了，变得旧了，不讨人喜欢了，也就是身体出毛病的时候。中间的过程，就是我们不停地消耗了手机的储备。如果，我们买来了手机之后，一直放着没用，那么不管过多久，再拿出来看，它还是新的。

理解了这一点后，我们就必须时刻关注自己的健康了。就像对待手机一样，买来之后，不光要给它贴膜，还要注意少摩擦碰撞。当然，手机可以再买，但是健康却不那么容易恢复。

这里，尤其要注意转变观念。试想一下，我们在生活中，是不是总认为在医院里被检查出得病了，才认为自己是生病了呢？医生拿着病历报告，告诉我们，"你得了高血压"，我们才恍然大悟地知道自己得了高血压。医生对我们讲："你得了咽炎"，然后我们回来还不忘告诉别人，"我得了咽炎，以后要少抽烟"。我们总是倾向于把疾病在医院里确认，认为只有医生给我们确诊了，自己才算是得病。可我们自己有没有想过，在确诊之前，我们的身体就绝对健康吗？那时候我们自己可能感觉到了亚健康，但就是没当回事儿。这么想的潜意识，就是认为，某一天得病是突然出现的，我们只能怪自己不幸运。可事实真的如此吗？任何事，有因才有果。要是没有整日整夜的胡吃海喝，能有那身富贵病吗？要是不整天饭后抽根烟，能有后来的肺癌吗？最可笑的是，当身体出现了亚健康，提醒自己有问题的时候，我们还浑然不觉。

亚健康，不是那么简单的事，我们真的需要清醒了。

5%的人健康，20%的人有病，75%的人处于亚健康状态

世界卫生组织，这个世界上最权威的卫生机构，下过一个结论，在人群之中，健康人占5%，有病的人占20%，剩下的75%的人是亚健康。但是，根据之前已经讨论过的，我们知道，这个世界上只有5%的人是健康的，其余的人都处于疾病中。尽管这听起来非常可怕，但若是严格说的话，完全健康的人，甚至都不到5%。

为什么会这么说呢？因为，我们完全健康的人可以用凤毛麟角来形容。原因何在呢？我们的生活环境已经不是二十年前的绿水青山了。各种污染都在加重，包括空气污染、水污染、土壤污染等。这些污染导致了我们生活环境恶化，我们生存其中，也难保绝对健康。另外，完全健康的标准，不仅是身体的健康，还有心理的健康。可现在的人，被各种各样的压力包围着，整天失眠头痛，这又怎么能健康呢？

再说了，世界卫生组织的判断

标准，也无非是用仪器来检测一番。可仪器又真的可靠吗？它的分辨率足够高吗？能查出所有的疾病吗？答案当然是否定的，我们的身体就是最为精密的仪器，不然以当前的高科技，也不会一直不能研究出来完美的机器人。很多肝硬化的病人甚至到死肝功能在起作用。健康是相对的，绝对的健康是不可能的。大家或多或少都会有一些问题，区别在于这些问题是大是小。比如，医院里的病人，有的是重病，有的只是风寒感冒。身边的亲戚朋友，有的患皮炎湿疹，有的患上痔疮。我们以为他们健康，是因为这

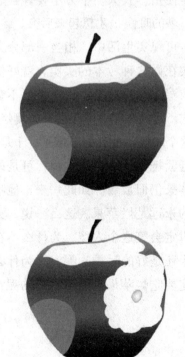

些小毛病没人愿意提及。一些人比较健康，一些人病得较严重。

□预防是更好的治疗

明白了健康和亚健康的本质后，我们也应该知道想要保持健康，预防是最好的方法。

大家一定不能再陷入之前的误区，平时对身体不在意，到了病重的时候才想起来。处于亚健康时期，就应该及时到医院去检查，平时再注意预防。我们的身体，也是一台精密仪器，需要不断地检查和维修，才能使用得长久。千万不要等到破旧不堪的时候，才想起来后悔。

可现实生活中，相当一部分人确实在做这种亏本的买卖。就好像有人买了一袋苹果，放在家里不舍得吃。时间久了，苹果便开始腐烂。到这个时候，他开始心疼了。于是，就赶紧把烂了的苹果吃掉，可是好的苹果仍旧放着。如此一来，他吃到的永远是烂苹果。这么一说，大家肯定会笑这个人傻。为什么不在苹果还是好的时候吃呢？又为什么一定要吃烂苹果，而不吃好的呢？

是的，这么想是对的，可是对于我们的身体，你也是这么想的吗？和苹果一样，我们的身体也会变坏，那为什么不在它变坏之前，尽量延长健康的时间呢？干吗非要等到苹果烂了，心疼地挖掉呢？

我们的身体跟苹果还不一样。因为苹果烂了可以挖掉，可以买新的，但我们的身体却不能。想象一下，我们的胃要是不能用了，可以直接切掉吗？我们的肝不能正常工作了，摘掉了就能健康吗？骨髓无法造血了，能换新的吗？没这么简单，要是所有的器官都可以换新的话，那么这个世界就不会有不治之症了，人也不会衰老，生病也不用愁了。我们的身体就如同一个苹果，只能在它腐烂之前，不断地检查、评估，用各种方法延长"保质期"——这就是疾病的预防。

如何预防，当然是一个非常复杂的问题。在此处，显然还无法展开论述。不过读者朋友看完了本书，肯定会有一个全新的认识。

身体的修复能力和自愈能力

人体的基础知识（人体结构、系统组成、工作原理）

我们明白了营养学，也懂得了亚健康的本质，但想要真正地远离疾病，过上好生活，还需要理解一点，那就是我们的身体本质。因为只有搞懂了身体，我们才可以找到避开疾病、治疗疾病，甚至是长寿的方法。

先来说说我们的人体结构。

人体结构最基本的单位是细胞，不同细胞组合在一起，构成各种组织和器官。

细胞可分为三部分：细胞膜、细胞质和细胞核。细胞膜主要由蛋白质、脂类和糖类构成，有保护细胞、维持细胞内部的稳定性、控制细胞内外的物质交换的作用。细胞质是细胞新陈代谢的中心，主要由水、蛋白质、核糖核酸、酶、电解质等组成。细胞质中还悬浮有各种细胞器。主要的细胞器有线粒体、内质网、溶酶体、中心体等。细胞核由核膜围成，其内有核仁和染色质。染色质含有核酸和蛋白质。核酸是控制生物遗传的物质。

神经组织由神经元和神经胶质细胞构成，具有高度的感应性和传导性。神经元由细胞体、树突和轴突构成。树突较短，像树枝一样分支，其功能是将冲动传向细胞体；轴突较长，其末端为神经末梢，其功能是将冲动由胞体向外传出。

肌组织由肌细胞构成，肌细胞有收缩的功能。肌组织按形态和功能可分为骨骼肌、平滑肌和心肌三类。

结缔组织由细胞、细胞间质和纤维构成。其特点是细胞分布松散，细胞间质较多。结缔组织主要包括：疏松结缔组织，致密结缔组织，脂肪组织，软骨、骨、血液和淋巴等。它们分别具有支持、联结、营养、防卫、修复等功能。

人体细胞集合成组织，组织再结合起来，完成某一特定功能，构成器官，器官联合在一起，完成一系列的生理活动，就是系统。人体由九大系统组成，即运动系统、消化系统、呼吸系统、泌尿系统、生殖系统、内分泌系统、免疫系统、神经系统和循环系统。

□运动系统

运动系统由骨、关节和骨骼肌组成，约占成人体重的60%。全身所有骨关节相连形成骨骼，起支持体重、保护内脏和维持人体基本形态的作用。骨骼肌附着于骨，在神经系统支配下收缩和舒张，收缩时，以关节为支点牵引骨改变位置，产生运动。骨和关节是运动系统的被动部分，骨骼肌是运动系统的主动部分。

□消化系统

消化系统包括消化道和消化腺两大部分。消化道是指从口腔到肛门的管道，可分为口、咽、食道、胃、小肠、大肠和肛门。通常把从口腔到十二指肠的这部分管道称为上消化道。消化腺按体积大小和位置不同可分为大消化腺和小消化腺。大消化腺位于消化管外，如肝和胰。小消化腺位于消化管内黏膜层和黏膜下层，如胃腺和肠腺。

□呼吸系统

呼吸系统由呼吸道、肺血管、肺和呼吸肌组成。通常称鼻、咽、喉为上呼吸道。器官和各级支气管为下呼吸道。肺由实质组织和间质组成。前者包括支气管数和肺泡，后者包括结缔组织、血管、淋巴管和神经等。呼吸系统的主要功能是进行气体交换。

□泌尿系统

泌尿系统由肾、输尿管、膀胱和尿道组成。其主要功能是排出机体新陈代谢产生的废物和多余的液体，保持机体内环境的平衡和稳定。肾产生尿液，输尿管将尿液输送至膀胱，膀胱为储存尿液的器官，尿液经尿道排出体外。泌尿系统常见的疾病有：肾病（急性肾炎、急性肾衰、慢性肾衰）、泌尿系统结石（输尿管结石、肾结石、膀胱结石）等。

□生殖系统

生殖系统的功能是繁殖后代和形成并保持第二性特征。男性生殖系统和女性生殖系统包括内生殖器和外生殖器两部分。内生殖器有生殖腺、生殖管道和附属腺组成，外生殖器以两性性交的器官为主。

□内分泌系统

内分泌系统是神经系统以外的一个重要的调节系统，包括弥散内分泌系统和固有内分泌系统。其功能是传递信息，参与调节机体新陈代谢、生长发育和生殖活动，维持机体内环境的稳定。

□免疫系统

人体内有一个免疫系统，它是人体抵御病原菌侵犯最重要的保卫系统。这个系统由免疫器官（骨髓、胸腺、脾脏、淋巴结、扁桃体、小肠集合淋巴结、阑尾、胸腺等）、免疫细胞（淋巴细胞、单核吞噬细胞、中性粒细胞、嗜碱粒细胞、嗜酸粒细胞、肥大细胞）、血小板，以及免疫分子（抗体、免疫球蛋白、干扰素、白细胞介素、肿瘤坏死因子等细胞因子）组成。免疫系统分为固有免疫和适应免疫，其中适应免疫又分为体液免疫和细胞免疫。

□神经系统

神经系统由脑、脊髓以及附于脑脊髓周围的神经组织组成。神经系统是人体结构和功能最复杂的系统，由神经细胞组成，在体内起主导作用。

神经系统分为中枢神经系统和周围神经系统。中枢神经系统包括脑和脊髓，周围神经系统包括脑神经、脊神经和内脏神经。神经系统控制和调节其他系统的活动，维持机体以外环境的统一。

□循环系统

循环系统是生物体的细胞外液（包括血浆、淋巴和组织液）及其借以循环流动的管道组成的系统。从动物形成心脏以后，循环系统分心脏和血管两大部分，叫作心血管系统。循环系统是生物体内的运输系统，它将消化道吸收的营养物质和由鳃或肺吸进的氧输送到各组织

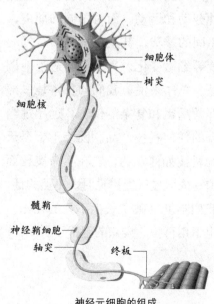

细胞体
树突
细胞核
髓鞘
神经鞘细胞
轴突
终板

神经元细胞的组成

器官并将各组织器官的代谢产物通过同样的途径输入血液，经肺、肾排出。它还输送热量到身体各部以保持体温，输送激素到靶器官以调节其功能。

人体的组成，可以用盖楼来比喻。我们的细胞就像是砖块儿，很多砖块儿排列组合在一起，就组成了一面面墙，就像是身体组织。几面墙在一起，就能围成一间房屋，这是我们的身体器官。而一排房屋靠在一起，就成了一层楼，这是我们的系统。再把各层楼用电梯或者楼梯连接起来，就是一座完整的大楼，这就是我们的身体了。

我们身体的各个系统相互配合，相互支持，让我们能够从事各种劳动和运动。面对不同的环境，不同的季节，甚至是不同的空气湿度等细微变化，身体都会适当地调整。总体来说，我们的身体是一部非常精密和复杂的仪器，远超过当今的任何科技产品。因为不管今天的科技如何发达，它在生命奥秘面前，依旧显得捉襟见肘。不然的话，我们早就突破了长生不死的秘密，也不用再担心疾病的困扰了。

被严重低估的人体修复功能（全书重要铺垫）

理解了我们身体的工作机制，相信读者朋友对于身体的自我修复能力也有了一定的认识。这里就要对此着重介绍一番。

一个复杂而又精密的仪器，若是没有自我修复的能力，那也只能算是仪器。但人体不同，它能不断地修复损伤，让身体各部分持续运行。试想一下，如果我们没有了修复功能，那小小的一个外伤，就有可能是致命的。我们可能因为伤口无法愈合而流血不止，也可能因为外伤感染而得病。之所以没有出现这种情况，都要归功于身体的自我修复。举个例子，白血病是如何导致人死亡的呢？白血病是因为骨髓的造血功能出现异常，血液中的红细胞只能不停被消耗，无法得到补充，久而久之，人的身体就会因为缺血而走向崩溃。仅此一例，就足以说明自我修复能力的重要性。

再往深处说，身体的自我修复是随时随地都在进行的。

之所以会这样，是因为我们的身体损伤是时刻都会发生的。在我们生活的环境中，需要面对多少威胁？衰老、污染、空气氧化、代谢异常、食物过敏等，都无处不在。我们虽然没有看到，但是它们就在身边。因为有身体不停地自我修复，才让我们不至于突然垮掉。想想人为什么会自然死去，除了那些科学的解释之外，一个非常通俗的说法，就是我们的身体已经到了不能修复的境地。就好比是一辆汽车，一直修修补补的，可以开上十几年。但终有一天，它到了无法修补的地步时，还是要报废的。

我们身体的修复过程总是在不知不觉中进行。拿上面的例子来说，出现外伤之后，我们给自己涂上消炎药，包扎一下，过十天半个月，伤口就愈合了。如果我们细心观察，会发现每一天伤口都会恢复一些。一开始是止血，然后就是结痂，再过几天，揭去痂皮，就只剩下瘢痕。再随着时间流逝，瘢痕也慢慢变淡。与此类似，我们从没见过，某一种疾病是可以在一夜之间消失，也没有任何一种伤口能在一瞬间愈合。这是因为，修复是个不断进行的过程。

换个角度来说，我们的身体之所以能维持住，不怕疾病的侵扰，是因为有了修复功能的支撑。

还拿之前的外伤来说，出现了伤口，我们涂抹消炎药、包扎，这都是很平常的做法。对此，我们可以提个小问题，是消炎药或者是纱布条给我们止血，最终让伤口愈合了吗？当然不是，是我们自己的修复能力在起作用。消炎药和纱布条不过是在帮忙罢了，因为它们并不会长成我们皮肤的一部分。有一些小的伤口，不用消炎药和包扎，也完全可以愈合。想想我们从小时候有记忆开始到现在，自己受过多少次伤，再看看自己的身上，现在有几处留下了伤痕？对比一下，你肯定就特别佩服身体的修复能力。因为有了它，你才能坚持到现在，才不会像个打满了补丁的机器人。

正是这种自我修复的能力，让

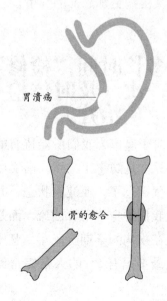

胃溃疡

骨的愈合

我们在对抗疾病时，有了可以依赖的基础。任何药物和医生，不过是在利用或者恢复这种能力，帮助我们给自己治疗罢了。试想一下，我们有了胃溃疡之后，吃片药就能好吗？溃疡才会消失。

出现了骨折之后，就必须把断骨接好，然后打上石膏，静养一段时间，等待缝隙被骨组织长合，才能算是康复。我们没见过有医生能换骨头，更没见过医生可以帮我们把断骨接上。

所以，医疗都是建立在人体的自我修复基础之上。我们不需要迷信医学技术的进步，而应该正确看待自身的修复能力。是它，给了我们对抗疾病、恢复健康的本钱，没有了它，我们的身体将要面对的，是比艾滋病更加恐怖的环境。

你多长时间"检修"一次（及时体检治疗）

对于健康，我们所能持有的态度，只能是防患于未然。前文中也已经强调过了，亚健康状态，并不是说我们的身体还算健康，而是已经处在疾病的早期阶段了。鉴于世界上最多只有 5% 的人是完全健康

的这一调查结果，我们应该正视自己所要面临的健康问题。

既然如此，经常体检就是不二的选择了。

可现实情况却令人担忧。看看我们身边，有几个人是定期去医院检查身体的呢？更多的人只是在大病之时，才想起来去医院，躺在病床上，唉声叹气都无济于事。一旦进了手术室，躺在手术台上，那种生命不受控制的恐惧感便油然而生了。这很正常，几乎没有人不害怕手术室的。有些人比较幸运，通过手术可以恢复到一定程度，但是却永远也无法恢复到曾经的水平。最可怜的是患上绝症时，我们就只能伤心难过了。

当然，幸运也是相对的。侥幸躲过一劫的人，也不是真的就此万事大吉。试想一下，做过了手术之后，我们的身体能恢复到何种程度呢？人体不同于机器，坏了一个零件，可以换个新的。车的灯罩坏了，换个新的，能跟之前一样。身体不行，一旦坏了，只能千方百计地修复。不可能胃出现溃疡了，我们把胃切除后换个新的。眼睛近视了，摘掉眼球换个新的。要是真能出现这种情况，那我们整个身体都可能被换掉，那个原本的自己就不存在了。

再来说体检的事。虽然医院的检查有一定的作用，但也千万不能迷信。毕竟，机器不过是我们发明出来的一种工具，它在面对我们自身时，也有很多不确定的时候。人体是那么复杂，想要确诊一项疾病，一定要经过深入的分析，有的时候甚至必须要那些有多年经验的专家来判断。但检查并不那么费时费力，很多时候都是依据一番普通的标准来进行的。

因此，在医院里检查获得的各种数据，即使是在正常值的范围内，也并不能说明您是非常健康的，因为这些检查有一定的分辨率。例如您的肝脏都严重受损了，甚至严重到肝硬化阶段，但肝功能的检查结果仍可以是正常的。此时，机器就是错误的，需要评估人员对这些检查结果有很深的理解，有敏锐的洞察力，要通过对您的生活各方面的了解和身体的各种变化，包括您的睡眠、食欲、消化、大小便、平时的疲劳感、体重的变化等很多细节，对您的健康状况进行综合评估，分析出您目前的健康状况和未来的健康走向。这是一个运用专业知识进行综合分析的过程。

可是光检查并不够，很多人都是查出了问题，却并不治疗。比如，

一些人被查出有高血脂，可并不重视它，甚至还会在跟朋友聊天时调侃自己。殊不知，一旦患上了高血脂，血管就承担了很大的压力，正在往血栓和心肌梗死上面发展。还有一些人会查出高血压，可回到家依旧我行我素，不做出任何改变。如此一来，查了又有什么用呢？难道检查就是为了让自己看着身体一天天变坏吗？当然不是，检查的目的，是为了让我们提高警惕，及早应对。疏于防范的原因，是我们从根本上不重视身体健康。

那么，检查出来问题了，我们要如何做出改变呢？心理上的转变是必须的，紧随其后的就是改变自己的生活方式。查出了高血糖，你每天爱吃的那几根油条，晚饭后的一块儿点心，看电视时的水果，该丢的也就丢掉吧。别再因为一时贪嘴，让身体承担风险。查出了精神压力大，也就不要再整天宅在家里，该出去走走就多出去，平时多和朋友来往，不要一味地活在自己的世界里，防止精神抑郁。

正确地面对检查，我们才有可能随时关注着自己的身体状况。

搞错了，身体需要原料（营养素）

既然上面说到了，我们的身体拥有强大的修复能力，那么为什么我们还会生病呢？

这是个好问题，举个例子来回答。假设，我们身体的修复能力是个很厉害的水管维修工，他有丰富的经验，能修理各种各样的水管。可是突然有一天，这个水管工到了你家里，对水管漏水无能为力了。这是什么原因，仔细想想，你应该会想到，那就是你没有给他准备好修水管的工具，没有给他买好新的水管材料。毕竟，要想修理任何东西，都是要有东西来替换的。

同样的道理，放在其他方面也适用。回想一下，我们生活中有多少物品坏了需要修理的时候，必须要用到原料呢？家里的桌子坏了，要用到木头修理；房子坏了，要用到砖头和水泥；汽车坏了，要用到

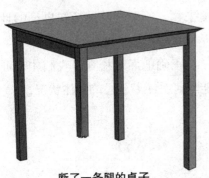

断了一条腿的桌子

各种零件；绳索断了，要用麻线或者棉线之类的东西续接。没有任何一种东西，可以凭空修好而不用原料的。这就是自然的规律，不可能改变。

但更深入地说，修理东西的材料也不是乱用的。谁见过桌腿断了用水泥和石子修的？谁又见过车窗玻璃碎了，能用木板挡风的？这个道理说起来简单，大家也都能理解，但是应用到我们自身，却有太多的人犯错误。为什么这么说，因为我们都迷信了药物的作用。用上面的道理来想一想，我们的身体又不是药物做的，为什么生病了一定要吃药呢？也许有的人说，吃药能治病，能让身体恢复。但是我们却忘了一个事实，有好多病都是吃药治不好的。为什么？因为吃下去的药，并没有解决身体的根本需要，只是在不停地给我们的身体打补丁罢了。就像是慢性胃炎，治疗几十年都治不好，最终还可能发展成胃癌。

其实，我们真正需要补充的，是组成身体所需要的原料。那么，我们的身体又是什么做的呢？是上文中已经说过的蛋白质、脂肪、糖类、维生素、矿物质、水和膳食纤维。所以，身体出问题后，首先应该补充这些物质，也就是在下面将要反

复说到的营养素。营养素是能够参与我们身体组成的物质，是维持生命所必需的材料。

我们的身体，每天经历的过程就是损伤、修复、原料供应、营养素重建。损伤无时无刻都在发生，而修复也无时无刻不在继续。只有营养素供应充足，修复的过程才不会中断，身体也不会出现问题。这个过程说起来相信所有人都懂，但却不是所有人都认可。因为我们还有个问题没解决，那就是对营养素的认识误区。

假如此刻，有个人对你说"吃饭能治病，吃药害死人"，你十有八九会不相信。为什么呢？因为从小到大的经历告诉自己，生病要去医院看病，再吃药打针，甚至是手术，从没见过有靠吃饭治好病的。这当然是事实，可如果你把吃饭和吃药的顺序倒过来，再想一想，就会发现上面的说法并不那么疯狂。如果你从小到大是把药当饭吃，想

想自己现在会是什么样？你肯定会觉得很荒谬，无法想象，但心里还是不愿意承认吃饭对于治病有作用。那不妨来深入分析一下这种想法的根源。

营养素不能治病的认识，大致说来有两个原因。第一个，是我们很多人都买过各种营养品，但是并不认为它们对治病有什么效果。许多时候，买这些东西，要么是去看望病人，要么是孝敬老人。我们不知道别人收下了之后有没有吃，但是却能看到别人的身体好像没有多大的起色。那些蜂王浆、燕窝、鳖精所谓的神奇功效，似乎并没有什么神奇之处。第二个，是有相当一部分人都给自己的父母买过人参、虫草等贵重的药材，期望他们能颐养天年，长命百岁。可是这些努力好像也没有多大效果，有的时候甚至导致他们身体更坏。正是这些活生生的例子，让我们坚定了自己的判断。